言語聴覚士のための
子どもの聴覚障害
訓練ガイダンス

編集 　立石恒雄　聖隷クリストファー大学リハビリテーション学部言語聴覚学専攻・教授
　　　木場由紀子　さいたま市総合療育センターひまわり学園難聴幼児通園施設
　　　　　　　　　わかば園・園長

医学書院

言語聴覚士のための子どもの聴覚障害訓練ガイダンス

発　行　2004年 4 月 1 日　第 1 版第 1 刷Ⓒ
　　　　2020年10月 1 日　第 1 版第 7 刷

編　者　立石恒雄・木場由紀子
　　　　　たていしつねお　こばゆきこ

発行者　株式会社　医学書院
　　　　代表取締役　金原　俊
　　　　〒113-8719　東京都文京区本郷 1-28-23
　　　　電話　03-3817-5600（社内案内）

印刷・製本　大日本法令印刷

本書の複製権・翻訳権・上映権・譲渡権・貸与権・公衆送信権（送信可能化権を含む）は株式会社医学書院が保有します．

ISBN978-4-260-24425-1

本書を無断で複製する行為（複写，スキャン，デジタルデータ化など）は，「私的使用のための複製」など著作権法上の限られた例外を除き禁じられています．大学，病院，診療所，企業などにおいて，業務上使用する目的（診療，研究活動を含む）で上記の行為を行うことは，その使用範囲が内部的であっても，私的使用には該当せず，違法です．また私的使用に該当する場合であっても，代行業者等の第三者に依頼して上記の行為を行うことは違法となります．

JCOPY 〈出版者著作権管理機構　委託出版物〉
本書の無断複製は著作権法上での例外を除き禁じられています．複製される場合は，そのつど事前に，出版者著作権管理機構（電話 03-5244-5088，FAX 03-5244-5089，info@jcopy.or.jp）の許諾を得てください．

執筆者一覧 (執筆順)

立石 恒雄	聖隷クリストファー大学リハビリテーション学部 言語聴覚学専攻・教授
木場由紀子	さいたま市総合療育センターひまわり学園 難聴幼児通園施設わかば園・園長
土井 真司	さいたま市障害者更生相談センター
菅原 文代	前さいたま市総合療育センターひまわり学園 難聴幼児通園施設わかば園
野口希依子	さいたま市総合療育センターひまわり学園 難聴幼児通園施設わかば園
樺澤 りか	さいたま市総合療育センターひまわり学園 療育センターさくら草
美留町美希子	国立身体障害者リハビリテーションセンター 病院 第2機能回復訓練部

序

　私が言語聴覚療法の世界に足を踏み入れた初期の頃，某事業団が継続的に主催していた言語聴覚障害児を対象とする巡回相談事業に参加して，地方で難聴児が発見されたときのことです。近くに難聴幼児を担当する療育機関がなく，指導を受けるには転職や転居の決断を要するという過酷な事態に直面することが何度かありました。このような経験から，全国の市立病院規模の耳鼻咽喉科には，少なくとも1名の言語聴覚士が在籍する世の中にしたいという夢が生まれました。そうすれば，早期発見された難聴児の療育が全国どこででもある程度は可能となるはずです。

　かなりの歳月が費やされ，1997年に言語聴覚士の国家資格が制定されました。2003年には合格者数は7,767人になりましたが，同年の日本言語聴覚士協会の調査によると，聴覚を担当する言語聴覚士はおよそ20%に留まっています。しかし，私が講義や臨床実習で接点を持った学生の中には，聴覚障害に関心を持つ者が少なくありません。聴覚担当の言語聴覚士が現在少ないのは，聴覚関係の求人数が少ないことも一因となっています。

　ここ30〜40年の間，聴性脳幹反応聴力検査の普及，補聴器性能の向上，言語聴覚士養成校の誕生，難聴幼児通園施設，難聴学級，ことばの教室の設置あるいはろう学校における指導の充実等，難聴児の支援体制には向上がみられていますが，未だ十分とはいえません。さらに，人工内耳が小児にも適応されるようになり，重度難聴児にも聴覚活用の道が開かれました。新生児聴覚スクリーニング検査も普及し始め，難聴児療育の超早期化も目前となっています。このように，聴覚関連の業務は急増している反面，その受け皿となる医療・療育機関の施設数は，まだまだ不足している状況にあります。

　本書は，難聴幼児を対象とした聴力検査，補聴器装用，人工内耳のマッピング，聴能言語指導の実際について，具体的な症例を中心に詳細にまとめたものです。また，各々の項目に関する臨床上の基本的な道筋について，章の初めに詳しい解説を付けました。筆者がどのような考えで臨床を進め，どの

ような結果を得たのか，読者によくわかるように配慮してあります。

　経験の少ない臨床現場の方々には，本書が業務内容の整理や再考に役立つことを願っています。学生の方々には，まずは通読することにより，幼児難聴の臨床に関する全体像をつかんでいただけるでしょう。聴覚障害への関心が深まり学習意欲が向上して，講義内容の理解や実習に役立つはずです。2度3度と読み込むうちにきっと，現場の雰囲気や臨床家の心意気を肌で感じるようになると思います。

　言語聴覚士は臨床経験を積みながら一人前に育ちます。私共を育ててくれた難聴児とその家族の方々に，執筆者を代表して心よりの謝意を表します。また，聴覚障害児の支援体制拡充に，本書が何らかの貢献ができることを切に願っています。

　2004年3月吉日

執筆者を代表して
立石恒雄

目次

第1章　聴力検査と補聴器　　　　　　　　　　　　　　立石恒雄

- A．乳幼児の聴力検査に関するアドバイス ……………………… 2
- B．乳幼児の補聴器装用に関するアドバイス …………………… 15
- C．症例 ……………………………………………………………… 21
  1. 1か月健診で難聴が疑われた乳児 ………………………… 21
  2. 両側先天性外耳道閉鎖症の乳児 …………………………… 28
  3. 重度難聴の兄を持つ先天性重度難聴乳児 ………………… 37
  4. ダウン症かつ脳性麻痺と診断されていた幼児 …………… 43
  5. 両側小耳症の伝音難聴幼児 ………………………………… 51
  6. 初診時聴力が70 dBの高度難聴幼児 ……………………… 57
  7. チューブ留置術を受けていた軽度難聴幼児 ……………… 66
  8. 就学前受診の軽度難聴児 …………………………………… 72
  9. 特殊な聴力型の例 …………………………………………… 78

第2章　小児の聴能言語指導

- A．本章における指導段階 ……………………………木場由紀子　86
- B．症例 ……………………………………………………………… 102
  1. 60 dB 中等度難聴児 ………………………………木場由紀子　102
  2. 80 dB 高度難聴児 …………………………………木場由紀子　110
  3. 90 dBを超える重度難聴児 ………………………土井真司　118
  4. 100 dB 最重度難聴児 ……………………………木場由紀子　126
  5. 100 dBを超える最重度難聴児 …………………木場由紀子　131
  6. 高音急墜型の難聴児 ………………………………菅原文代　141
  7. 発見が著しく遅れた高音急墜型の難聴児 ………不破希依子　148
  8. 軽度の精神遅滞を併せ持つ難聴児 ………………木場由紀子　155

9．精神遅滞と対人関係の問題を併せ持つ難聴児……土井真司　162
　　10．精神遅滞と運動障害を併せ持つ難聴児…………樺澤りか　169

第3章　幼・小児の人工内耳

　A．初期のマッピングに関する
　　　アドバイス……………………美留町美希子・立石恒雄　178
　B．症例……………………………………………美留町美希子　193
　　1．就学直前に失聴した小児のマッピング ……………………193
　　2．先天性重度難聴児のマッピング1 …………………………209
　　3．先天性重度難聴児のマッピング2 …………………………222
　　4．補足：術前に聴覚がほとんど活用されていない例の経過…233

キーワード索引 ……………………………………………………237

第1章
聴力検査と補聴器

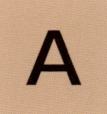# 乳幼児の聴力検査に関するアドバイス

1. 難聴の発見

1）親が子どもの難聴に気づく時期

　従来，診断機関が乳幼児難聴にかかわるのは，妊娠中や周産期に特別なことがない限り，保護者がわが子の難聴を疑って病院を訪れたときに始まっていた。そして，難聴が重ければ重いほど親が気づくのが早く，軽ければ軽いほど気づくのが遅いという傾向が一般的であった。

　軽度難聴児の発見が遅れる理由は，音への反応が頻繁に観察されること，また，始語の時期は少し遅れることがあっても，ことばを獲得して用いるようになるからである。このような症例は，ことばがもっと話せるようになってから，聴き返しが多い，テレビの音量を大きくする，発音がおかしい，などを主訴に病院を受診するのが通例である。多くは言語能力に若干の遅れが認められるが，重度難聴児と比較すると軽微である。

　一方，先天性の高度難聴児は，保護者が気づかずに放置してしまうと，ことばの発達が著しく制限される。また，1歳過ぎに発見された高度〜重度難聴児は，対人関係不良を起こしている場合が少なくない。そのため，早期に発見し，聴覚を補償し，療育・訓練を開始することが重要である。

2）6か月未満に子どもの難聴に気づく親はほとんどいない

　生後6か月未満に受診した場合（頸がすわる以前から疑い出すことが多い）では，最終的に聴力は正常であったという症例が数多くみられた。この時期は音への反応が一定しておらず，反応の再現性も乏しいため，ひとたびわが子の聴こえが気になってしまうと，正常に聴こえている確証を得ることは難しくなる。

　ところで，特別な理由もないのに，わが子の難聴を6か月未満に疑う両親はめったにいない。聴こえを疑って早期に耳鼻咽喉科を受診する理由は，①難聴が合併するような障害を生まれつき持っている，②家系に先天性の

聴覚障害者がいる，③健康診断で音への反応が悪いといわれた（6か月未満では音への反応が敏感でない子どもは少なくない），が代表的であった。

6か月を過ぎると，運動能力や知的能力の向上により，外界の刺激に対する反応は目にみえて盛んになる。そのような時期の重度難聴児は，視覚刺激に対する反応は活発にみられるが，聴覚刺激に対する反応はほとんどないため，行動上の相違は誰の目にも歴然としてくる。したがって，6か月を過ぎた頃にわが子の難聴を疑って受診した症例は，重度の発達障害がある場合を除き，予測どおり高度難聴と診断される場合が多い。

3）新生児聴覚スクリーニング検査

近年，新生児聴覚スクリーニング検査が，行政の指導の下に県や市の単位で実施され始めた。また，行政の関与なしに行われている地域も数多く，乳幼児難聴の発見時期は確実に早くなるであろう。産科入院中における検査で，refer（要精査）とされた乳児に対するフォローの多くは，STが担うべき業務である。それは，聴力の精査，不安を抱えた保護者への指導，超早期の補聴器装用，重度難聴児への人工内耳適応相談などである。しかし，現在のところ対応可能な施設およびSTは，極めて不足しているといわざるをえない。早期に発見された難聴乳幼児の診療・療育体制を，早急に整備する必要がある。

2．難聴の程度を示す表現

難聴者の聴力は，聴力レベルと聴力型の情報が備わったオージオグラムで図示される。しかしながら，オージオグラムの内容をことばで簡明に表すのは容易ではない。

表1　難聴の程度の分類

平均聴力レベル	程度の表現
25〜50 dB 未満	軽度難聴
50〜70 dB 未満	中等度難聴
70〜90 dB 未満	高度難聴
90 dB 以上	重度難聴
（100 dB 以上）	（最重度の難聴）

難聴の程度を分類する場合，軽度難聴，中等度難聴，高度難聴，重度難聴という表現が広く用いられている。この分類は，難聴者の聴力を正確に表すものではないが，一般に理解しやすい表現であり，程度を平易に示す手段としては有効である。しかし，各々がどの程度の聴力レベルに対応するか，わが国には統一した基準がない。

本書では，表1に示す基準に沿ってこれらの表現を用いることにしたが，これは平均聴力レベルによる区分けでしかないことに留意する必要がある。

3. 新生児聴覚スクリーニング検査

古典的な検査法には，舌打ち音やインファントオージオメータの震音を用い，反射的な反応（瞬目反射，Moro 反射，心拍数の変化，身体の動きまたは停止など）を観察して行うものがある。これらの反応は，中枢を介するというより原始反射に近いものと考えられる。

近年，自動聴性脳幹反応検査（automated auditory brainstem response；AABR），あるいは，耳音響放射（otoacoustic emissions；OAE）によるスクリーニングが産科で行われ始めた。いずれも検査を pass をすると正常（聴力は 30〜40 dBHL 以内）とされ，refer になると難聴の可能性があるので精査が必要と判断される（精査や経過観察の結果，正常である場合もある）。refer 児に対する精査としては，聴性脳幹反応検査，聴性行動反応検査，条件詮索反応検査が挙げられる。

生まれて間もないわが子が，難聴かもしれないと産科で指摘された両親の不安や動揺ははかり知れない。そのような両親への指導や聴力検査を適正に行うためには，高度な知識と技量および洞察力が要求される。

4. 聴性脳幹反応検査（auditory brainstem response；ABR）

耳に与えられた音刺激によって，聴覚神経路から誘発される脳波の変化を測定する検査法である。難聴の有無，程度に関する情報が左右別に得られる。刺激音として 4 kHz のクリック音を用いる場合が多い。この刺激音は純音ではないため，4 kHz の聴力が測定されていると思ってはいけない。臨床経験上，2〜4 kHz 当たりの聴力を代表しているものと考えられている。刺激音圧は，dBnHL（normal hearing level）で表記される。

5. 聴性行動反応検査（behavioral observation audiometry ; BOA）

　乳幼児を室内で遊ばせるか，母親の膝に座らせておいて後ろから音を出し，音への反応を観察する。検査音には，身近な玩具や楽器（図1）あるいは音声が用いられる。この検査法のポイントは，いかにして観察可能な反応を乳幼児から引き出すかにある。反応があればその刺激音は聴こえていることがわかるからである。一方，反応がない場合は，聴こえていないのか，聴こえていても反応しないだけなのかははっきりしない。

　反応様式は，反射的な反応，目の動き（音を探す，音に聴き入る），表情の変化（音に聴き入る，音を嫌がる），振り向く，機嫌よく笑う，微笑む，嫌がる，泣く，音を避ける（例えば，耳をふさぐ），音源から逃げようとするなど，子どもの発達レベルにより多様である。後述のピープショウテスト（peep show test）あるいは遊戯聴力検査を施行することができない乳幼児が，この検査の適用対象である。

　頸がすわる前（3～4か月以前）の時期では，高度難聴の有無の推定がBOAの目標となる。一方，頸がすわり中枢を介しての反応が観察できるようになってくると，中等度以上の難聴がないことの確認や，中等度以上の難聴がありそうな場合には，その程度のおおまかな推定がBOAの目標となる。

　BOAの提示音圧は音を出すたびに変わることが多く，一定音圧の音を提

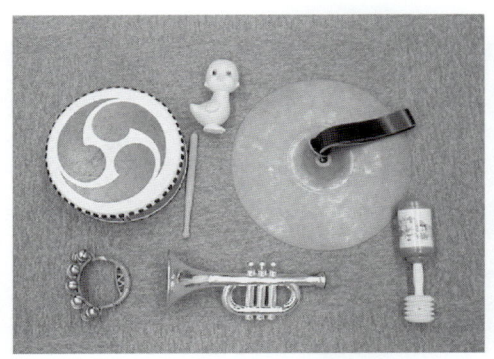

図1　BOAに用いる玩具や楽器
上段左から太鼓，動物笛，シンバル
下段左から鈴，ラッパ，ガラガラ

示することは困難と思われる。また，楽器や玩具の音は，複数の周波数にエネルギーのピークがあり，特定の周波数を代表しているとはいい難い。したがって，楽器や玩具を用いる BOA では，おおまかな聴力の推定ができるのみと考えるのが無難であろう。それだけでも，十分に価値のある情報が得られる。

例を挙げると，ABR では 100 dBnHL で反応がなく，BOA でオルゴールや呼びかけに反応があるとしたら，ABR の結果は，患者の真の聴力を示していない可能性が高いことになる。また，次項の条件詮索反応検査では 100 dB で反応がなく，BOA で前記のような反応があるとすれば，真の聴力は条件詮索反応検査の結果よりもよいと推測できる。

このような手法とは別に，検査室の隅にスピーカを設置し，そこからオージオメータを介した震音を提示して，部屋の中央に位置した乳児の反応を観察する方法もある。

6. 条件詮索反応検査（conditioned orientation response audiometry ; COR）

左右各々にスピーカと光刺激窓が設けられ，検査音および光刺激が任意に呈示できる装置で，音源にはオージオメータから発信される震音や狭帯域雑音が用いられる（図 2）。

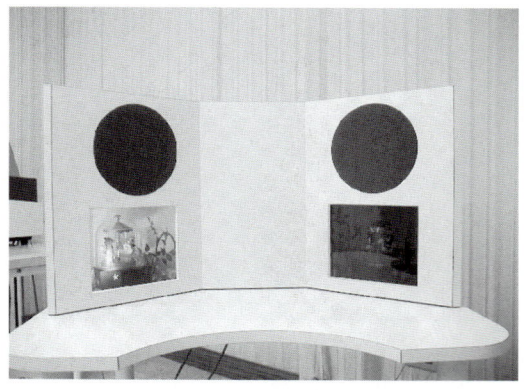

図 2　COR 検査装置

スピーカから出る音刺激に続いて，乳幼児の興味をひきつけそうな光刺激（報酬）を与えることで，音源方向に顔を向けるように条件形成をし，それを利用して音への反応をみる検査法である．6か月を過ぎた健聴または中等度難聴以下の幼児では，CORにおける左右の音源定位が概ね可能であるが，6か月未満児や高度難聴児では聴覚学習が十分には進んでいないため，BOAのような行動観察の手法で検査を行うことがある．

またこの検査法は，乳幼児の振り向き反応を観察するものであるため，一般には頸がすわった子どもに適応する．しかし，周波数や音圧の情報がしっかりしているため，頸がすわっていない子どもに対し，BOAの音源として用いることもある．

1歳を過ぎる頃になると知恵がつき，周囲のものへの興味が増加するため，この検査は徐々に施行しにくくなる傾向がある．そのため，1歳の頃に得られたCOR反応値よりも，1歳半〜2歳の頃に得られた反応値のほうが悪いという事態が生じやすい．

聴力管理や補聴器調整を適正に行うには，1歳半を過ぎた頃には，後に述べるピープショウテストを可能にするための指導を開始する必要がある．ただし，他の発達障害を併せ持つ幼児の場合は，発達の状態を観察しつつこの指導の開始時期を個別に決める．

7. 条件付け訓練

1歳6か月を過ぎる頃になると，対人関係の良好な幼児は，音を合図に何らかの行為をするという条件付け訓練（遊び）が徐々にできるようになる．初めは聴き取りやすい太鼓を用い，遊びの内容をさまざまに工夫して行うとよい．例えば，太鼓の合図で，ボールを転がす，はめ板をはめる，積み木を積むなどである．太鼓でできるようになったら，ラッパ，鈴，トライアングル，呼びかけなど，音源のレパートリーを増やす．

難聴児では通常，補聴器を装用した状態でこの訓練を行う．ある程度この遊びが上手になると，補聴器の出力に関する情報を得ることができる．例えば，太鼓やラッパの大きい音には反応するが，ラッパの小さめの音には反応しないというのであれば，補聴器の出力不足が予測される．

一方，補聴器の出力を十分大きくしても小さめの音への反応がはっきりしない場合は，最重度の難聴が疑われる．

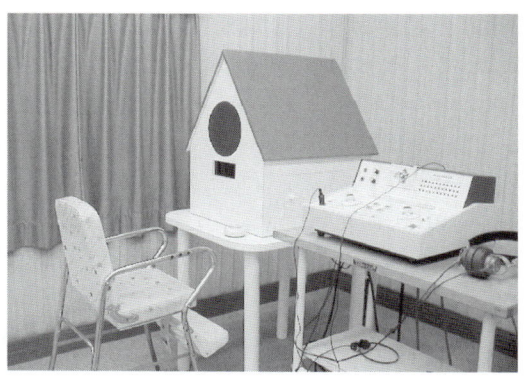

図3　ピープショウテスト装置

8. ピープショウテスト（peep show test）

　スピーカからの検査音が聴こえたときに，手元のボタンを押すと装置内部の照明が点き，興味のあるもの（ミニチュアの動物や乗り物など）が覗き窓を通して見えるという装置を用いる検査で，音源はCORと同じである（図3）。音を合図に，何らかの行為をするという条件付けが成立した幼児に適応できる。条件付け訓練を1歳半頃から始めると，早ければ2歳前後にこの検査が可能となる。検査装置にイヤホン（レシーバ）出力端子が付いている場合，イヤホンの装着を嫌がらなければ，この検査法で左右別々の聴力を測定することができる。

　ところで，臨床現場では，ボタンを押すとケースの中にある電車が走る，という報酬の幼児聴力検査装置も普及している。この装置には覗き窓は付いていないが，検査の原理自体は同一であるため，この症例集では両者を区別せず，ピープショウテストと呼ぶこととした。

　また，成人の場合を含め，補聴器を装着しての装用効果測定は，この装置を用いて行うことができる。

9. 遊戯聴力検査（play audiometry）

　標準純音聴力検査は，イヤホンを両耳に装着し，押しボタンを患者に指で

押してもらって反応をみる。しかし，指だけで行う単純な操作を長時間的確に行うことは，幼児には期待できない。音が聴こえたら，玉差し盤にペグを入れる，はめ板に車や動物のチップをはめる，積み木を積む，シールを貼るなど，動きが大きく興味が持続しそうな報酬を用い，遊びを交えて行うのが狭義の遊戯聴力検査である（遊戯聴力検査は，広義では，ピープショウテストを含めたり，さらには BOA，COR を含むこともあるが，本書では狭義の意味で用いる）。ピープショウテストができる幼児は，イヤホンの装着さえ嫌がらなければ，遊戯聴力検査もできるようになる。

　この検査法が可能となったばかりの幼児では，検査に，通常は 30 分以上の時間がかかる（飽きてしまい途中で中止することも多い）。しかし，慣れてくると，はるかに短時間で両耳の気導聴力が測れるようになる。

　検査のポイントは，例えば，子どもが真剣に聴いていても，90 dB には反応が確かになく，95 dB にすれば反応が確かにある場合に，初めて閾値が 95 dB だといえるということである。たとえ 95 dB で反応があったとしても，90 dB には反応がないことが確認できなければ，95 dB が聴こえたという情報にとどまらざるを得ない。したがって，検査に集中していても聴こえなかった，という音圧レベルを確認することが重要となる。

　一方，聴こえない音を出し続けて待たせ過ぎると，集中が途切れやすいことに注意を払わなくてはならない。また，誤反応を見抜き，誤反応による結果を採用しないことも肝要である。

　なお，幼児にマスキングを適用することは難しいが，マスキングを付加しない総合骨導聴力は測定可能であり，有効な情報が得られる。

10．臨床上の注意点

1）乳幼児聴力検査の意義

　BOA や COR の検査と，ピープショウテストや遊戯聴力検査とでは，子どもの反応様式がまったく異なっている。前者が適応の乳幼児は ABR の結果と併せて聴力を推定する必要があるが，後者（特に，遊戯聴力検査）は，単独で聴力を正確に測定できる。

　したがって，補聴器の調整も，前者が適応の子どもには手探りで行うことになるが，後者が適応できる幼児には，成人に近い手法を用いて進めることができる。

2) BOA, COR

　玩具や楽器を用いたBOAは，いつでもどこでも検査音の提示ができるため反応は得やすいが，周波数および音圧の情報はあいまいである。

　一方，CORは，周波数情報と音圧情報の精度は高いが，決まった場所でしか検査ができないため，BOAよりも反応は得にくい。したがって，ピープショウテストや遊戯聴力検査が施行できない乳幼児を対象とする場合は，BOAとCORの両方を行って情報を補うことが大切である。この両者とABRの結果を総合して難聴の有無や程度を判断する。また，継時的な聴性行動の変化(聴覚発達)を観察することからも，重要な情報が得られる。

　反射的な反応が主な時期のBOAでは，ラッパや太鼓などを「プップー」，あるいは，「ドンドン」と鳴らした瞬間に反応がみられる場合が多い。偶然性を否定するために再度音提示を行うときには，間隔を置かずに音を出すと「慣れ(habituation)」によって反応が出にくくなるので，音提示の間隔は十分に取らなくてはならない。

　また，中枢を介する反応(例えば，振り向き反応)がゆっくりと出始めた頃(3～4か月)には，瞬発的な音に反応がなくても，「プー，プー，プー，……」と，長い時間(10～20秒)音を出し続けると，反応が出ることがある。この時期の子どもの振り向き反応は，音提示を耳元近くで行うと生起しやすいが，音源が視野に入らないように，十分注意しなければならない。

　BOAは，子どもが泣いていると実施が困難である。初めはびっくりさせないよう，あまり大きい音を提示することは避け(例えば，ラッパを弱めに吹く)，反応があればもっと小さい音源(鈴やガラガラなど)に移行し，反応がなければもっと大きい音源(太鼓やシンバルなど)を用い，臨機応変に行う。また，1～2か月の乳児では，覚醒時よりも浅眠時のほうが，観察しやすい反応が出る場合が多い。

　6か月を過ぎた健常児は，耳元でティッシュペーパーをすり合わせる音にも反応がみられるようになる。また，1歳の頃には，親指と人差し指をすり合わせる音に対しても反応がみられる場合が多い。

　CORの臨床では，子どもが，いつ装置の前にじっとしていることを拒否し出すかわからないので，音の出し方には気をつけなくてはならない。音が大き過ぎて泣かせると検査ができなくなるため，始めに出す音の大きさは，50～60 dBが無難である。反応があれば音圧を下げ，反応がなければ上げていけばよい。通常，500 Hz，1 kHz，2 kHz辺りを優先的に測定し，検査が

続行可能なら，4 kHz，250 Hz など，測定周波数を増やす．

　初診時の COR で，閾値にこだわり過ぎることは禁物である．COR 適応の乳幼児では，5 dB ステップの音提示で閾値を決定することは，時間をかけてもまず不可能だからである．反応の有無をはっきりさせるため，10～20 dB ステップでもよいから，複数の周波数で確からしい反応が観察できた音圧と，できなかった音圧を測定することのほうが，得られる情報量は多いことがある．

　聴こえが正常で聴覚学習が進んでいる1歳の子どもでは，落ち着きがある場合には，COR では 20～30 dB で反応が得られる．この発達レベルの子どもで 40 dB 以上でないと反応がみられない場合は，BOA の指こすりを併せて行い，それにも反応がないときには軽度の聴力障害を疑う．これは，滲出性中耳炎の子どもにしばしばみられることである．しかし，同じ1歳の健聴児でも，落ち着きがない場合は，40～50 dB 程度でようやく音に気づく場合が多い．

　COR は子どもの様子(特に顔や目)に注目しながら行う検査である．子どもがジーッと検者の顔を見返しているときは，反応が出にくく，反応があってもその音圧は閾値よりも大きくなりがちである．

　また，ライトを点けていないにもかかわらず，片方の報酬を子どもが初めから注視していることがある．聴覚活用が十分されている子どもは，このような状況であっても反対側から音を出すと素早く音源方向を見ることが多い(見ない場合もある)．しかし，高度～重度難聴で聴覚を十分使えていない子どもは，初めから見ていた報酬を見続けるのみで，反応が生起しないことが多い．

　COR や BOA では，音を出すタイミングをつかむことが肝要で，子どもが何かに集中しているときは反応が出にくい．また，高度～重度の難聴児は，音源定位が難しいため，音に気づく様子や音源を探す様子を観察して反応を確認する．

　検査を行うときの子どもの状態は，日によって随分異なるものである．具合が朝からずっと悪いこともあるし，外来で待たされている間に機嫌が悪くなることもある．同様に，COR でも集中が続く日があったり，続かない日があったりするが，落ち着きのない日の反応値は悪く出るものである．そのような結果に振りまわされることは聴力推定の妨げになるため，検査結果にはその日の子どもの状態を併記しておくと参考になる．

3）条件付け訓練とピープショウテスト

　知恵がつき，歩くこともできるようになると，COR装置の報酬に満足できない子どもが増えてくる。STとしては，一刻も早く次のピープショウテストに移行したくなる時期である。しかし，1歳6か月くらいまでは，親子関係の良好な成立が図れるように指導し，関係が成立してある程度の指示に従えるようになってから，音による条件付け訓練を開始する。

　重度難聴児に初めて行う条件付け訓練の内容は，目の前で提示した太鼓の音を合図に，「おはじきをコップの中に落とす」というようなものである。したがって，「渡されたおはじきをコップの中に落とす遊びを繰り返し行うことができる。制止されたら少しの間落とさないで待つことができる」ことが，この訓練を開始するための前提条件となる。この条件を満たすまでのあいだは，条件付け訓練よりも音遊び主体の指導が適している。

　条件付け訓練は，補聴器をすでに所有している場合は装用下で行う。まず，大げさな動作で太鼓を叩くところを見せてから，おはじきを落とすように促す。それが上手になってきたら，徐々に子どもの後ろに回ってゆき，最後には音の合図だけで落とせるようにする。次にラッパを用いて同様に行い，ラッパができるようになったら音の種類をさらに増やす。同時に遊びの種類を増やし（例えば，積み木を積む，はめ板をはめる，シールを貼る），10～20分程度この遊びが持続して行えるようにする。

　また，並行してピープショウテスト自体の練習も少しずつ実施していく。太鼓やラッパで条件付け反応が可能になっても，すぐにピープショウテストができるとは限らない。子どもは気まぐれであり，ピープショウテストで閾値らしいものが数点取れたり取れなかったりということを繰り返しながら，最終的に7周波数全部の測定が可能になっていく。

　子どもとまずは遊び，それを制止して，「それじゃあ今度はよく聴いてね」と，短い時間であっても，音が聴こえるのをじっと待たせることが肝要である。傾聴態度を取らせることができるかどうかは，検査の信頼性にかかわる問題である。反応値が取れたとしても，傾聴態度ができていない場合は，そのことをオージオグラムのどこかに明記し，単なる反応値か閾値かの誤解が生じないようにしておかなくてはならない。

4）遊戯聴力検査

　ピープショウテストは興味が持続しそうにみえるが，報酬がいつも同じで

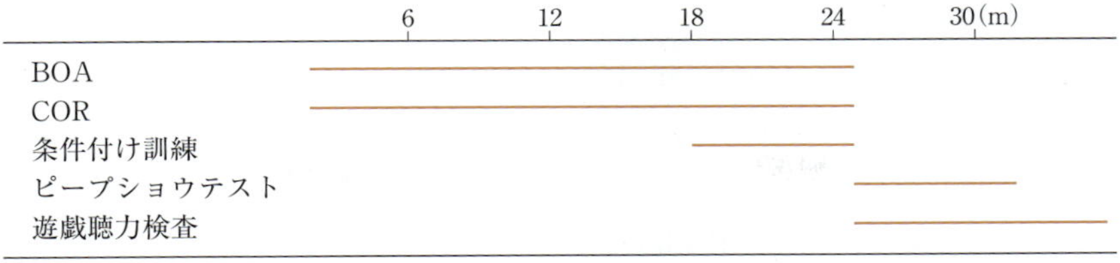

図4　乳幼児聴力検査と条件付け訓練を施行する時期の一般例

あるために意外と飽きやすい．しかし，この検査ができるようになった子どもは，イヤホンさえ嫌がらなければ，少しの努力で遊戯聴力検査が実施できるようになる場合が多い．遊戯聴力検査は，机上にいろいろな報酬が準備できるので，ピープショウテストよりも長続きしやすい傾向がある．

　ここでも，音を提示するときの傾聴態度をしっかり形成することが，正確な閾値を知るためには重要である．すなわち，音提示と音提示の間の時間では，しっかり遊びの相手をしてあげて，子どもを満足させることが大切である．

11. スピーカの音圧較正

　オージオメータのイヤホン出力（純音）は，定期的に業者に較正してもらう必要がある．CORとピープショウテストのスピーカ出力（震音）も業者に較正を頼めるが，検査室の構造や室内に設置された備品などによる影響を受けやすいため，より頻回に音圧をチェックすべきである．

　表2，3にスピーカ出力の音圧較正値を示す．表2は，ISO-389-7（1996）の基準値である．小さな出力音で測定すると暗騒音の影響を受けてしまうため，例えば，表3に示すようなスピーカ出力音を用いて較正する．

表2　自由音場における両耳での純音最小可聴値

周波数(Hz)	125	250	500	800	1,000	1,500	2,000	3,000	4,000	6,000	8,000
最小可聴値(dBSPL)	22.0	11.0	4.0	2.0	2.0	0.5	−1.5	−6.0	−6.5	2.5	11.5

　音源が正面方向の場合：ISO-389-7（1996）

表3 較正音圧の例

周波数(Hz)	125	250	500	800	1,000	1,500	2,000	3,000	4,000	6,000	8,000
出力音(dBnHL)	65	80	80	80	80	80	80	80	80	80	80
較正値(dBSPL)	87	91	84	82	82	80.5	78.5	74	73.5	82.5	91.5

音圧は騒音計のフラットな特性を用いて測定する

12. 聴覚発達のチェックリスト

聴覚発達の状態からは，難聴の有無や程度を判断する上での重要な手がかりが得られる。家庭からの情報を得るためや，聴覚に対する保護者の関心を高めるため，聴覚発達のチェックリストが用いられている。表4にその簡易例を示す。

表4 聴覚発達のチェックリストの簡易例

- ○ 0～3か月
  - 大きな音でまぶたがぎゅっと閉まる。
  - 大きな音にびっくりして手足が動く。
  - 大きな音で目を覚ます。
  - 泣いているときに声をかけると泣き止む。
  - 話しかけると声を出す。
- ○ 4～7か月
  - 呼ぶと振り向く(4か月の頃はゆっくり)。
  - いろいろな音に気づいて振り向く。
  - ビックリするような音で泣き出す。
  - 歌をうたってあげるとじっと聴き入ったり声を出したりする。
  - 家庭内の声や音で目を覚ましやすいので，眠っているときに気をつかう。
- ○ 8～11か月
  - 小さな音を耳元で聴かせるとすぐに気づいて振り向く。
  - 悪戯を叱ると手を引っ込めたり泣いたりする。
  - 声を聴かせると真似をして声を出す。
  - 盛んに意味のないおしゃべりをする。
  - 音楽に合わせて身体を動かす。

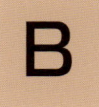# 乳幼児の補聴器装用に関するアドバイス

1. 聴力の確定または推定

　遊戯聴力検査が施行できる幼児は，検査を複数回行って再現性を確認したうえ，聴力を確定する。このとき，骨導聴力検査も併せて行う。
　聴力が確定できない乳幼児は，複数の検査を繰り返し行ったうえで聴力を推定し（早期に断定することは避けたほうがよい），その根拠を記録にとどめておく。そして，新たな情報が得られるごとにそれまでの検査結果を冷静に見直し，必要があれば推定聴力を修正する。

2. 保護者の受容

　聴力検査を施行する際には，子どもの聴覚障害を保護者が理解し，受容できるように配慮しながら行う。また，小児難聴に関する情報を保護者に提供し，補聴器の必要性を十分に理解してもらうことが，小児への装用には必須である。

3. 補聴器装用耳

　両耳が共に難聴で，かつ，左右の聴力差がはっきりしている（例えば，20 dB 以上）場合は，良聴耳のみの装用が考えられる。左右差が明確でない場合は，ともかく，両耳装用から開始するという方法と，交互に装用させつつ装用効果を評価し，片耳のみに効果が認められたときには片耳装用，両耳共に効果が認められたときは両耳装用にするという方法がある。

4. 補聴器の選択

1）補聴器の形態

　箱形補聴器やベビー形補聴器はコードがあるため，子どもによっては装用させにくい（コードが気になって引っ張り，イヤホンを耳から外してしまう）ことがある。そのため，座位が安定している乳児では，耳掛形の装用も考慮に入れる。

　歩行可能な場合は，耳掛形補聴器が装用させやすい。しかし，平均聴力レベルが 100 dB を超えるような最重度の難聴では，ハウリングが起こりやすいという問題があるため，箱形の選択も視野に入れておく。なお，外耳道閉鎖の症例は，骨導補聴器を選択する。

2）補聴器の出力

　聴力検査が確実にできる成人の場合であっても，ある程度出力に余裕のある補聴器を選択するのが通例である。特に乳幼児では，聴力が推定段階であることや，滲出性中耳炎による伝音難聴併発の可能性が高いことなどにより，出力的に余裕のある補聴器を選択しておく必要がある。

　できれば，補聴器の最大出力および最大利得が，現段階では適正と思われる 90 dB 入力時の出力および 60 dB 入力時の利得よりも，10～15 dB 以上は大きい機種を選択しておくとよい。ただし，出力や利得の大きい補聴器ほど価格が高いことを配慮する必要もある。

3）付加機能

　聾学校や難聴幼児通園施設では，部屋にループや FM 補聴システムを設置しているところがある。その場合は，誘導コイルとマイクの同時入力（MT）および MT バランサーが備わった補聴器や，FM 受信機に接続するための外部入力端子が備わった補聴器を選択する。はっきりしない場合は，患者が通う（予定の）療育先に問い合わせる。

5. 補聴器の調整

　聴力が確定している幼児では，聴力図を参考に成人の場合と同じように補

聴器を仮調整する。おおまかな聴力の推定しかできず聴力型が不明な場合は，音質調整をフラットにし，耳掛形ならフィルタの使用，箱形やベビー形ならイヤホンはW（ワイド）の使用を基本とする。そのような幼児は，後に遊戯聴力検査が行えるようになって初めて，正確な聴力が把握できる。

聴力が確定したとき，その値と推定聴力との差が小さければ，出力や音質の調整だけで対処が可能である。しかし，差が大きい場合は調整不能となり，補聴器を替える必要が生じる。例えば，低周波数域の聴力が推定値より20〜30 dB よかったとする。すると，音質調整で低音部の出力を 10〜15 dB 下げることになるが，音質の調整範囲が狭い補聴器では対応ができない。調整幅がどのくらいあれば安全かという目安は一概に示せないが，このようなことに気を配りながら補聴器を選択する必要がある。

6. 装用の評価

ピープショウテストが施行できない乳幼児の場合は，BOA，COR，行動観察および条件付け遊びで評価する。ピープショウテストが可能な幼児は，同検査や行動観察で評価する。ことばを獲得した幼児では，口形を隠したことばの聴き取り遊び（カルタ取り方式）が有効である。

一例としては，67式語表の20単語の絵を並べたシートを提示して closed set とし（図1），刺激語をポインティングさせる方式がある。字が書ける幼児には語音弁別能検査が有効であるが，字が書けなくても，発音がかなりはっきりしていれば，復唱法で検査は可能である。これらの評価で効果が不十分と判断された場合は，補聴器の再調整を検討する。

遊戯聴力検査が施行できない幼児では，左右の聴力差は明確とはいえない。しかし，同じ調整の補聴器を片耳ずつ装用して効果を調べると，聴力差が推定できることが多い（図2）。

難聴が極めて重度な場合は，補聴器を着けても着けなくても太鼓の音にしか反応しない場合もあり，装用効果が認められない。

また，COR やピープショウテストの 1 kHz 以下の周波数の強大音は，装置全体に感知可能な振動を生じさせるため，音提示のときには装置に触らせない配慮が必要である。ただし，装置に触っていない場合でも，床を伝わった振動を感じて反応している可能性を完全には否定できない。

例えば，裸耳で 500 Hz の 100 dB に反応があった幼児に，500 Hz の利得

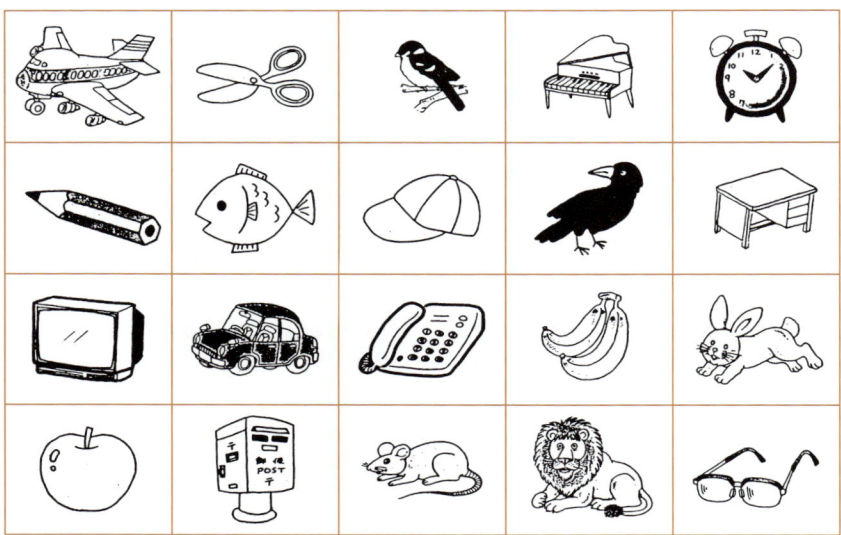

図1　67式20単語の検査用絵シート

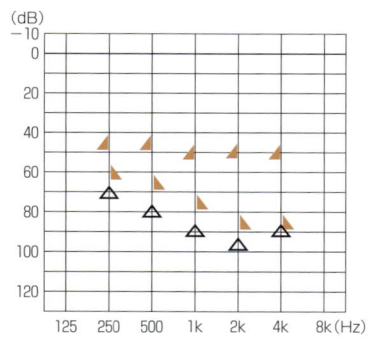

図2　左右別の効果測定
△：裸耳閾値，▲：右耳装用，▲：左耳装用
左耳の裸耳閾値が右耳よりも悪いことがわかる。

表1 装用の評価法の例

BOA	音声または玩具や楽器に対する反応が増えたか。
COR	裸耳閾値(推定聴力)の半分程度が補聴器で補償されているか。
行動観察	補聴器装用時に様子が変わるか(声を出す，音への反応が増えるなど)。
条件付け遊び	反応可能な音源の種類が増えたか。 以前よりも小さい音で反応できるか。 2～3m離れた場所からの呼びかけに反応できるか。
ピープショウテスト	装用閾値を測定し装用効果を判断する。
聴き取り遊び	音声呈示で絵カードが取れるか。
語音弁別能検査	裸耳および補聴器装用での語音弁別能測定。

が50dBの補聴器を着けたとき，50～60dBで反応が得られるなら，裸耳の閾値は100dBの可能性が高くなる。しかし，補聴器を着けてもやはり100dBでないと反応しないというのであれば，それらの反応は振動覚による可能性が高くなる。

評価の具体的な方法を表1に示す。

7. 補聴器の利得と装用利得

裸耳閾値から装用閾値を減じた装用利得と補聴器の特性上の利得は，以下の2つの理由で一致しない。

補聴器の特性は，簡易無響箱内で検査音をマイクに入力し，出力音圧は密閉型疑似耳(イヤシミュレータともいう)を用いて測定する。言い換えると，音を遮蔽するものがなく反響もないような理想的な空間に補聴器を配置し，そのマイクに入った音が増幅されて，平均的な音響特性を持つヒトの鼓膜に達したときの鼓膜面音圧が，近似的に測定されている。補聴器の利得はそのような条件での値であるが，装用閾値の測定時には室内の検査装置，机，椅子，検者，被検者，天井，壁，床などが音場にさまざまな影響を与えている。また，密閉型疑似耳は，1個人の外耳の音響特性を示すものではない。そのため，補聴器の利得と装用利得は合致しないことが多いし，合致しなくて当然ともいえる。

また，ヒトの外耳は，共鳴作用により主として高音部の音を増幅して鼓膜に伝えていることが知られている(図3)。この増幅分を裸耳利得というが，

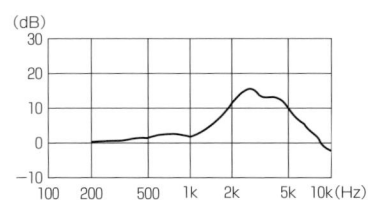
図3 外耳共鳴効果による鼓膜面音圧の
　　 増幅（Shaw 1973 より）
　　 正面からの純音入力時

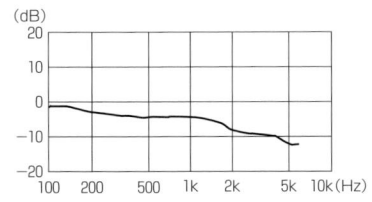
図4 密閉型疑似耳と2 cc カプラの測
　　 定音圧の差
　　 2 cc 測定値 − 密閉型測定値

耳掛形補聴器や箱形補聴器を装着すると，外耳をふさぐことによって裸耳利得は消失してしまう．そのため，高音部（具体的には 2 kHz～4 kHz）の装用利得は，特性測定装置（密閉型疑似耳使用）で測定した補聴器の利得よりも，10～15 dB 低くなる．

なお，補聴器特性測定では，2 cc カプラを用いる施設も多い．この場合は，密閉型疑似耳と 2 cc カプラの特性は図4のように異なり，2 cc 測定値が小さく得られること（筆者による測定）を考慮して，補聴器の調整を行う必要がある．

C 症例

1. 1か月健診で難聴が疑われた乳児
（0歳1か月時初診）

⇒ 4か月時までフォローして正常聴力と判断した症例

プロフィール

● 耳鼻咽喉科初診時1か月24日の女児。両親，兄の4人家族。
【主訴】 音への反応が悪いので聴力が心配だ。
【現病歴】 1か月健診時，診察室で手を叩いたり呼びかけたりしても反応がなかったので経過観察したが，やはり反応がみられないというM病院からの紹介状を持って受診した。1か月健診時に音への反応を家庭で調べるように指導され，毎日手を叩いたり，鍋を叩いたりして検査してきたが，反応が出ないことが多い（母親談）。
【既往歴】 特記事項なし。
【医学的所見】 妊娠中，出産時に特記事項なし。39週で出産，自然分娩，出生時体重2,900g，仮死（−），生育状態は順調。

CHECK!
□ BOAでわかることは何か。
□ 乳児の聴覚発達。
□ 心理的不安を持つ親への指導。

【解説】
　1か月時に診察室で手を叩いたり呼びかけたりしたときの乳児の反応や，家庭で毎日手を叩いたり鍋を叩いたりして行う検査が乳児に及ぼす影響について，ST自身が考えを整理し，それを医師と共通のものにしておかなければならない。

カルテ(医師が収集した情報)を熟読するだけでなく，親と直接会話を交わし，より詳しい経緯や親の心理状態を把握することも重要である。

乳幼児では，子どもの精神・運動発達の状態および検査を行うときの様子(機嫌がよいか，ぐずっているか，寝ているかなど)を観察し，聴力検査法や実施手順を決定する。

聴力検査と指導の経過

●耳鼻咽喉科初診時(1か月24日)

① 検査法と手順の決定：頸はすわっていないが，人の顔をよく見た。おもちゃなどを目で追うことができた。そこで，寝かせてBOAを実施することにした。ＳＴは児の視界に入らないように頭のほうから這って近づき，音を出した。

② 覚醒時(機嫌よく起きていた)のBOA結果
- かちかちゼミを耳元でカチカチと鳴らす→無反応。
- インファントオージオメータを耳元で鳴らす(1 kHz 80 dB)→無反応。
- たて笛を耳から少し離れた所で鳴らす→声を出す，まばたきをするという反応があったが，音によるものかどうかの判断は困難。
- トライアングルを耳から少しだけ離した位置で叩く→身体の動きが止まるが音によるものかどうかの判断は困難。
- カスタネットを耳元で鳴らす→まばたきをしたが，反応＋の確信は持てない。
- オルゴールを耳元で鳴らす→動きが止まり，聴き入っている様子。
- オルゴールの蓋を耳元でパタンと閉じる→まばたきをする。
- 鈴を耳から少しだけ離した位置で振る→無反応。
- 動物笛を耳元で風がかからないようにして鳴らす→無反応。
- 名前を呼ぶ→動きが止まる。
- 太鼓を離れた位置で大きく叩く→まばたきも泣くこともなし。
- 太鼓を小さな音で打ち続ける→動きが止まる，聴き入っている様子。

③ 検討：反応様式は「声を出す，まばたきをする，動きが止まる，聴き入っている様子」というものでしかなかった。検査者も母親も，音に対する反応があったという確信は持てなかったので，眠らせて行うことにし，子どもが眠るのを待った。

④ 浅眠時(うとうと眠り出したとき)のBOA結果
- 舌打ち→音を出した瞬間に身体が動く。
- たて笛→吹いた瞬間に腕が動く。
- 鈴→少し間をおいてから腕が動く。

- ガラガラ（カランコロンという幼児用オルゴール）→身体全体が動き出し，やがて目を覚ました．

⑤検討：浅眠時におけるBOAでは反応がはっきりとみられ，舌打ち，たて笛，ガラガラは聴こえていることが母親も確信できた．しかし，極めて小さな音に反応があったわけではなく，正常聴力と断定することはできない．外来で1か月後に再検査を行うことにした．

⑥母親指導：かなり聴こえていることがわかったので心配しないように助言するとともに，手や鍋を叩いて検査をすることを禁止し，子どもには自然に接し，健常の子どもと同じように育てるよう指導した．

●耳鼻咽喉科2回目受診時(3か月7日)

①検査法と手順の決定：児の機嫌はよく，頸はどうにかすわっていた．子どもを母親が抱くときは，向かい合わせ（視線が合う向き）で抱くのが自然であるが，BOAを行うときには子どもを前向きにして抱いてもらうほうが反応がみやすい．しかし，そのような抱き方は子どもを不安にするため，音を出さないときはしっかりと子どもの背中を胸に付けて抱いていてもらった．そして，音を提示するときにだけ，検査者の手や音源が子どもの視野に入らないように，子どもを胸から離してもらい，子どもの耳の後方に空間を確保した．

②BOAの結果
- ガラガラ→1回目は無反応，2回目は聴き入っている様子で声も出した．
- カスタネット→うるさそうな表情．
- ラッパを右耳のほうから→目が音源方向に引っ張られ（目だけの動きで頸を回して振り向くことはない），次いで音をじっと聴いているような表情．それからゆっくりとラッパのほうに振り返った．
- ラッパを左耳のほうから→学習したのか，今度は左に比較的速く振り向く．
- オルゴールを右耳のほうから→音に聴き入る表情が初めにみられ，次いで右にゆっくり振り向いた．
- オルゴールを左耳のほうから→ゆっくりと左に振り返る．
- 舌打ち→ゆっくりとした振り向き．
- ガラガラ→ゆっくりとした振り向き．
- 太鼓→かなり速い振り向き．

③検討：精神面や運動面の発達に伴い，音への反応がはっきりしてきた．外来で1か月後に再検査をする予約を取った．

④母親指導：聴覚発達が目覚ましいことから，難聴が仮にあったとしても絶対に重くはないこと，また正常聴力の可能性が高いことを医師が告げた．

●耳鼻咽喉科3回目受診時(4か月5日)

①検査法と手順の決定：機嫌がよく頸はしっかりとすわっていたので，母親の膝に抱かせてまずCORを行い，次いでBOAを行うこととした．

②COR検査：母親が膝に抱いてCOR装置の前に座ると泣き出したため，施行を断念した。
　③BOAの結果：訓練室に移動してあやすと機嫌はすぐになおったので，BOAを実施した。いろいろな音に対し，音に聴き入る目の表情，身体の動きおよび振り向き，といった明確な反応が数多く観察された。
　④検討：音への反応が飛躍的に増加していることが確認され，正常聴力である可能性がさらに高まった。
　⑤母親指導：担当の医師と協議のうえ，仮に難聴があったとしても軽度なものでしかないことと，聴力はひとまず正常と考えておいてよいことを母親に伝えた。今後はさらに音に対する興味が増えていき，音への反応が活発になっていくこと，そして1歳過ぎにはことばが出てくると断言して母親を安心させた。そして最後に，1歳過ぎてもことばが出なかったら必ず再受診するように付け加え，終了とした。

本症例の検討

　1か月健診時，音に反応がなかったことから，音への反応を家庭で調べるように指導されたという。しかし，具体的手法の説明がなかったため，手を叩いたり，鍋を叩いたりという検査を毎日繰り返してしまった。そのような行為は，聴覚の適正な発達だけでなく，母子関係の成立にも悪い影響を与える危険がある。また，音への反応が抑制されて聴力検査の施行にも支障をきたすため，即刻中止させなくてはならない。聴覚発達や母子関係の促進によって音への反応が増えることを，母親に十分説明する。
　本症例のような1か月児では，1か月間隔で数回検査を行い，反応がかなりみられるようになったとしても，聴力正常と断言することはなかなかできない。健常児と同じような聴覚の発達が観察されているので，聴力はたぶん正常であろうといえるだけで，軽度難聴の可能性は否定しきれない。そこで筆者は，「仮に難聴があったとしても軽度であるなら，1歳過ぎに診断されても決して手遅れにはならない」と説明し，次いで，「あなたの子どもは正常聴力と考えてよい」と太鼓判を押し，最後に，「万が一，1歳を過ぎてもことばが出てこないようなら，必ず再受診する」ことを約束させる，という手法を取ってきた。そして，再受診しない場合は，正常聴力でことばも出だしたものと推測することにしていた。しかし現在は，1歳過ぎには外来を必ず受診させ，そのときの聴力検査の結果やことばの様子をはっきりとカルテ

に記載しておくべきであったと感じている。

アドバイス

　聴力検査は，一般には医師の診察の後に行うべきである。しかしながら，乳幼児が耳鼻咽喉科を受診して医師の診察を受けると，泣いたりぐずったりしてしまう場合がほとんどである。泣いている乳幼児の聴力検査を行うことは困難であるため，機嫌がよくなるのを待たなくてはならない。そのため当病院では，耳鼻科的診察を行う前に聴力検査をするよう医師が指示を出す場合もある。

　頸がすわる前の乳児では，1回の聴力検査で結論を出すことは困難である。検査を繰り返し，反応が飛躍的に増えてくれば正常聴力の可能性が高くなる。

　一方，運動面が発達して視覚刺激に対する反応が増えてきたにもかかわらず，聴覚刺激に対する反応が増えない場合には，難聴の可能性が高くなる。当病院では，難聴の疑いが濃くなった段階で，ABRを医師が行うことになっている。なお，外来受診の頻度については，医療的には月に1度で十分であるが，保護者の心理状態によっては検査の頻度を増やし，助言をこまめに行う配慮が必要である。

　頸がすわる以前に行うBOAは，子どもを床やベッドに寝かせて行うことが多い。この時期の子どもは，音に対して中枢を介する反応（笑顔になる，泣く，音に聴き入る，ゆっくりと顔を向けるなど）は，あったとしてもゆっくりしている。そのため，音が聴こえたから反応が出現したと言い切ることはなかなか難しいし，むしろ危険である。反射的な反応（まばたき，手足や身体がビクッとするなど）は，刺激に直結して出現するために観察しやすいが，同時に再現性が乏しいことを考慮しなくてはならない。

　0～2か月頃にわが子の難聴を一度疑ってしまうと，聴力が正常であるという確証を取るのは大変困難である。1回目に音を出したときに反射的な反応がみられたとしても，偶然かもしれないとの思いから，もう一度同じ反応を期待して検査を繰り返すのが親心である。しかし，往々にして2回目，3回目は反応が出なくなってしまう。そのようなことから，心配でたまらない親は，毎日毎日検査を繰り返すようになる。

　本症例の1か月時点での覚醒時におけるBOAでは，太鼓の音に対しても

はっきりした反応が認められなかった。このような場合，むやみに検査を続けると，いたずらに親を心配させることになる。

　本症例では，検査場面を変えて浅眠時に再度検査を行い，かなりの反応が得られたが，このように時間が取れない場合もある。そのときは医師と相談し，再検査の予約（この予約は絶対に取ること），ABR の実施時期（もう少し BOA で様子をみてからにするか，直ちに予約するか）などの方針を決める。

　BOA で音への反応があったと判断するためには，誰がみても確実と思える反応でなくてはならない。音に対して子どもがどのような反応を示し，どのような反応はまだ示せないかということを，発達の状態に照らし具体的に説明することが，BOA に関する親の理解の助けとなる。

　なお，母子手帳には，3 か月健診時に「音を聴かせたときに振り向くか」という質問項目がある。しかし，3 か月児では，観察しやすい振り向き反応はみられない場合が少なくない。その結果，わが子の聴こえに疑問を抱き，当院を受診するという症例が散見される。

　また，新生児スクリーニング検査で refer となった乳児には ABR の精査を行うが，ABR の結果と実際の聴力が合わない場合のあることは周知である。BOA や COR および聴覚発達のチェックを併せて行い，それらを総合して判断をすべきである。

　CHECK！
　☐ 乳児の聴力検査で聴覚発達の継時的な観察が重要なのはなぜか。
　☐ 新生児スクリーニング検査で refer になった乳児は生後 1 か月前後に耳鼻咽喉科を受診することになる。そのような乳児に対する聴力検査や母親指導について検討する。

> **MEMO**

- **聴力正常乳児の聴力検査例**(4〜10か月)

　3か月健診で難聴を疑われた乳児の4〜10か月におけるCORとBOAの結果を，図1〜4に示す．聴力正常乳児の1例として参考にされたい．

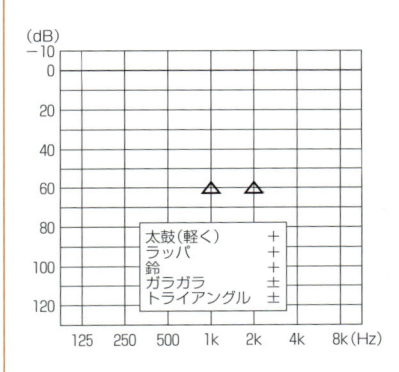

図1　4か月時のCORとBOA

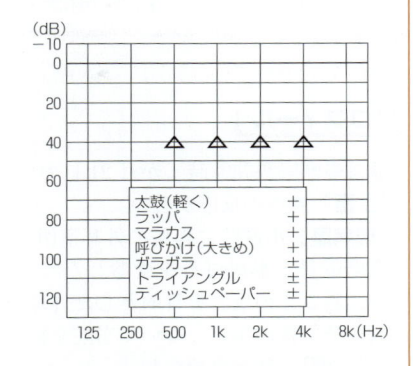

太鼓(軽く)	＋
ラッパ	＋
鈴	＋
ガラガラ	±
トライアングル	±

図2　6か月時のCORとBOA

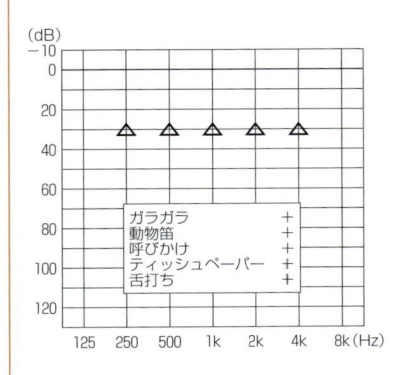

太鼓(軽く)	＋
ラッパ	＋
マラカス	＋
呼びかけ(大きめ)	＋
ガラガラ	±
トライアングル	±
ティッシュペーパー	±

図3　8か月時のCORとBOA
　　CORを実施していくうちに
　　反応が早くみやすくなった．

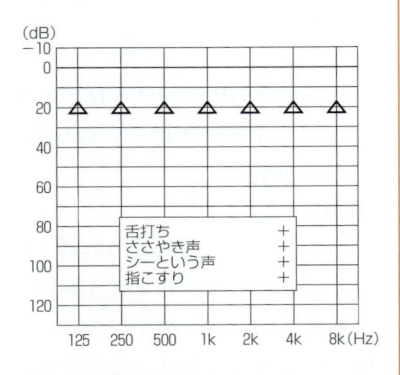

ガラガラ	＋
動物笛	＋
呼びかけ	＋
ティッシュペーパー	＋
舌打ち	＋

図4　10か月時のCORとBOA

舌打ち	＋
ささやき声	＋
シーという声	＋
指こすり	＋

2. 両側先天性外耳道閉鎖症の乳児（0歳1か月時初診）

⇨ 6か月時で骨導補聴器を装用した症例

プロフィール

- ●耳鼻咽喉科初診時1か月21日の男児。両親，姉の4人家族。
- 【主訴】音への反応が悪い。
- 【現病歴】出産時に両側の外耳道閉鎖と小耳症が認められたため，K病院の耳鼻咽喉科と形成外科を受診した。耳介形成手術は8〜10歳頃に行うほうがよい，聴こえの改善を目的とした外耳や中耳の手術は行わないほうがよいと言われ，その後の指導について当院を紹介された。
- 【既往歴】 特記事項なし。
- 【医学的所見】 妊娠中，出産時に特記事項なし。38週で出産，帝王切開，出生時体重3,100g，仮死（−），生育状態は順調。

CHECK！
- □ BOA，CORにおける反応と本当の聴力。
- □ 外耳道閉鎖児の聴こえの状態。
- □ 骨導補聴器。

【解説】

　生まれたときに両側の外耳道閉鎖症が認められた場合は，難聴の発見は早く，子どもの難聴を親が納得するのも容易である。聴覚発達の観点からは補聴器の早期装用が望ましい。しかしながら，健全な母子関係の成立が図られる時期であり，それを阻害することは避けなくてはならない。両親と話し合いながら装用開始の時期を決めているのが現状で，いつ補聴器を着けたらよいかという決まりはない。ここでは，6か月で骨導補聴器を装用した乳児を紹介する。

聴力検査と指導の経過

● **耳鼻咽喉科初診時**(1か月21日)

① 耳鼻咽喉科所見：両耳に，耳介奇形(小耳症)および外耳道閉鎖症が認められた。

② 検査：母親にぐっすり眠っている児を抱いてCOR装置の前に座ってもらい，検査をした。500 Hz，1 kHz，2 kHzの100 dBの検査音を聴かせたが反応はなかった。BOAでは，太鼓，シンバル，ラッパを耳元で聴かせたが，反応はなかった。

● **耳鼻咽喉科2回目受診時**(2か月23日)

① 検査：覚醒状態で母親に頭を支えてもらいCORを行った。500 Hz，1 kHz，2 kHzの100 dBの検査音に対して明確な反応は示さなかったが，音を提示すると身体の動きが少なくなるという印象があった。また，太鼓，シンバル，ラッパ，鈴を耳元で聴かせたが反応はみられなかった。

② 母親からの情報：大きな音にはビクッとすることがあるが，全体として音への反応は乏しい。お風呂で話しかけると反応があるような気がする。

● **耳鼻咽喉科3回目受診時**(3か月11日)

医師がABRを施行し，右耳70 dB，左耳80 dBで反応を得た。

● **耳鼻咽喉科4回目受診時**(4か月13日)

頸がすわった。CORでは，500 Hz，1 kHz，2 kHzの100 dBの検査音に対して明確な反応はみられなかった(図1)。BOAでは，太鼓で身体の動きが止まる反応，シンバルではビクッとする反応がみられたが，鈴には反応がなかった。

● **耳鼻咽喉科5回目受診時**(5か月26日)

① BOA：初めにCORを行ったが，大きい音を出しても反応がないため中止し，先にBOAを行うことにした。音を出した順に結果を示す。

- ラッパ→エッという表情をするが振り向かない。
- 鈴→反応がはっきりしない。
- 縦笛を思い切り強く吹く→ビクッとするが振り向かない。
- 縦笛を普通に吹く→反応がはっきりしない。
- 太鼓をドンドンドンと叩き続ける→動きが止まって身体が固まるが振り向かない。
  ＊正面で太鼓を叩いて聴かせ，叩きながら後ろに回って追視させるという遊びを何回か経験させると，その後は太鼓の音に振り向けるようになった。
- トライアングル→振り向く。
- 鈴→振り向く。
- カスタネット→振り向く。

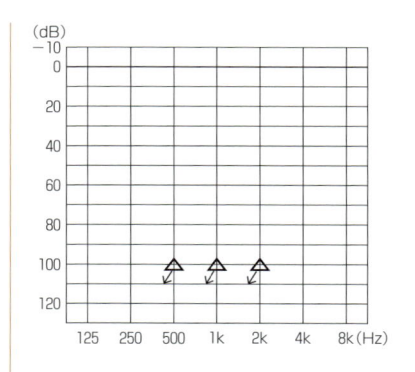

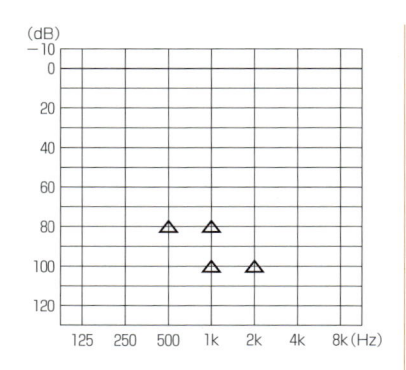

図1　4か月13日のCOR　　　　　　　図2　5か月26日のCOR

　②COR：BOA施行後に再度CORをした。1 kHzの100 dB，2 kHzの100 dBを聴かせたら反応があり，次いで1 kHzの80 dBと500 Hzの80 dBでも反応が得られたが，ここでぐずってしまい，これより小さい音での検査はできなかった（図2）。

　③検討：児は難聴があるために聴覚発達が遅れ，音に振り向くことができなかったと思われる。太鼓を叩きながら追視という遊びを数回行っただけで，それ以前には振り向けなかった音にも振り向き，反応が出るようになった。ここでのCOR反応値は，単にその音に反応が認められたというだけで，閾値ではない。80 dBより小さい音は，ぐずったために提示できなかった。

　④STへの指示：そろそろ補聴器を着ける時期と判断した主治医は，STに言語聴覚療法の指示を出した。

●**言語聴覚療法1回目**（6か月11日）

　①COR検査：500 Hz，1 kHz，2 kHzの60 dBで反応がなく，各々の70 dBで反応がみられた（図3）。

　②補聴器装用指導：両耳の外耳道がふさがっていたため，児が難聴であることを親ははっきり自覚していた。補聴器の必要性および骨導補聴器について説明し，次回に装用させてみることで合意した。

●**言語聴覚療法2回目**（6か月20日）

　①骨導補聴器の試聴：高出力箱形補聴器を規準の状態にして，気導イヤホンでの利得が50 dB程度になるようにボリュームを調整した（図4）。そして，気導イヤホンの代わりに骨導端子を接続し，既製の骨導端子用ヘッドバンドに端子を取り付けた（図5）。それを頭に装着したが児には大き過ぎて外れてしまうため，バンドから外した端子を，母親に児の耳の後ろに当ててもらった。

　②装用効果測定：CORでは，1 kHzの60 dB，50 dB，40 dBで反応がみられたが，30 dBでは反応がなかった。機嫌が悪くなってこれ以上の測定はできな

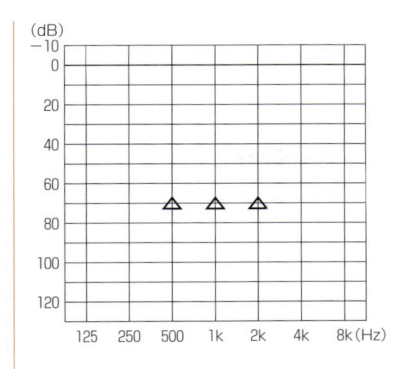

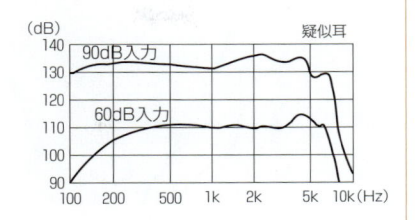

図3　ST 1回目の COR（6か月11日）

図4　高出力箱形補聴器の出力
　　　気導ワイドイヤホンを使用

かった。同じ状態で BOA を施行したところ，ラッパと鈴の両方に反応が出なかったので中止したが，COR の結果から，装用効果はあるものと判断した。
　③装用指導：箱形補聴器の装着バンドの作り方(アドバイスの項参照)を教え，骨導端子はスポーツをするときのバンダナで，耳の後ろに固定するように指示をしてこれらを貸与した。
　④乳幼児精神発達質問紙施行：言語以外に問題はみられなかった。
●**言語聴覚療法3回目**(6か月27日)
　①家庭での様子：バンダナで骨導端子を頭に固定し，補聴器は背中か脇腹に着けて装用した。着ける日と着けない日があったが，平均して1日1時間半ぐらいは装用できた。母親の記録には，「少しぐずったので補聴器を着けてみると，オッという顔をして泣き止んだ」，「名前を呼んでも振り向かないが，姉の声はよく聴いているみたい」，「静かなときに名前を呼ぶと動きが止まる」とあった。
　②装用効果測定：骨導端子を左側にバンダナで着けて COR を実施した。250 Hz, 500 Hz, 1 kHz, 2 kHz の 40 dB で反応がみられたが，4 kHz ははっきりしなかった。また，COR 測定中に名前を呼ぶと，パッと敏感に検査者のほうを向いた。
　③身体障害者診断書を作成：ST 初診時の COR 結果で，主治医は診断書を作成したが，まだ乳児であり将来再認定が必要であるという但書を付けた。ST は両親に，2歳の頃には正確な検査ができるようになるが，そのとき，平均聴力レベルが 70 dB 未満であったら障害者手帳を返上しなくてはならないことを説明し，理解を得た(福祉で既に補助を受けた費用を返納する義務はない)。

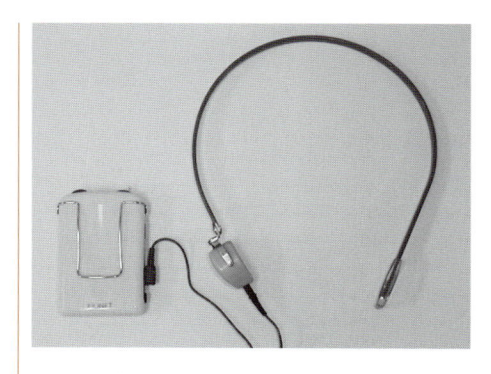

図5 骨導用ヘッドバンドと骨導端子
　端子の反対側は簡単な耳当て

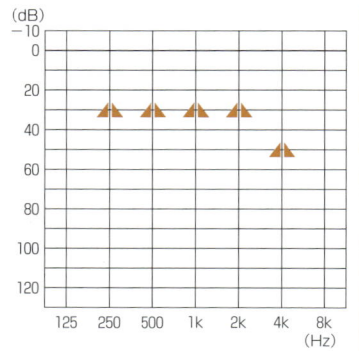

図6 装用時のCOR（7か月）

●**言語聴覚療法4～6回目**（7か月4日～7か月25日）
　①家庭での様子：母親の記録には，補聴器を着けて腹這いになっているときに名前を呼ぶと，おなかを中心にクルッと向きを変えてこっちを見るので面白い，何かに気を取られていると大丈夫みたいだけど，目を離すとバンダナを取っていたということが何回かあった。箱形補聴器は，装着バンドは使わずに両面テープで洋服に着けているが，落ちなくて調子がいい，夕飯の支度をしているとき，姉（小学校2年）が本を読んであげていた。アッ補聴器着けておけばよかった。もったいないと思った。音に対する反応がとても増えた。補聴器を着けていなくても，以前は聴こえないと思っていた音によく反応するようになった，と書かれていた。この頃は，1日2～3時間ぐらいの装用が可能となった。
　②装用効果測定：骨導端子を右耳に当てたときと，左耳に当てたときのCORで，まったく同じ結果が得られた。250 Hz, 500 Hz, 1 kHz, 2 kHzは30 dBで，4 kHzは50 dBで反応がみられた（図6）。
　③補装具交付意見書を作成：身体障害者手帳が交付されたので，医師は，「外耳奇形があるため気導式補聴器の装用は不可能であり，骨導式補聴器が必要である」として，骨導補聴器を交付してもらうための意見書を作成した。
　④骨導端子出力音のチェック：ラジカセにラジオ用のイヤホンを接続してスピーカ出力を切り，気導で音が聴こえないようにして，補聴器のマイクにそのイヤホンを密着させてラジオの音を入力した。骨導端子を側頭部に当てて骨導出力音を聴き，音量や音質を調べたところ問題はなかったが，箱形補聴器ではイヤホンコードがよく切れるので予備を1本購入してもらった。なお，骨導端子で音を聴くとき，両耳をふさぐと骨導エネルギーが増幅されるので音が大きくなる。また，そのほうが伝音難聴である児の補聴状態に近いと考えられる。

C．症例（2．両側先天性外耳道閉鎖症の乳児）

●**言語聴覚療法7回目**（8か月14日）

① 骨導補聴器の交付：ヘッドバンドの片端に小形補聴器（耳穴形補聴器をもとに改造したもの）が，反対端に骨導端子が付いた一体型の骨導補聴器が交付され，持参してきた（図7）。小形補聴器も骨導端子もヘッドバンドから外すことができる構造になっている。交付されたとき，ヘッドバンドの長さは児の頭のサイズに合うように業者が調整してくれた。

② 装用効果測定：出力を補聴器のボリュームをハウリングが起きる寸前にまで上げ，CORで装用効果を測定した。ヘッドバンドが煩わしい様子で検査は少ししかできなかったが，500 Hz，1 kHz，2 kHzの40 dBでは反応が確認できた。

③ 補聴器の出力音のチェック：前記の方法で，ヘッドバンド一体型骨導補聴器の骨導端子出力音と箱形補聴器の出力音を聴き比べた。保護者や同僚STにも聴いてもらったが，交付された一体型補聴器よりも貸与した箱形補聴器のほうが，音質がよいという意見で一致した。

④ 補聴器装用指導：これまで貸していた箱形補聴器とヘッドバンドは，音質がよいので継続して貸すことにした。そして，"箱形補聴器－一体型補聴器"，"バンダナ－ヘッドバンド"といういろいろな組み合わせの装用を，家庭で試してもらうことにした。

●**言語聴覚療法8〜16回目**（8か月〜1歳2か月）

① 補聴器の装用方法：家で試した結果，一体型の骨導補聴器を交付されたままの状態で使用するのが，児の場合，最も装用させやすいことがわかった。以降，1歳2か月まで，この補聴器を装用している。

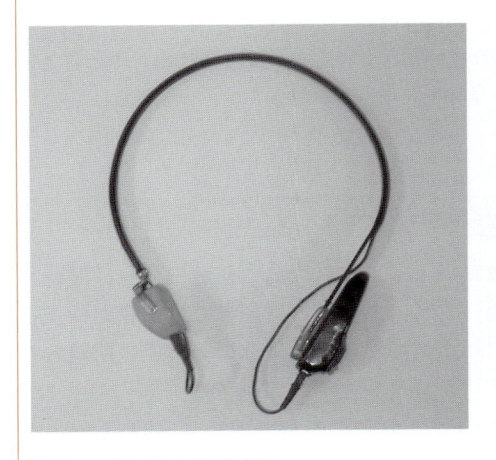

図7　一体型の骨導補聴器

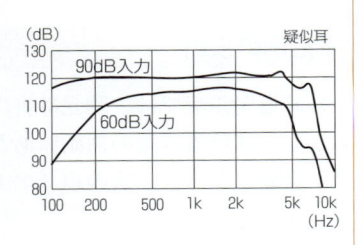

図8　一体型骨導補聴器の出力
　　　気導ワイドイヤホンを使用

8～9か月時の家庭の記録には、「小形補聴器をヘッドバンドから外して服に着けて使用すると、ヘッドバンドに付けたときよりボリュームを大きくしてもハウリングが起きないが（骨導端子と補聴器がヘッドバンドでつながっている一体型は、振動が伝わりやすいため、ハウリングが起きやすい）、コードを引っ張って外してしまうことが多かった。箱形補聴器のほうが音質はよいが、やはりコードが気になるらしく装着しにくかった」という記載があった。

　② 補聴器装用状況と出力：装用時間は日によってバラツキはあるが、1歳2か月時に1日5～8時間着けている。使用状態で一体型骨導補聴器の骨導端子を気導形イヤホンに付け替えたときの特性を図8に示した。1 kHzの利得は55 dBと大きいが、90 dB入力時の出力は、図4（箱形補聴器）では132 dBであるのに対し、120 dBでしかなかった。一体型が箱形よりも音質が劣る理由の1つであると思われた。

　③ ことばの様子：1歳前に「ダメ」がわかるようになった。1歳の頃に、ダメダメ（ナイナイと聴こえる）、バイバイ（ワイワイと聴こえる）という発話がみられた。盛んに意味のわからないことを1人で喋っている。人を呼んだり何かをするときにもよく声を出す。

　④ 1歳2か月時の家庭での様子：自分で立ち上がって2～3 m歩くが、そこで尻餅をついてしまう。父親が帰るとまず洋服ダンスを開けて着替えることを理解し、父親が帰るとタンスの所に這って行き待っている。声を聴かせると真似をして声をよく出す。「チキチキは？」と言うと、チキチキダンスを踊ってくれる。小さな音でも気づいてサッと振り返ることが多い。補聴器装用で頭がヘッドバンドに沿って少しくぼんで段差ができているがたいしたことはない。端子が当たる側頭部は、骨が硬いためかくぼみは気にならない。

　⑤ 装用効果測定：1歳を過ぎて、CORがだんだん適応し難くなってきた。1回に2～3周波数の測定しかできない状況だが、それらを総合すると、250～2 kHzは30～35 dBで反応が得られている。しかし、4 kHzは7か月のときと同様に50 dBでようやく反応がみられる状態である。

本症例の検討

　外耳道閉鎖症では、聴覚障害は疑いようもないために難聴の発見は早い。しかし、補聴器装用の開始にあたっては、ある程度信頼のできる聴力検査結果が必要であるし、次の項「アドバイス」で述べるような養育上の問題も考慮しなくてはならない。

　本症例に筆者が初めて出会ったのは、耳鼻咽喉科5回目受診時（5か月26日）で、聴力検査を実施した後に医師と話し合った。そして、医師は補聴

C. 症例（2.両側先天性外耳道閉鎖症の乳児）　35

装用の方針を保護者に説明したうえ，STに言語聴覚療法の指示を出した。したがって，補聴器装用を開始したのは6か月の時点であったが，遅すぎたという印象はない。親に対して，子どもの取り扱い指導をSTが開始したのも6か月からであったが，児は重度難聴ではないために問題はなかった。一般に，難聴が重度であればあるほど，親に対する指導は早期に開始することが望ましい。

アドバイス

生まれてすぐに難聴が疑われた難聴児に，いつ補聴器を着けたらよいかという問題には結論が出ていない。医師，ST，保護者が話し合って決めてい

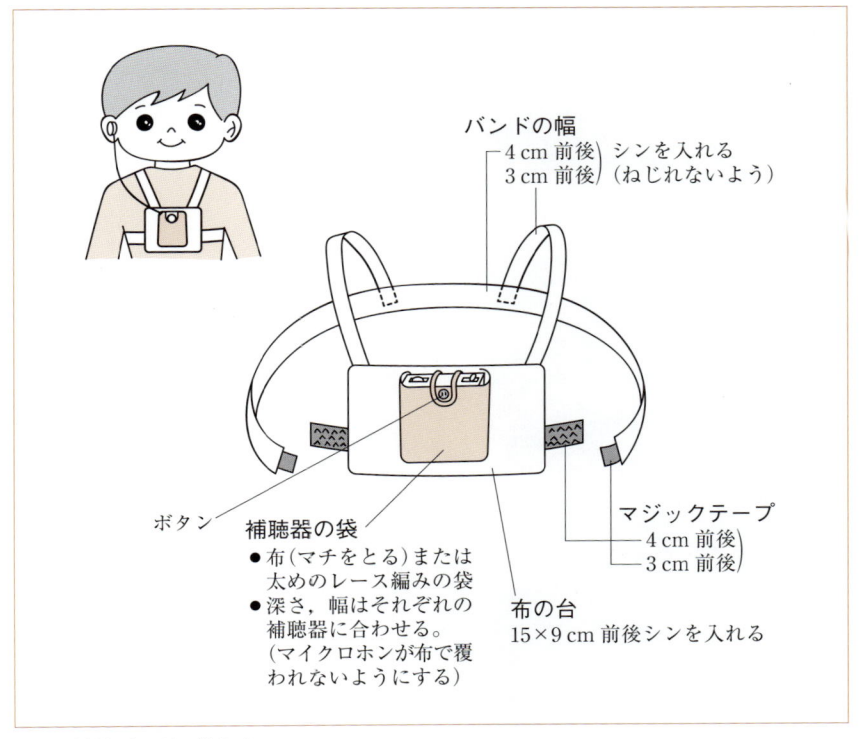

図9　装着バンドの作り方

るのが現状である。補聴器を着けることになると，勢い装用時間を延ばしたくなり，自然な形で赤ちゃんを育てるという行為の妨げになる恐れが生じる。6か月以前に補聴器を着けてはいけないとは思わないが，親の愛情を子どもに注ぐという最も重要な行為の妨げにならないよう，十分に注意を払わなくてはならない。箱形補聴器の装着バンドの作り方を図9に示す。

CHECK！
- [ ] 難聴が重度であればあるほど，親に対する指導の開始時期を早めなくてはならない理由を検討する。

3. 重度難聴の兄を持つ先天性重度難聴乳児(0歳3か月時初診)

⇨ 11か月時で補聴器装用し2歳4か月時で人工内耳の手術をした症例

プロフィール

●耳鼻咽喉科初診時3か月の女児。両親,兄の4人家族。
【主訴】兄が重度の難聴なので精査をしてほしい。
【現病歴】出産したS病院で1か月時にABRを受けたところ,左耳は正常,右耳はよくわからないといわれ,不安が消えない。頸もすわって体力的にしっかりしてきたので当院受診を決意した。
【既往歴】 特記事項なし。
【医学的所見】 妊娠中,出産時に特記事項なし。39週で出産,正常分娩,出生時体重3,400g,仮死(-),生育状態は順調。

CHECK!
☐ 重度難聴児の補聴器調整と評価。
☐ CORの適応年齢。
☐ 音への条件付け訓練。

【解説】

　兄が重度の難聴であったため,親が心配して3か月で耳鼻咽喉科を受診した。10か月までに耳鼻科を8回受診し,そのうち5回は風邪を引いていて具合が悪く,薬を出していた。ST開始直後の11か月に,補聴器を両耳に装用した症例である。

　1歳を過ぎるとCORが適応しにくくなること,音への条件付け訓練を1歳半頃に始めたこと,装用効果はかなり出ていたが両親が人工内耳の手術を希望したことなどについて,その理由を考える。

聴力検査と指導の経過

●**耳鼻咽喉科受診**(3～10か月)

①耳鼻咽喉科所見：初診時，両側の鼓膜の色が悪く風邪も引いていたので薬を出した。その後中耳炎を1度起こしたが，10か月の時点では鼓膜正常であった。

②CORとBOA：風邪で具合が悪いことが多く，この間に3回しか検査をしていない。耳鼻咽喉科初診時(3か月)のCORでは，250 Hz，500 Hzの80 dBと1 kHzの90 dBの音でキョロキョロすることがあったが，反応かどうかは不明であった。耳鼻咽喉科2回目受診時(4か月)のBOAでは，太鼓，シンバル，カスタネットで，手を動かす，ピクッとする，という反応が観察されたが，鈴には反応がなかった。8か月時にもう一度BOAを実施し，シンバル，ラッパ，鈴，カスタネットには反応があり，マラカス，動物笛には反応がないと記録されていた。

③ABR：10か月時に医師がABRを行い，右耳130 dBで無反応，左耳120 dBで反応ありという結果を得た。

④STへの指示：ABRの結果から主治医は，STに言語聴覚療法を指示した。

●**言語聴覚療法1回目**(10か月)

①COR：機嫌が悪かったため母親が対面で児を抱いて座り，CORの音に気づくと振り返るという方法で検査をした。250 Hzの85 dB，500 Hz，1 kHz，2 kHz，4 kHzの110 dBで反応があった(図1)。500 Hzの90 dB，1 kHzの100 dBは反応がありそうだがはっきりせず，2 kHzと4 kHzの100 dBは反応がなかった。

②BOA：太鼓，シンバルに振り向いた。鈴とラッパは振り向くことがあった。

③検討：CORでは100 dB以上の難聴が疑われる。しかし鈴とラッパに反応があったと仮定すると90 dB程度は聴こえそうなので，結果に整合性がないことになる。

④今後の方針：親は児の難聴を受容しており，補聴器装用および当面の訓練指導を当院で行うことが決まり，耳型(イヤモールド)を採取した。

●**言語聴覚療法2回目**(10か月)

①COR：COR装置のほうに顔を向かせて母親が児を抱いた状態で，検査をすることができた(図2)。前回より少しよい結果が得られた。

②BOA：太鼓，シンバルに加え，ラッパ，カスタネットでも振り向きがみられた。鈴とトライアングルは音を出し続けると振り向いたが反応は遅かった。動物笛と呼びかけにも振り向くことがあった。

③検討：知恵がついて後ろが気になり，BOAがやりにくい状態になってい

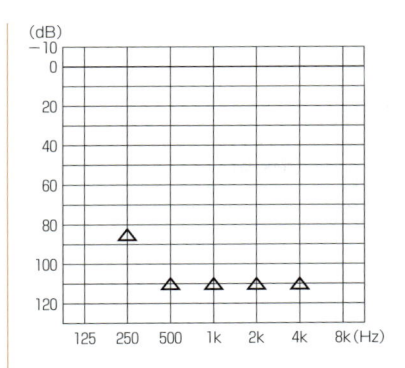

C．症例（3.重度難聴の兄を持つ先天性重度難聴乳児） 39

図1　ST1回目のCOR

図2　ST2回目のCOR

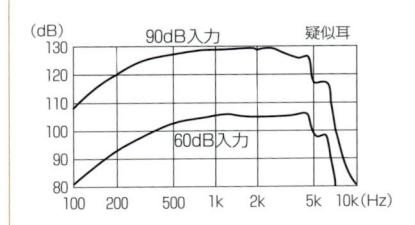

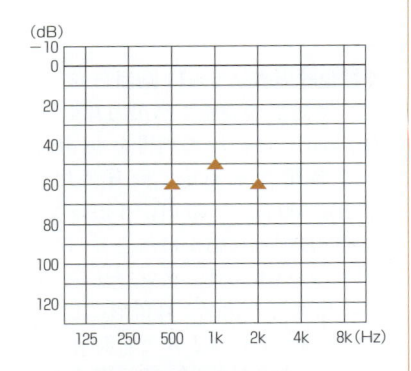

図3　箱形補聴器の出力

図4　箱形補聴器の装用閾値

た。鈴，トライアングル，動物笛，呼びかけに対する反応が，聴こえたための反応かどうか，迷うところであった。

●**言語聴覚療法3〜5回目**（11か月）

① 補聴器の調整：耳型ができた。兄が以前使っていた高出力箱形補聴器が2台家にあり，使用可能であったので，ワイドイヤホンを使用し，最大出力128 dB，利得45 dB に調整して（図3），両耳に装用した。

② 装用効果測定：補聴器両耳装用でCORを行い，500 Hz の 60 dB，1 kHz の 50 dB，2 kHz の 60 dB で反応が得られた（図4）。

③ 補聴器装用状況：コードが邪魔で何かに引っ掛かったり，自分で引っ張ってイヤホンを外してしまうことが多く，1日2時間程度しか装用できなかった。そのため，親から耳掛形に替えてほしいという要望があった。主治医が身体障害者の診断書（3級）を書き，福祉で高出力耳掛形補聴器を2台交付しても

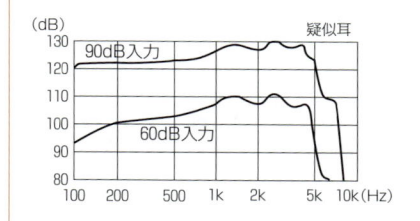

図5　高出力耳掛形補聴器の出力

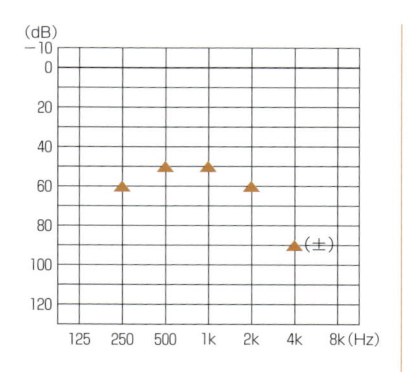

図6　6か月～1歳0か月時の装用閾値

らうことにした。
● **言語聴覚療法6～11回目**（1歳0か月～1歳4か月）
　① 補聴器の調整：高出力耳掛形補聴器を2台，フィルタを使用し，最大出力130 dB，1 kHz の利得を48 dB に調整し（図5），両耳に着けた。
　② 装用効果測定：両耳装用におけるCORでの装用閾値は，250 Hz で60 dB，500 Hz で50 dB，1 kHz で50 dB，2 kHz で60 dB であったが，4 kHz は90 dB でも反応がはっきりしなかった（図6）。装用状態のBOAでは，呼びかけ，ハーモニカ，タンバリン，拍手，ドアのノックに反応がみられた。
　③ 家庭での状況：耳掛形にしてから装用時間が延び，1歳3か月では機嫌の悪いとき以外はほとんど常時着けていられるようになった。母親の記録には，いろいろな音に気づいて反応する，よく声を出し，母が真似をしてアーウーと言ってあげると喜ぶ，人を呼ぶときに時々だがジェスチャーの他にマーマーと声を出す，テレビの子ども番組を見て一緒に踊る，臭いや熱い（アチチ）のジェスチャーをする，兄が聾学校で習ったキューサイン（手指による記号）で，パパ，ママ，ニー（兄ちゃん）がわかるようになった。1歳4か月で指さしが出てきたが，どこを指しているのかわからないことが多い。兄のパンツが干してあるのを見て，/ニ/のキューサインをした。という記載があった。
● **1歳5か月～2歳3か月**
　① 条件付け訓練：CORはすぐ飽きるようになってしまった。ある程度落ち着いて遊べるようになったので，はめ板や積み木を使った音による条件付け訓練を開始した。初めは母親と並んで机に向かわせ，STが正面で太鼓を叩くのを合図に積み木を積ませた。ただし，積み木を積もうとするときに，「待って」とジェスチャーで示して待てる子どもでないと，この訓練は開始できない。訓練開始当初は太鼓を合図に積むことはできず，母親が積むと真似をして積んでいたが，1か月もすると，背後からのラッパの合図でもできるようになった。

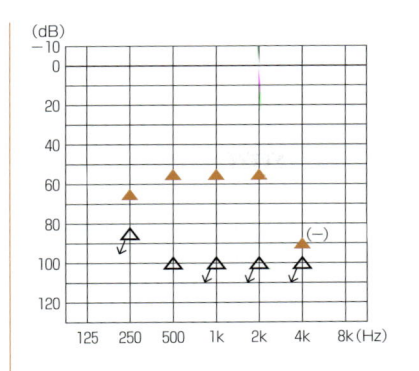

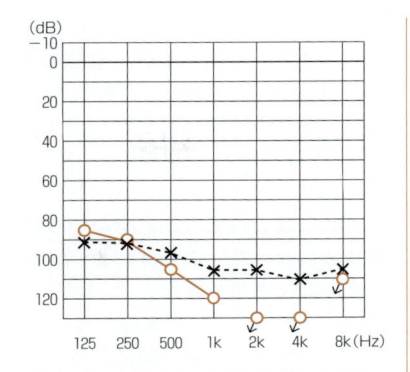

図7　1歳9か月時のピープショウ閾値および装用閾値

図8　1歳10か月時の遊戯聴力検査

　②ピープショウテストの訓練：1歳6か月頃からは，ピープショウテストを使って，聴こえたらボタンを押す練習を開始した．たまたま聴く態勢が整ったときに500 Hz～2 kHzの60～70 dBの音を出すと，タイミングよくボタンを押すことがあったが，これは，1回の訓練（10～15分程）で数回以内であった．条件付け訓練とピープショウテストの訓練は，訓練日にほとんど毎回行ったため，じきにピープショウテストの報酬に飽きてしまい，CORをしたいという仕草をして拒否することがあった．そのときはCOR装置を用い，聴こえたらはめ板をはめるなどの応用で対応した．
　③ピープショウテスト：検査と訓練の区別は明確ではないが，ピープショウテストで装用閾値らしいものが初めて測定できたと感じたのは，1歳9か月だった．このときは補聴器装用時の検査だけでなく，裸耳のピープショウテストも併せて施行できた（図7）．
　④遊戯聴力検査：1歳9か月からオージオメーターのイヤホンを耳に当てる練習を少しずつ開始した．嫌がる日もあったが，1歳10か月で左右耳の聴力を測定することができた（図8）．平均聴力レベルは，右耳120 dB以上，左耳103 dBであったが，少し変動がみられ，2歳3か月では右耳111 dB，左耳101 dBであった．
　⑤手帳の等級変更：平均聴力レベルが左右耳共100 dB以上であることがはっきりしたため，2歳0か月で医師が等級変更（2級）の診断書を作成した．
　⑥補聴器の調整：ピープショウテストが上手になった1歳9か月時，聴力が100 dB以上と考えられたため，最大出力は130 dBのまま利得だけ5 dB大きくし，1 kHzの利得を53 dBに再調整した．1歳10か月で遊戯聴力検査ができ，聴力の左右耳差が明白になったが，補聴器の再調整は行わなかった．
　⑦児の様子：1歳5か月の頃は，違う，車，待って，抱っこ，頂戴，イヤ，

お風呂，おしっこ，開けて，ねんね，鳥，猫，熊，捨てる，切る，履くなどのジェスチャーを覚えたが，意味のある発話は少なかった。それが，2歳の頃には，トーダイ(頂戴)，イタタタ(痛い)，バッパー(バイバイ)，バベウ(食べる)，バベバベ(ダメ)，ヤー(イヤ)，バ(バッチイ)，ママ(パパまたはママ)，ボー(牛)，ポップ(コップ)，アンアン(犬)，ウッウ(靴：クック)，アブナー(危ない)，アター(あった)，トトト(切る：トントン)などの発話が出てきており，ことばの復唱も不完全ながら増えてきた。後ろから呼ぶとほとんど振り返るようになった。ことばが2つつながることはないが，身振りや指さしが混ざった二語文が出てきた。

⑧人工内耳手術：2歳前から，両親は人工内耳の手術を希望するようになった。術前検査で手術の適応があると判断され，当院で2歳4か月に人工内耳埋め込み手術を左耳に受けた。現在音入れを待っている。

本症例の検討

3か月時で耳鼻咽喉科を受診したが，風邪をよく引いたため聴力検査のデータが蓄積できなかった。そのようなことや両親が焦らなかったことなどが理由で，STに言語聴覚療法の指示が出たのは10か月時であった。

一般には，重度難聴は対人関係不良という二次障害が起きやすいため，乳児期の取り扱い指導は重要で，STが早くからかかわるべきである。しかし，本症例は兄が重度難聴であるため，両親は難聴児の扱いには習熟していた。聴覚活用が図られ，2歳には音声言語も出始めており，人工内耳の効果が早期に現れることが予測される。

CHECK！
☐ 音への条件付け訓練を始める時期について検討する。
☐ 音への条件付け訓練の手法を検討する。
☐ 幼児の人工内耳埋め込み手術の適応条件について検討する。

4. ダウン症かつ脳性麻痺と診断されていた幼児（2歳6か月時初診）

⇨ 種々の聴力検査結果が一致しなかった例

プロフィール

● 耳鼻咽喉科初診時2歳6か月の女児。両親，姉の4人家族。
【主訴】　聴力の確定診断と補聴器の調整を希望。
【現病歴】　1歳の頃にA病院でABRを行い，よい結果は出なかったが当面は様子をみようといわれた。1歳7か月および2歳0か月のときにB病院にてABRを受け，60～70 dBの難聴とされ補聴器を勧められたが，音への反応があると感じていた母親は納得しなかった。しかし，2歳5か月で耳掛形補聴器を着け始め，現在もB病院での指導を受けている。座位も保てない状態なので，補聴器の装用は母親が介助できるときだけに限られ，1日1～2時間程度である。母親は補聴器装用にあまり納得していない。
【既往歴】　出生後すぐにダウン症，また1歳9か月時に脳性麻痺と診断された。現在，寝ころんでいることが多く，移動は寝返りをしながら転がって可能。座位は両手を前についてなら保てるが，1分と持たない。母親が膝に乗せて介助すれば座位が保てる。PT，OTおよび言語発達の指導をC病院で受けている。
【医学的所見】　妊娠中の特記事項なし，予定日より73日早く出産，帝王切開，出生時体重1,980 g，仮死状態（＋）（仮死時間は不明），黄疸はあったが程度は不明，身体全体が大変細く柔らかい，歩行不可。

CHECK！
☐ ABR，COR，BOAの検査結果が整合しない場合の解釈。
☐ 知的障害児の聴覚反応の特徴。
☐ 診断内容や補聴器装用に疑問を持つ親への指導。
☐ 他病院との接し方。

【解説】
　本症例は，耳鼻咽喉科初診時に予約を取らずに受診したため，当日は医師の診察および問診のみで，聴力検査はできなかったが，STへの指示が直ちに出された。母親に電話をしたところ，聴覚に関して今までB病院

に通っていたが，今後は当病院を受診したいとのことであった。
　言語聴覚療法の1回目にはまず聴力確定のための検査を行い，その結果をもとに補聴器装用に関する指導方針を立てることにした。

聴力検査と補聴器装用指導の経過

●言語聴覚療法1回目(2歳6か月)

　①検査法と検査手順：頸はすわっていたので，CORとBOAを実施した。BOAは，母親の膝で座位を取らせたり床に寝かせたりして行った。

　②CORの結果：裸耳でCORを実施し，図1のように500Hzと1kHzの70dBで反応を得た。母親の膝に抱かれた児がCOR装置のテーブルに突っ伏している状態で音を提示すると顔を上げる，あるいは，CORの片方の報酬を見ている状態で反体側から音を提示すると音源方向を見るという反応で，全般にゆっくりとして緩慢であった。なお，CORを被検者が装置本体に触れた状態で行うことは一般的には好ましくない。大きい音では装置自体が振動し，振動感で反応するからである。

　③BOAの結果(裸耳)
- 太鼓(大きく)→びくっとする。
- マラカス→動きが止まる。
- ラッパ→振り向く。
- 鈴→振り向くが時間がかかる。
- 動物笛(大きく)→1点を見つめる。
- 動物笛(小さく)→反応なし。
- ガラガラ→上を向く(家でカランコロンと同じような音のする玩具が児のベッドの上に付けてあるとのこと)。
- 縦笛→目の動きが止まる。
- シンバル(小さく)→目の動きが止まり探しているような素振り。

　④検討：BOAも動きが緩慢で，反応生起までに時間がかかるが確実であった。動物笛を小さく鳴らしたときは反応がなかったが，他はすべて反応がみられ，CORの70dBという結果より実際の聴力はよいという印象を持った。

　⑤補聴器装用指導：B病院で処方された耳掛形補聴器(図2)を交互装用していた。児の聴力は70dBよりはよさそうだが，60dB前後かもっと聴こえているかの判断は現段階ではできず，B病院でも補聴器の最大出力は120dB，1kHzの利得は25dBと，弱めに設定してあったので，そのまま装用を続けることにした。

　⑥B病院との関係：当病院受診の件を話していないというので，通院距離の事情で転院したい旨を告げて了解を取り，紹介状をもらうよう助言した。

　⑦ABRの依頼：児は知的障害があり，CORやBOAで近々聴力が確定でき

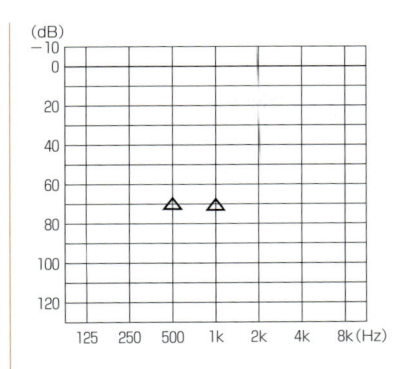

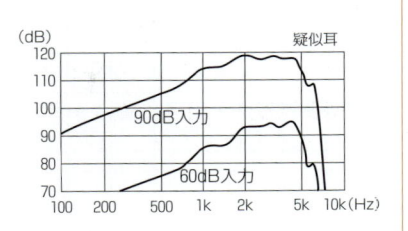

図1　ST 1回目のCOR

図2　B病院で処方された補聴器の出力

る可能性がないとの判断から，主治医にABRを依頼した。
●**言語聴覚療法2回目**(2歳6か月：ST初診1週間後)
　①B病院の紹介状：今後の聴覚管理および補聴器装用指導を当病院で行うことをB病院が了承し，紹介状(報告書)を書いてくれたので持参してきた。
　②COR：1 kHz，2 kHz，4 kHzの70 dBで反応があったが(図3)，動きは緩慢であった。
　③補聴器装用指導：B病院の診断により聴覚障害6級の身体障害者手帳を申請していた。耳掛形補聴器は業者から借りていたが，児の聴力は水平型の可能性があったため，低周波数部の利得が足りない恐れを感じ，別の補聴器に替えてもらう手配をした。
　④検討：児には聴覚障害はない気がすると母親が訴えた。筆者自身は，聴覚障害の有無について確固たる意見を持ち得なかったため，検査を続けながら装用指導の内容を検討するとしか答えられない状況であった。
●**2歳7か月時**
　①ABRの結果：1週間前に当病院で行ったABR検査では，右耳100 dB，左耳80 dBで反応が得られ，STが行った検査結果との食い違いが顕著であった。
　②補聴器の調整：児の聴力をひとまず60 dBの水平型と想定し，業者から取り寄せた別の耳掛形補聴器を，利得30 dB最大出力120 dB以内となるように調整し(図4)，使用していた補聴器は返品した。
　③左耳補聴器装用効果測定(COR)：ABRの情報で良耳と思われた左耳に補聴器を着けてCORをしたところ，1 kHz，2 kHz，4 kHzの3周波数において50 dBで反応があった(図5)。
　④左耳補聴器装用効果測定(BOA)：補聴器を左耳に装用し，ゴロンと横に

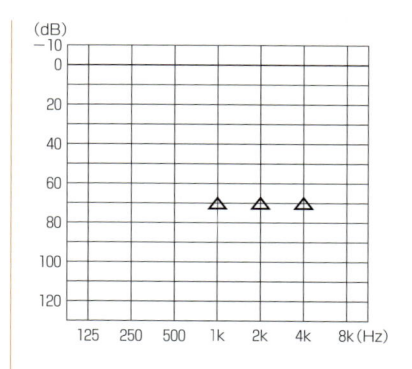

図3　ST 2回目のCOR

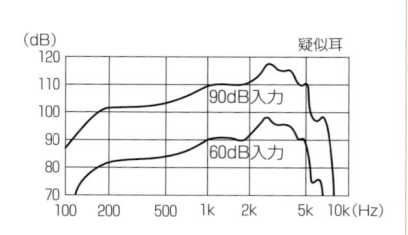

図4　交換した耳掛形補聴器の出力

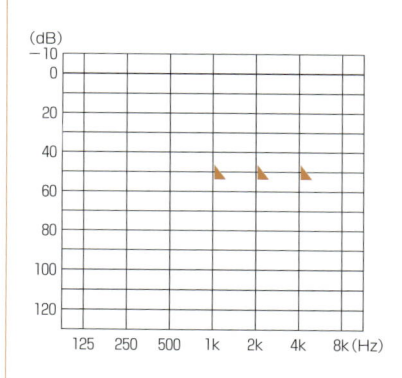

図5　左耳装用時のCOR

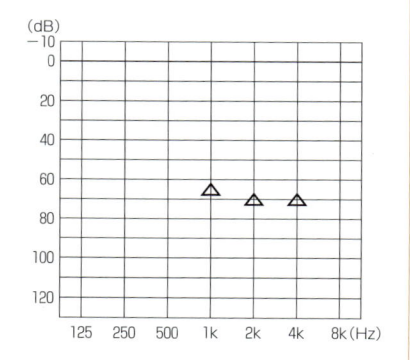

図6　2歳10か月時のCOR

なった姿勢のところでガラガラを振ると，音に聴き入っているような表情を示し，少したってから上目づかいに音源を探した。

⑤ 補聴器装用指導：補聴器を取り替え今までよりも出力を大きくしたので，うるさがることはないかどうか注意するように指導した。

● 2歳10か月時

① 経過：その後，2歳8か月時に2回，2歳9か月時に1回，STを受診した。この間，聴覚障害の手帳が交付されたので，主治医が補聴器交付意見書を作成，業者の見積書と併せて市役所に提出してもらった。また，心理面の検査を当病院の臨床心理士に依頼し，総合所見として，発達は6か月前後のレベルと思われるが，視覚と聴覚の発達に関してはもう少し低いレベルにある。もしかすると，視覚や聴覚の機能自体に障害があるかもしれない，という報告を得

た。
　この間補聴器を装用してのBOAで，動物笛や歯がため(歯が生える時期に乳児が歯茎で噛む玩具。中に細かい砂状のものが入っていて振るとシャカシャカという小さな音が出る)の音にゆっくりではあるが振り向いたり，眠そうなところでガラガラや歯がための音を聴かせたら，耳に手をやったり顔を叩いたりという，うるさそうな仕草が観察された。しかしながら，補聴器装用時と裸耳とのはっきりとした反応の違いは，病院でも家庭でも観察されなかった。また，2歳9か月のときには，後ろで拍手をすると真似をして手を叩くという反応があった。そこで，ことばかけをしながらイナイイナイバーなどの赤ちゃん芸を教えるよう指導した。
　② COR(裸耳)：1 kHz, 2 kHz, 4 kHzにおいて，各々65 dB, 70 dB, 70 dBで反応があり(図6)，これまでと同様の結果であった。
　③ BOA(裸耳)
- ガラガラ(右から)→聴いている様子，そして右に振り向く。
- 鈴(右から)→振り向く(振り向かないときもある)。
- 鈴(左から)→素早く振り向く。
- 動物笛(右から)→身体の動きが止まる，目が動く。
- 縦笛(左から)→動きを止める。
- 拍手→真似して手を叩く。
- げんこつ山(歌う)→げんこつを合わせる素振り。
- おもちゃのチャチャチャ(歌う)→手を叩く。

　④ 検討：BOAでは素早い反応がみられ始めたが，CORでの反応は緩慢なままであった。特筆すべきは，げんこつ山とおもちゃのチャチャチャを聴き分け，曲に応じた手遊びをすることが確認できた点である。ABRで認められた左右の聴力差については，それを裏づける情報はBOAでは得られなかった。
　⑤ 家庭の様子：2歳10か月の頃は，補聴器を着けるとうるさそうな素振りをしたり，耳に手を当ててハウリングの音をさせて遊ぶ様子がみられた。
　⑥ 補聴器装用指導：裸耳のCORでは依然として65～70 dBの音にしか反応を示さないが，BOAでは裸耳で歌を聴き分けていることがわかった。児の聴力については，厳密には難聴の可能性を否定できないが，児の発達レベルを考慮すると正常聴力の可能性が高いと推測されること，補聴器を着けるとうるさそうな素振りがみられること，ハウリング遊びは耳によくないこと，親が装用を止めたがっていることなどから，補聴器の装用を中止することにした。

● 装用中止後の経過
　その後，年に2～3回の割合で検査および経過観察をした。補聴器はまったく着けなかった。3歳過ぎに中耳炎を指摘されて治療を続けたが完治せず，何度も繰り返している状態であった。3歳2か月時にはハイハイをするようになり，積極的に玩具のあるところまで移動して手に持つ行為が出てきた。3歳8

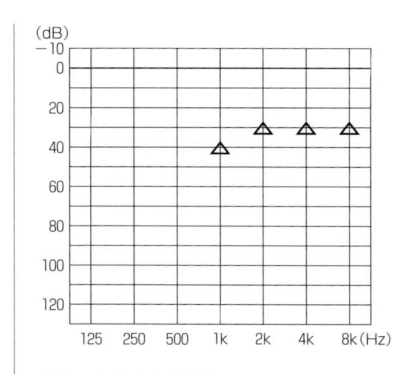

図7　3歳9か月時のCOR　　　　　図8　4歳6か月時のCOR

か月には，オルゴールの音に気づき，寝返りをしながら取りに行く，ボールペンの芯を出したり入れたりして，嬉しそうに遊ぶ，低いテーブルに両手をかけて立ち上がる，物を持って落として遊ぶ，などがみられた。しかし，食物を手で取って口に持っていくことはしないので，促すよう助言した。

　3歳9か月時には，中耳炎がある状態でのCORにおいて30〜40 dBで音源方向へのはっきりした振り向き反応がみられ(図7)，BOAでは，ラッパを鳴らしたら嫌がって泣いた。伝音難聴は否定できないものの，骨導聴力は正常の可能性が高いと考えられた。また，食物に興味が出てきて，手に取って口に運ぶようになった。スプーンですくい，口に持っていこうとする行為が出てきた。

　4歳6か月時には，CORの30 dBで反応があり(図8)，BOAでもガラガラ，鈴，動物笛の小さい音で振り向き反応が出てきた。中耳炎は治療中であった。

　4歳11か月には，3 m離れた所でガラガラを振っても反応ないが，自分でガラガラや鈴を振って遊んでいる。伝い歩きが可能になる。母親の後をよく追い，自分から笑いかける。タッチとことばをかけると起き上がる。チャチャというと風呂場のほうに行く，などの行動が観察されるようになった。

　5歳10か月時，CORは機嫌が悪くてできなかったが，母親の情報によると，ことばは，カッカ(お母さん)が出るようになった。ジェスチャー表出はお茶がほしいときに，手の甲を口に当てるぐらい。言語理解は，保育園に行こう，お風呂に入ろう，ごはん食べるよ，ネンネしなさい，お着替えしなさい，パンツはくよ，立っちしなさいなどがわかる，とのことであった。

　父親の転勤により，5歳10か月で終了となった。

本症例の検討

医療では，何らかの理由で転院したい場合は，主治医に相談して了解を取り，紹介状を携えて転院先を受診するのが通例である。本症例はB病院には無断でC病院を受診してしまったが，本来は転院の了解をもらって紹介状または報告書を書いてもらうよう患者に必ず助言すべきである。

知的障害を伴う乳幼児の聴力検査では，反応がない，ありそうだがはっきりしないということが多い。また，ABRの結果だけで判断することがどれだけ危険かということは，本症例が如実に示している。難聴の有無や程度の判断をつけることはなかなかできない。筆者も，当初の聴力検査だけでは，児に難聴があるかないかの判断はできなかった。そのため，B病院が，聴覚障害6級の診断書を作成して補聴器装用指導をしているという経緯をすべて白紙に戻し，補聴器装用を中止するような指導にはとても踏み切れなかった。

さいわい，受診後4か月が経過した頃（2歳10か月）に歌を聴き分けていることがわかり，聴力が正常（難聴があったとしても軽度）であろうとの確信が持てたため，装用中止を決定できた。しかし，この時点でのCOR検査結果は65〜70 dBでしかなかったこと，および，発達が進むにつれ30 dBで反応が出るようになったことに着目すべきである。もちろん，2歳のときの聴力は65〜70 dBであったが，後になって30 dBに改善したという解釈はすべきでなく，2歳のときには，COR装置の音源では，65〜70 dBでないと観察可能な反応が出なかったと解釈すべきである。

アドバイス

本症例の聴覚障害に関する受診が，C病院が最初であったとしたらどう対応したであろうか。COR検査結果では70 dB程度で反応があり，BOAではマラカス，鈴，動物笛，ガラガラが聴こえていそう，ABRは右耳100 dB，左耳80 dBで反応あり，という結果が得られたとする。このとき，他覚的検査法であるABRの結果で本児の聴覚障害の程度を判断することはしない。児の発達が6か月あるいはそれ以前のレベルであることを考慮すれば，正常聴力ということは十分あり得るため，当面は子どもの取り扱いを指導しつつ検査を継続していったであろう。そうしながら，試験的に補聴器を装用させ

て検査を行ったり，貸し出して装用させたりし，補聴器を着けたときと着けないときの相違を調べていったと思われる。

　次に，児の補聴器を交換した理由について述べる。一般的に，聴力の程度および聴力型が明確でない乳幼児の場合，フラットな周波数特性を持つ補聴器が無難である。また，後日聴力が明確となり，高音強調の特性に調整し直す必要が出てくる可能性があることを考慮し，そのような調整が可能な補聴器を選んでおいたほうがよいであろう。感音難聴では，低音強調の特性に調整し直すことは比較的少ない。

　ダウン症や脳性麻痺は聴覚障害のハイリスクがある。聴覚的反応が鈍い場合には，全体的な発達の遅れが原因か，聴覚機能自体の障害が原因かを判断するため，焦らずに的確な情報を集めなくてはならない。

　CHECK！
　□ 軽度～中等度の難聴が疑われるが，聴力がはっきりしない症例の補聴器装用指導について検討する。
　□ COR装置の本体やスピーカに手を触れ，どのくらいの音で振動を感じるか，周波数ごとに試してみる。

5. 両側小耳症の伝音難聴幼児
　（3歳4か月時初診）

⇨小耳症のため補聴器の選択に手間取った症例

プロフィール

● 耳鼻咽喉科初診時3歳4か月の男児。両親，弟の4人家族。
【主訴】　補聴器の装用および訓練を希望。
【現病歴】　生後すぐに両側の小耳症と外耳道狭窄が指摘された。1歳6か月頃から聴こえの悪いことに気づいていたが，3歳2か月時にM病院耳鼻咽喉科を受診した。ABRで左右耳共60 dB，ピープショウテストで50 dBという結果が得られたため，指導目的で当病院を紹介された。
【既往歴】　耳の奇形以外には特別な問題はない。
【医学的所見】　妊娠中，出産時の特記事項なし。出生時体重2,300 g，定頸3か月，始歩1歳，始語1歳，運動発達は正常。

CHECK！
☐ 難聴幼児に対する骨導聴力検査の適応。
☐ カスタム補聴器と耳掛形補聴器の相違。
☐ 伝音難聴と感音難聴での補聴器調整上の相違。
☐ 伝音難聴児の言語発達，ことばの聴き取り能力。

【解説】
　本症例は小耳症および外耳道狭窄の伝音難聴児である。外耳道閉鎖がなく1歳でことばが出始めたため，医療機関を受診する時期が遅れた。小耳症のため補聴器の選択に手間取ったが，聴覚以外には特別な問題がなく，装用後の言語発達は順調であった。

聴力検査と補聴器装用指導の経過

● **耳鼻咽喉科初診時**（3歳4か月）
　① 耳鼻科所見：両小耳症，外耳道が狭く鼓膜が見えない。
　② 聴力検査：ピープショウテストで5周波数を測定した。そこで左右別の情報を得るために遊戯聴力検査に切り替え，500 Hz，1 kHz，2 kHzで結果を

得たが，検査に飽きてしまい中止した．平均聴力レベルは，ピープショウテストで 60 dB(図1)，遊戯聴力検査では右耳 56 dB，左耳 68 dB であり，M 病院の結果と大きな隔たりはなかった．

●言語聴覚療法 1 回目(3 歳 5 か月)
①骨導聴力検査：マスキングを付加しない骨導聴力を測定し，平均の骨導聴力レベル 10 dB という結果を得た(図2)．
②補聴器装用指導：医師の指導により親は補聴器の装用を了承していた．
③言語指導：親の希望により当病院で週1回の定期指導を行うこととした．
④主治医の見解：補聴器の装用が可能でその効果がよければ，現時点では耳科的手術の適応はないとのことであった．

●言語聴覚療法 2 回目(3 歳 5 か月)
①遊戯聴力検査：平均聴力レベル右耳 55 dB，左耳 64 dB であった(図2)．
②補聴器装用指導：左右耳の聴力差は 10 dB 程度なので両耳装用とし，小さい耳掛形補聴器を試したが，耳介が小さく立っていて安定しないため，カスタム形(オーダーメイドの挿耳形)補聴器を試すことにし，耳型を採取した．
③津守・稲毛式発達質問紙：質問紙の回答によれば，言語面の遅れ以外には問題はなかった．家では，「オイデ ダイ(弟) ゴハン」，「ライダー(仮面ライダーのビデオ) カケテ」などの発話があるという．

●言語聴覚療法 3〜9 回目(3 歳 6 か月〜3 歳 7 か月)
①遊戯聴力検査：検査には適切に応じることができ，聴力は安定していた．
②補聴器装用指導：言語聴覚療法 3 回目にカスタム補聴器を着けたが，ハウリングが起こりやすかった．そのため，耳型にワックスを塗布して厚みを増す修正を業者にしてもらったが，改善はなかった．そこで，耳型を取り直してカスタム補聴器を再製作したが，それでもハウリングが起こりやすかった．仕方なくハウリングが止まるところまでボリュームを下げて両耳装用の効果を測り，平均装用閾値 41 dB(図3)という結果を得，装用効果が一応確認できた．このときの補聴器の利得は，1 kHz での 25 dB であった(図4)．

児は補聴器が大変気に入り，家庭で「ツケテ」とか，「ホチョーキ」と言って装用を催促するようになった．しかし，すぐ外れそうになる，実際に外れる，ハウリングが起きる，食事で口を動かすとハウリングが起こる，という問題が続いたため試行を中止し，耳掛形に変更することにして新たに耳型を採取した．はじめ耳掛形の装用は困難と考えたが，視力矯正用眼鏡を使用し出したので，眼鏡のツルに固定できると思われた．なお，カスタム形は試行であるため，代金は請求されていない．

このとき，眼鏡形骨導補聴器の装用も検討したが，小児用の製品はなく，成人用を改造することも困難だったので見送った．

③言語指導：当初の言語評価では，簡単な具体名詞や機能語および色名は 5 種が理解可能，また名詞の呼称は 2 歳代を示していた．その後，指導を開始す

ると，30分程は集中して応じることができた。家庭で早速教えられた様子で，初回評価時にはできなかったことばによる大小の理解が可能になり，5種以外の色名も覚えてきていた。また，ことばの復唱を嫌がらずにした。

● 3歳8か月～5歳8か月

① 補聴器装用指導：3歳8か月時，中等度～高度用の耳掛形補聴器の両耳装用に変更した。フィルタを付け音質調整器で低音部の出力を強調し，利得は1 kHzで30 dBにしたが，児が「オーキク オーキク」と言って自分でボリュームを上げてしまうので，両耳共1 kHzの利得は40 dB，最大出力のピーク値は124 dBとした(図5)。このときの平均両耳装用閾値は40 dB(図6)で，250 Hz，500 Hz，1 kHzの装用閾値は期待より低かった。はじめは補聴器を眼鏡のツルにゴムで固定して使用していたが，補聴器が耳介から外れてブラブラしても耳型がしっかりはまっていて落ちないことがわかったため，面倒な固定は止めることにした。

4歳4か月時，1 kHzの利得を45 dB，最大出力のピークを128 dBに上げた(以降，補聴器の調整は変えていない)。そのときの平均両耳装用閾値は33 dB(図7)で，1 kHzの装用効果が確認できた。この頃，ハウリングが起きても，自分で耳型を押し込んで止めることができるようになった。

その後，4歳9か月のときに，平均両耳装用閾値23 dBという結果が得られ(図8)，500 Hzの装用効果が確認できた。

② 骨導補聴器の試用：4歳4か月時，高出力箱形補聴器(音質調整N，ボリュームは適当な位置)に骨導端子を接続して装用効果を測定したところ，平均装用閾値は21 dBであったが(図9)，装着が煩わしいためか，児は骨導補聴器の試用を拒否した。

ヘッドバンドを用いる骨導補聴器を，気導補聴器使用可能な症例に装用させることは難しいと思われた。

● 6歳前後(就学の少し前)

① 純音聴力検査：平均聴力レベルは，右耳59 dB，左耳64 dBであった(図10)。

② 語音弁別能検査：平仮名が書けるようになったので，口を隠して口頭で57語表の検査を補聴器装用下で実施したところ，[mi]を[ni]に間違えただけで正答率は98%であった。

③ 構音検査：50単語の構音検査を実施したところ，[d]を[r]に誤ることはあったが，他の子音は出ていた。

④ ITPA言語学習能力検査：全検査PLA 6歳9か月(CA 6歳4か月)
《下位検査PLA》
　　ことばの理解　5-8　　絵の理解　10-8　　数の記憶　4-5　　形の記憶　8-0
　　ことばの類推　6-7　　絵の類推　9-11　　文の構成　5-3　　絵さがし　6-4
　　ことばの表現　9-4　　動作の表現　8-9

第1章　聴力検査と補聴器

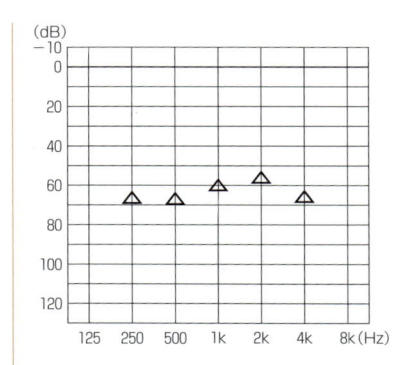

図1　耳鼻科初診時のピープショウテスト

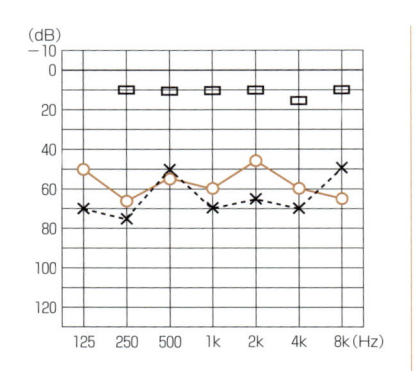

図2　ST1回目の骨導検査とST2回目の気導検査

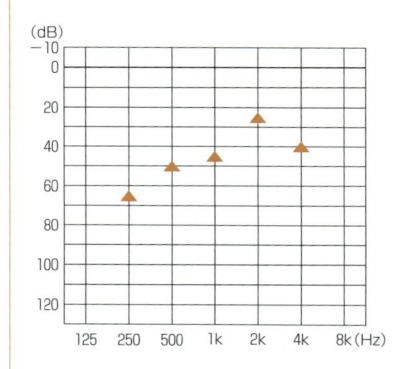

図3　カスタム補聴器の装用閾値

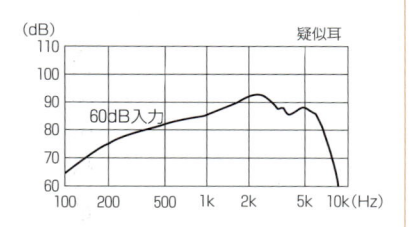

図4　カスタム補聴器の出力

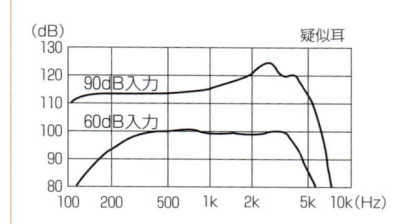

図5　耳掛形補聴器の出力

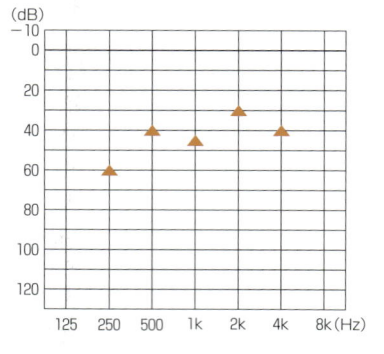

図6　耳掛形補聴器の装用閾値

図7　4歳4か月時の装用閾値

図8　4歳9か月時の装用閾値

図9　骨導補聴器の装用閾値

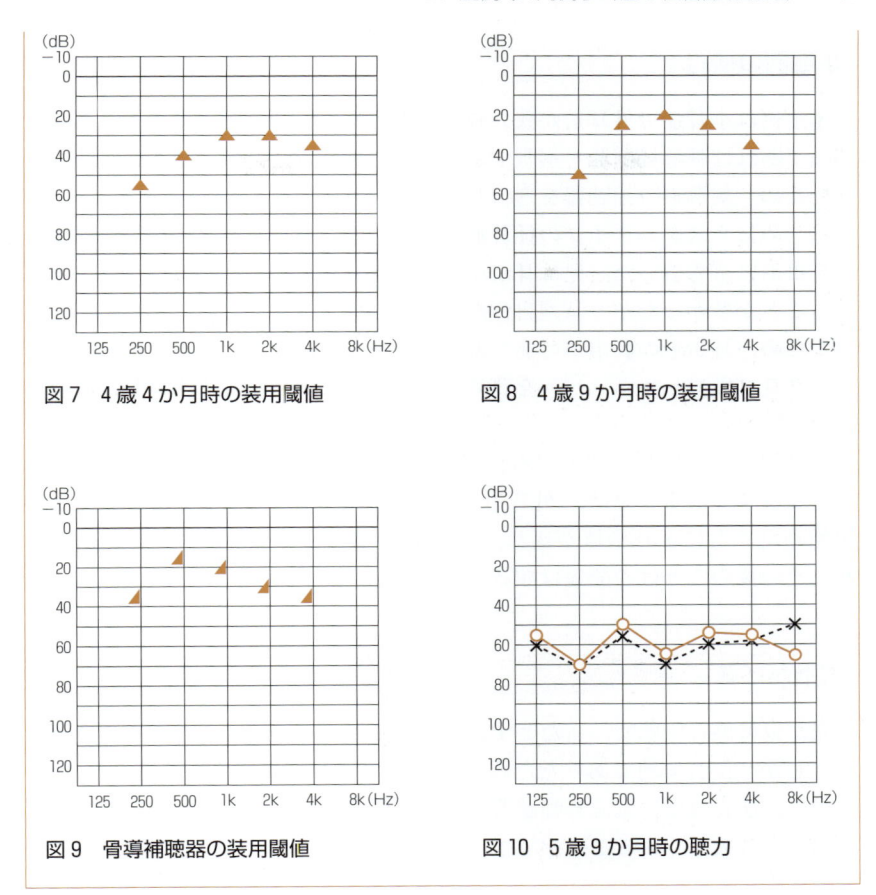

図10　5歳9か月時の聴力

言語聴覚療法終了後の様子

　小学校入学とともに言語指導は終了し，その後は年2回の定期的聴覚フォローで，耳鼻咽喉科外来を受診している。最新の平均聴力レベルは，右耳59 dB，左耳64 dBで，聴力は安定していた。ことばの発達は順調で，何ら問題なく，普通小学校に通っている。耳介形成術はまだ行っていない。

本症例の検討

　本症例は小耳症で外耳道が狭い骨導聴力正常の伝音難聴児である。外耳道閉鎖であれば骨導補聴器を選択するところであるが、耳型の装着が可能であったため、気導形の補聴器を選択した。

　はじめにカスタムタイプの挿耳形を試したが、ハウリングの問題が解決せず耳掛形に落ち着いた。児は耳が小さく、耳介から補聴器が外れてブラブラすることが多かったが、耳型自体がしっかりはまっていて落ちることがなかったため、耳掛形の装用が可能であった。小学校高学年の現在、地域のサッカークラブのゴールキーパーを務め、このような装用状況で出場し、大会で良い成績をおさめている。

　外耳道閉鎖の伝音難聴児であれば、0歳代に補聴器装用などの措置が開始されたはずである。児は、外耳道が形成されていたことや、1歳でことばが出始めたことにより措置が遅れ、補聴器を着けたのは3歳6か月であったが、その後のことばの発達は順調であった。

アドバイス

　児が仮に感音難聴であったとすれば、補聴器の利得は30～35 dB程度である。しかし伝音難聴であったため、1 kHzの利得を最終的に45 dBにした。一般に、伝音難聴に気導形補聴器を装用する場合の出力は、感音難聴に対する出力より大きくすることができる。

　CHECK！
- □ どのような伝音難聴児は難聴の発見が早く、どのような伝音難聴児は難聴の発見が遅れやすいか。
- □ 伝音難聴児の場合、補聴器を装用しなくてもことばが出てくることが多いのはなぜか。
- □ 伝音難聴者に対する補聴器の出力は、感音難聴者に対するときよりも一般に大きくできるのはなぜか。

6. 初診時聴力が 70 dB の高度難聴幼児
（4 歳 5 か月時初診）

⇨補聴器による聴力低下のため出力を低く設定した症例

プロフィール

- 耳鼻咽喉科初診時 4 歳 5 か月の女児。両親，弟の 4 人家族。

【主訴】 幼児語がなかなか直らない，聴き返しが多い。

【現病歴】 2 歳 6 か月の頃から，言葉の遅れを感じていた。3 歳の頃，耳が遠いことに気づいた。日常会話には困らなかったのでそのままにしておいたが，最近テレビを見ているときに，小さい音だと何言っているのかわからないと本人が言い出したので，近くの耳鼻咽喉科へ行く決心をした。そこで難聴を指摘され当院を紹介された。

【既往歴】 特記事項なし。

【医学的所見】 妊娠 3 か月で切迫流産，39 週で出産，早期破水，出生時体重 3,100 g，仮死（−），定頸 3 か月，始歩 1 歳，始語 1 歳 4 か月，運動発達は正常。

CHECK！
- [ ] 補聴器装用後の聴力の変動。
- [ ] 聴力変動時の医師との連携。
- [ ] 聴力変動の原因が補聴器装用であることの特定。
- [ ] 聴力変動時の補聴器の調整および装用指導。
- [ ] 高度難聴児の言語能力。

【解説】

　本症例は聴覚以外には特別な問題を持たない高度の感音難聴児に，耳掛形補聴器を装用した例である。両親は 3 歳の頃，児の難聴に気づいたが，日常会話には困らなかったため，近医を受診したのは 4 歳 4 か月と遅くなった。

　4 歳 6 か月で補聴器の両耳装用を開始したが，1 週間後に聴力低下が認められた。その後のフォローにより，補聴器装用が聴力低下の原因であると判断するに至り，通常よりも出力を落とした調整で補聴器を装用させる

ことになった。補聴器装用と聴力悪化とに密接な関連が認められた症例は，筆者の20年余の臨床経験中2例に過ぎず，極めてまれである。

聴力検査と補聴器装用指導の経過

●耳鼻咽喉科初診時(4歳5か月)

耳鼻科所見：鼓膜正常。

聴力検査：遊戯聴力検査が容易に施行でき，左右耳共平均聴力レベルは70 dB であった(図1)。

医師の対応：2週間後に耳鼻咽喉科を受診してもらった。このときも平均聴力レベルが左右耳共70 dBという結果が得られた。

●言語聴覚療法1回目(4歳6か月)

① 方針：父親が初めて来院したので，子どもの難聴を受容してもらうことが肝要と考えた。

② 聴力検査：ピープショウテストを実施し，両親に聴こえの程度を実感してもらった。

③ 聴き取りの検査：簡単な名詞の絵カードを並べ，耳だけで聴いて取らせる課題をした。

- 普通の大きさの声→簡単に取る。
- 小さめの声→聴き取れたり取れなかったりする。
- 口形を見せて声を出さない→容易に取る。
  ＊読話ができることを知って両親は非常に驚いた。
- ささやき声→まったく取れない。

④ 指導：両親は子どもの難聴をしっかり認識した様子で，補聴器を両耳に

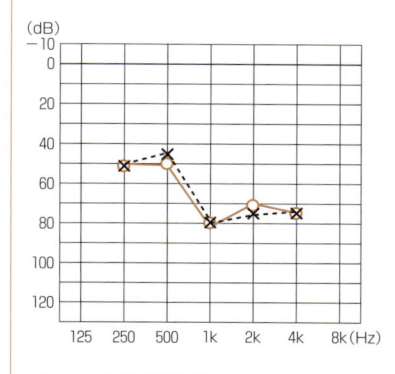

図1　耳鼻科初診時のピープショウテスト

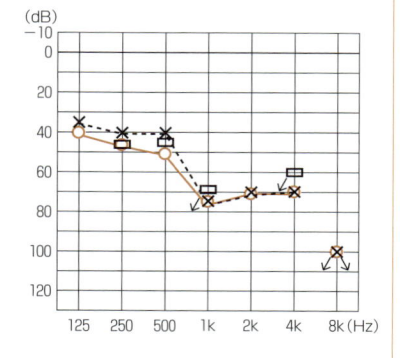

図2　補聴器装用前の聴力(0 W)

装用して週1回の定期指導を行うことが決まり，耳型を採取した。

⑤ 検討：軽度難聴児は口元を見ようとはしない。言い換えると，口形を読めば理解できることに気づかない。しかし難聴が重いと自然に読話を習得することが多く，聴覚障害の程度を推定する判断材料になる。

●言語聴覚療法2回目（4歳6か月）

遊戯聴力検査を行い聴力に変化のないことを確認した。次に，ITPAを施行しようとしたが，本人が嫌がったため中止した。調査書によると，「コンドマタ，オソトガアッタカカッタラ，ジテンシャニノッテ，イッショニアソボウネ」のような日常会話をしている。

構音は，[s]と[ʃ]と[tʃ]が[t]に，[r]と[dz]が[d]になり，[k]は[t]になったり正しかったりという様子が観察された。また，乳幼児発達質問紙では，運動，探索，社会，生活習慣，言語のすべてで遅れは認められなかった。

●言語聴覚療法3〜12回目（4歳6か月〜4歳8か月）

(1) 補聴器の調整

言語聴覚療法3回目に初めて補聴器を着けた。この日の聴力は図2のとおりで，平均聴力レベルは右耳68 dB，左耳65 dB（図16の0 Wの聴力）と，左右ほぼ同じ聴力なので2台共同じ調整にして耳掛形補聴器を着けた。500 Hzと1 kHzで25〜35 dBの聴力差があったので，低周波数部を十分カットできる補聴器を選んだ。また，初めての装用なので出力はやや低めを考え，90 dB入力の最大出力を125 dB，60 dB入力の1 kHzでの利得を30 dBに調整した（図3）。そのとき，ピープショウテストによる両耳装用閾値は44 dBであった（図4）。

(2) 装用開始後の聴力変動と対応

1週間後（図16の1 W），母親の記録には，毎日10時間程度装用している。

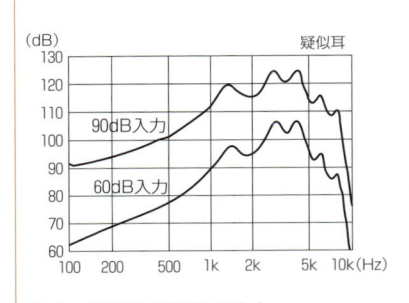

図3 耳掛形補聴器の出力

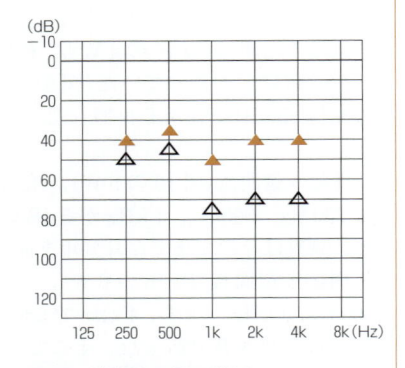

図4 補聴器の装用効果

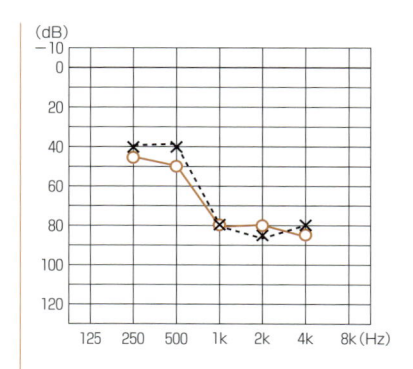

図5　両耳装用1週間の聴力(1W)
　　　1 kHz，2 kHz が悪化

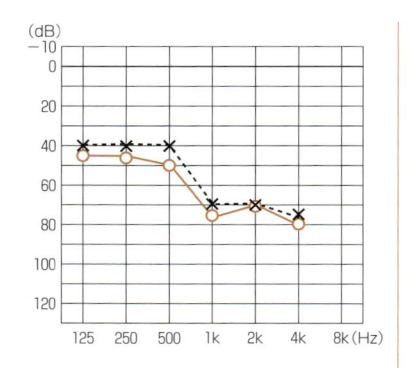

図6　装用中止1週間後の聴力(2W)
　　　1 kHz，2 kHz，4kHz が改善

　「カユイ」と言って外したことはあるが，耳の様子をみてあげて着けなおせば問題はなく，補聴器を外すと「エー？」という聴き返しが増えた，とあり，装用状況は順調であった。しかし，聴力は，補聴器の出力が比較的大きい1 kHz，2 kHz，4 kHz の3周波数で，5～15 dB 悪化していた(図5)。ティンパノメトリは両耳共A型であったため，すぐに主治医に相談した結果，両耳とも装用を中止して様子をみることになった。
　装用開始2週間後(図16の2W)，聴力は両耳共に改善がみられたため(図6)，最大出力は5 dB 下げて120 dB，利得も5 dB 下げて1 kHz で25 dB とし，両耳装用を再開した。
　開始3週間後(図16の3W)は風邪気味であった。1 kHz，2 kHz，4 kHz に10 dB 以上の聴力低下が両耳に認められた(図7)。主治医の診察を受けたところ，鼻には炎症があるが鼓膜には異常はなく，ティンパノメトリもA型であったため，両耳共に装用を中止した。
　開始4週間後(図16の4W)，右耳は聴力改善が顕著であったが，左耳は少しの改善にとどまっていた(図8)。そこで，右耳にだけ前と同じ調整(1 kHzの利得25 dB)で装用を再開した。これ以上出力を下げたくなかったからである。
　開始5週間後(図16の5W)，右耳は500 Hz と1 kHz が5 dB 低下し，左耳は250 Hz，500 Hz，1 kHz が5 dB 改善した(図9)。そこで，右耳装用を中止し，調整はそのままで左耳装用を開始した。
　開始6週間後(図16の6W)，右耳は1 kHz のみで5 dB 改善し，左耳は500 Hz，1 kHz，2 kHz，4 kHz で5～10 dB 低下した(図10)。ティンパノメトリは左右耳共A型であった。そこで，最大出力を5 dB 下げて115 dB，利得も5 dB 下げて1 kHz の利得が20 dB となるよう補聴器を再調整し(図11)，左耳

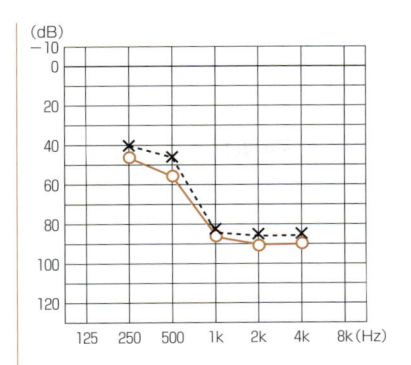

図7 出力下げた補聴器の装用再開後1週間の聴力（3W）
1 kHz, 2 kHz, 4kHz が悪化

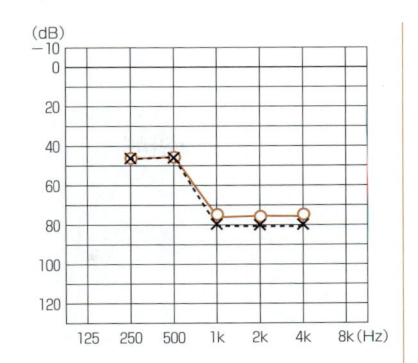

図8 装用中止1週間後の聴力（4W）
右耳の改善が顕著

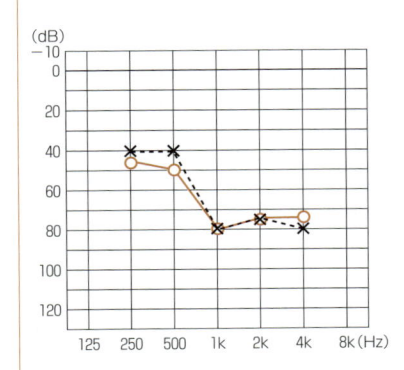

図9 右耳装用1週間後の聴力（5W）
右耳悪化，左耳改善

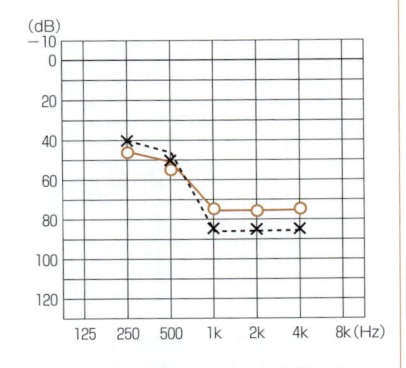

図10 右耳装用中止，左耳装用1週間の聴力（6W）
左耳悪化

は装用を中止して右耳だけの装用とした。
　開始7週間後（図16の7W），右耳の聴力は変化がなく，左耳の聴力は改善したので（図12），前回の調整で両耳装用を開始した。
　開始8週間後（図16の8W），右耳聴力は変化がなく，左耳聴力は4つの周波数で5dB低下したため（図13），右耳は常時装用の続行，左耳は1日1時間（家でことばの指導するとき）のみの装用とした。
　開始9週間後（図16の9W），右耳は2つの周波数で5dB悪化，左耳は3つの周波数で5dB改善し（図14），平均聴力レベルは右耳71dB，左耳66dBで

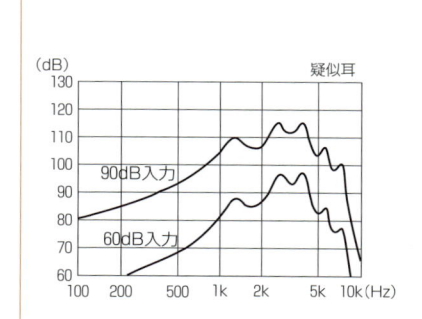

図11　出力の再調整

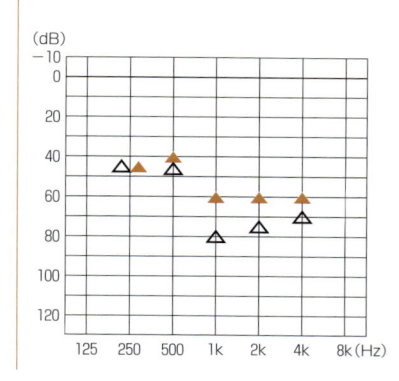

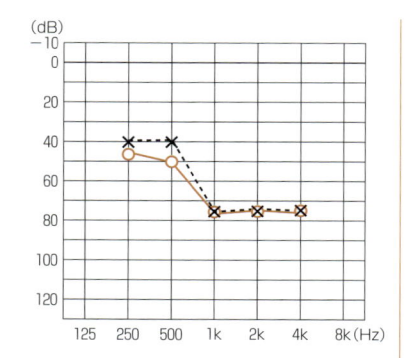

図12　左耳装用中止し，出力下げた補聴器の右耳装用1週間の聴力(7 W)
右耳変化なし，左耳改善

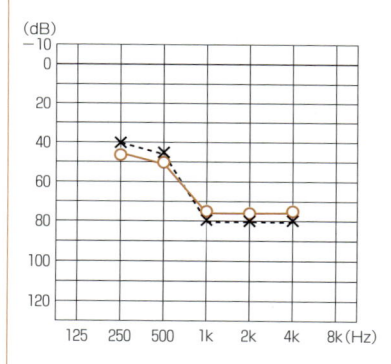

図13　両耳装用1週間の聴力(8 W)
右耳変化なし，左耳5 dB改善

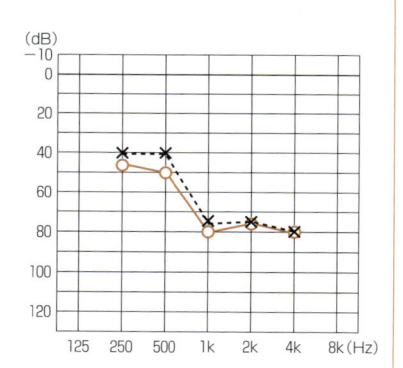

図14　右耳常時，左耳1日1時間装用1週間後の聴力(9 W)
左耳改善

図15　補聴器の両耳装用効果

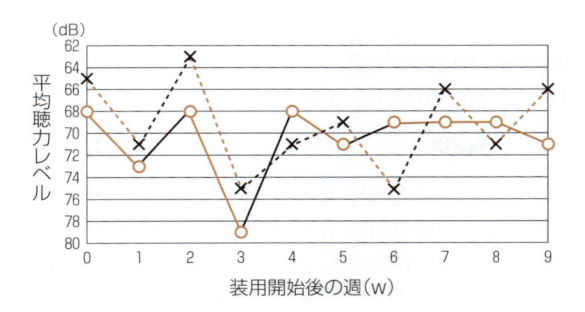

C. 症例（6. 初診時聴力が 70 dB の高度難聴幼児）

図 16　補聴器装用後の聴力変化
色線は補聴器を着けていた時期を示す

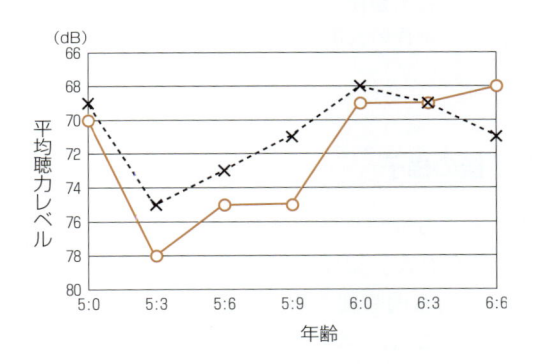

図 17　6 歳 6 か月までの聴力変化

あった。主治医と相談の結果，平均聴力レベルが 80 dB を超えない範囲であれば，現在の出力で補聴器の装用を続けてよいことにした。補聴器を着けたときの両耳装用閾値は，平均 55 dB で（図 15），極めて不十分な補聴と言わざるを得ない状態であった。補聴器装用開始時を 0 週間（0 W）とし，それ以降 9 週目（9 W）までの左右耳の平均聴力レベルの変化を図 16 に示した。

(3) 言語指導について

児は補聴器装用開始後に聴力変動が生じたため，聴力検査を毎回行わなくてはならなかった。しかも，なかなか検査に協力してくれず，30 分以上を要することがほとんどであった。そのため，言語指導をする時間は十分取れなかったが，母親は大変熱心で，家庭での課題はきちんと行ってきた。

●**その後の聴力**（4 歳 9 か月～6 歳 6 か月）

その後，小学校入学まで月 1 回以上検査を繰り返したが，平均聴力レベルが

80 dB を超えることはなかった(図17)。

● ITPA 言語学習能力検査の結果

4歳8か月時の全検査 PLA は，3歳10か月で，下位の成績は聴覚障害特有の様相を示していた。

《下位検査 PLA》
　ことばの理解 2-6↓　　絵の理解 6-2　　数の記憶 4-8　　形の記憶 4-8
　ことばの類推 3-5　　　絵の類推 6-5　　文の構成 2-6↓　絵さがし 4-10
　ことばの表現 2-8　　　動作の表現 3-6

しかし，6歳5か月時には，全検査 PLA は7歳3か月となり，2年弱の間に言語能力が極めて向上したことが示された。

《下位検査 PLA》
　ことばの理解 6-7　　　絵の理解 10-8　　数の記憶 6-3　　形の記憶 9-4
　ことばの類推 7-7　　　絵の類推 8-9　　　文の構成 5-7　　絵さがし 7-0
　ことばの表現 6-2　　　動作の表現 10-8

言語聴覚療法終了後の様子

現在は小学校4年生であるが，平均聴力レベルは左右耳共79 dB で，徐々に悪化する傾向が認められた。児は字が書けるようになったときの語音聴力検査を拒否したため，語音明瞭度が測定できていなかった。9歳1か月時に補聴器装用下で試みたところ，スピーカから57語表の検査音を提示しての検査は拒否し，対面で口頭による検査には応じてくれた。正答率は口形を見せて92％，口を隠して70％であった。一般に，スピーカを通して行った検査結果は口頭で行った検査結果より悪く出るため，スピーカによる児の語音明瞭度は，70％よりも低い可能性が高い。

本症例の検討

本症例は，補聴器の装用により聴力が悪化した例である。補聴器を外すと回復したため，補聴器を着けたり外したりしながら様子をみてゆき，補聴器を着けた耳の聴力が悪化することを確認した。次に，補聴器の出力を下げてゆき，聴力が悪化しないと思われる出力を確定した。児は，長期的には聴力が悪化する傾向にあるが，学業上や友人関係は心配ない状態で，普通小学校に通学している。

アドバイス

　児のように，補聴器の装用ですぐに聴力が低下し，装用を中止すると改善するという症例は極めてまれである。そのような症例に出会った場合は医師に報告し，慎重に聴力検査を繰り返しながら，補聴器装用と聴力低下の関係の確認や，補聴器の出力の再調整を行い，聴力の悪化を招かない出力を見極める必要がある。

　装用形態としては，両耳装用か片耳交互装用か，あるいは，常時装用か装用時間を制限しての装用か，などが挙げられる。いずれにしても，聴力管理をこまめに行うことが必須な症例である。

CHECK！
- 幼児難聴の悪化を早期に発見するにはどのような指導が有効か。
- 聴力の悪化が疑われたとき ST はどのような対処をすべきか。

7. チューブ留置術を受けていた軽度難聴幼児（4歳11か月時初診）

⇒装用は順調だったがチューブが抜けて聴力が変動した例

プロフィール

●耳鼻咽喉科初診時4歳11か月の男児。両親と3人家族。
【主訴】 ことばは以前から少し遅れていると感じていたので，耳の手術を受けたM病院の医師に相談したところ，補聴器を着けて指導を受けるよう当病院を紹介された。
【現病歴】 中耳炎が完治しないため，4歳9か月時にM病院でアデノイド除去手術および両耳チューブ留置術を受けた。同時にABRで60～70 dBの難聴を指摘された。
【既往歴】 特になし。
【医学的所見】 妊娠中，出産時の特記事項なし。出生時体重3,600 g。定頸3か月，始歩10か月，始語1歳0か月。生育状態は良好。

CHECK！
☐ 骨導聴力検査の幼児への適応。
☐ チューブが抜けたときの気導聴力の低下と対応。
☐ 補聴器装用効果の測定（閾値と語音聴取能）。
☐ 軽度難聴児の言語発達，語音聴取能，発語明瞭度。

【解説】
　本症例は聴覚以外には特別な問題のない軽度感音難聴児である。軽度難聴の発見は遅れる場合が多い。言語発達の遅れは，程度の差こそあれ，ほとんどで認められる。補聴器の装用効果および言語面の指導効果が得られやすい難聴である。本症例は軽度感音難聴であるが，中耳炎や鼓膜穿孔の伝音障害が併発すると中等度の混合難聴になる。

聴力検査と補聴器装用指導の経過

● **耳鼻咽喉科初診時**（4歳11か月）
① 耳鼻科所見：左右の鼓膜にチューブが留置されているが，状態はよい。
② 遊戯聴力検査：イヤホンを装着しての遊戯聴力検査を行ったが，緊張のためか閾値付近の反応にはかなりのバラツキがあった。平均聴力レベルは，右耳 54 dB，左耳 64 dB で（図1），M病院の ABR 検査結果との矛盾はなかった。

● **言語聴覚療法1回目**（5歳0か月）
① 遊戯聴力検査：気導検査およびマスキングを付加しない骨導聴力検査を施行した。平均聴力レベルは，気導が右耳 48 dB，左耳 49 dB，骨導が 45 dB（図2）と，耳鼻咽喉科初診時よりもよい結果が得られ，軽度難聴を示した。初診時の検査結果は信頼性がやや乏しいため，児の聴力が本当に変化したかどうかは不明であったが，聴力の変動に注意することにした。
② 語音聴力検査：対面口頭で口を隠し，57式語表を用いた復唱法で検査を行い，正答率 78% という結果を得た。言語学習はかなりスムーズであろうが，このままでは支障のあることも明白であった。
③ 補聴器装用指導：補聴器装用の必要性に関しては，親は初めから納得していた。両耳装用の方針を伝え，同意を得てから，左右の耳型を採取した。
④ 言語指導について：親の希望もあり週1回の定期指導を行うこととした。

● **2週間後**（5歳0か月）
① 補聴器の調整：耳型ができたので，軽～中等度難聴用の耳掛形補聴器を選択し，フィルタを用い，90 dB 入力時の出力が 120 dB を超えないように出力制限を効かせ，音質調整はNとし，1 kHz の利得が 25 dB になるように利得調整器を調整した（図3）。
② 補聴器装用効果：ピープショウテストでの平均裸耳閾値は 53 dB，平均装

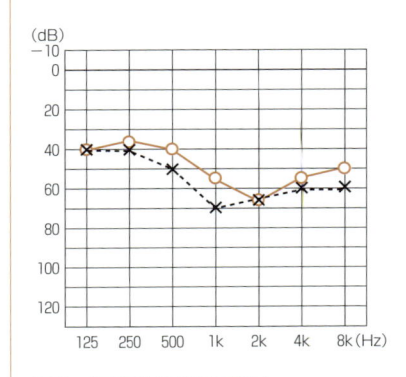

図1　耳鼻科初診時の聴力

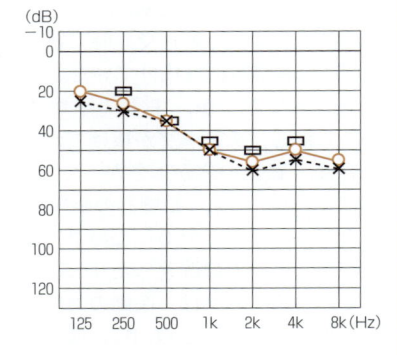

図2　ST1回目の聴力

図3　耳掛形補聴器の出力　　　　図4　補聴器の装用効果

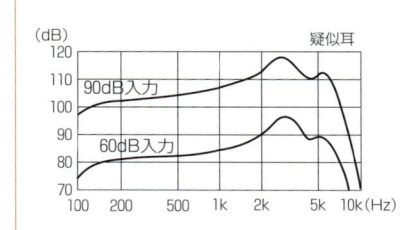

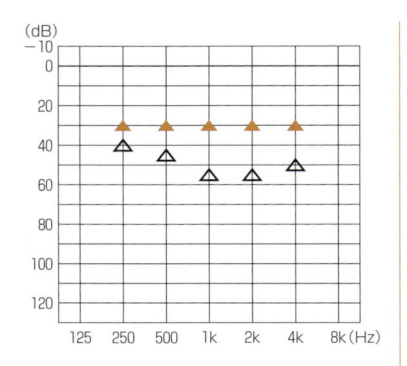

用閾値は30 dBで(図4)，装用効果は良好であった。
　③補聴器装用指導：補聴器の使い方を説明し，常時装用を目標に装用時間を延ばしていくよう指導した。
　④言語性検査：ITPA(結果後述)を2回に分けて実施した。

●補聴器装用開始から10日後(5歳1か月)
　①補聴器装用状況：補聴器は初日からうるさがることなく，両耳に着けることができた。すでに常時装用が可能となっていた。
　②遊戯聴力検査：平均聴力レベルは右耳53 dB，左耳50 dBで前回よりも少し悪かった。中耳炎が長引いていた患者であり，気導聴力は日によってばらつく傾向があると思われた。
　③補聴器装用指導：補聴器の装用は続行することとし，言語指導の中で検査を定期的に行い，聴力を管理することとした。また，補聴器の調整は変えないことにした。

●その後の聴力変化と対応
　6歳4か月の耳鼻科受診時に留置が確認されていた右耳のチューブが，6歳5か月の診察時には抜けていた。5歳1か月以降から抜けるまで，月1回の検査を行ってきたが，右耳の平均聴力レベルは，50～60 dBの間を上下していた。しかし，チューブが抜けてからは60 dBを超える状態が続いた。この閾値上昇は，鼓膜の穴がふさがっていないためという医師の判断(感音難聴の悪化ではない)により，補聴器の装用は続行した。また，鼓膜の穴は近いうちにふさがるということであったので，補聴器の調整は変えなかった。7歳2か月で穴が閉じ，聴力は改善した(図5)。
　左耳のチューブは，医師の判断で8歳0か月のときに除去した。すると左耳の平均聴力レベルは66 dBに低下したが，補聴器はそのままの調整で装用を続行した。3か月後に穴がふさがり，平均聴力レベルは51 dBに改善した(図

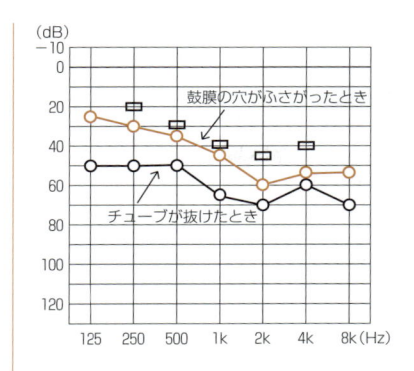

図5　チューブが抜けたときの聴力と鼓膜の穴がふさがったときの聴力（右耳）

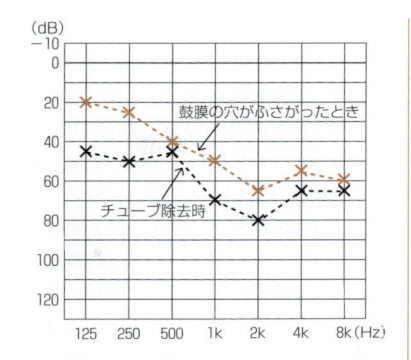

図6　チューブ除去の聴力と鼓膜の穴がふさがったときの聴力（左耳）

6）。

9歳9か月時の検査では，平均聴力レベルは右耳46 dB，左耳43 dBであった。伝音障害がない状態では，軽度難聴である。

●語音聴力検査結果

①言語聴覚療法1回目（5歳0か月）に57式語表を用い，対面口頭で口を隠し，復唱法で行った裸耳の語音弁別能検査では，正答率は78％であった。

②6歳0か月時には平仮名を覚えていたので，補聴器両耳装用で①と同じ音提示で自筆回答による検査を行ったところ，正答率は92％であった。

③6歳8か月時のCD音源57式語表による正答率は以下のとおりであった。
- ピープショウテスト装置のスピーカより出力：両耳装用　96％　65 dB，裸耳　74％　85 dB
- オージオメータのイヤホン出力：右耳　80％　90 dB，左耳　74％　90 dB

④検討：①と②の検査年齢は1年ほど隔たっており，かつ，回答法も復唱と自書という違いがあるが，正答率は裸耳よりも補聴器装用時のほうが14％もよかった。また，③の補聴器装用時の正答率は96％と極めてよく，裸耳のどの結果よりも16〜22％上回っていた。児の聴力は高音漸傾型であるが，補聴器装用時の聴力は水平型になっている。聴こえのバランスの改善が正答率向上の理由と考えられた。

●構音検査：6歳10か月時に50単語構音検査を実施し，すべてが誤りなく発話できることがわかった。

●ITPAの結果

①5歳1か月時：全検査PLAは4歳11か月

《下位検査 PLA》
　ことばの理解 5-5　　絵の理解 7-1　　数の記憶 3-3　　形の記憶 6-10
　ことばの類推 4-9　　絵の類推 5-5　　文の構成 2-6↓　絵さがし 6-1
　ことばの表現 6-2　　動作の表現 7-5
②6歳0か月時：全検査 PLA は6歳9か月
《下位検査 PLA》
　ことばの理解 7-5　　絵の理解 9-7　　数の記憶 5-7　　形の記憶 8-0
　ことばの類推 6-7　　絵の類推 9-11　 文の構成 5-11　 絵さがし 9-2
　ことばの表現 5-11　 動作の表現 4-7
③検討：初回の結果は，語彙数は年齢相応ではあるが，数の記憶および文の構成の点が低く，聴覚が十分活用されていないことを示していた。6歳0か月時の結果ではこれらの成績が向上し，聴覚活用の改善が認められた。なお，動作の表現，ことばの表現の成績が下がった理由は，照れにより"言わない"，"やらない"という事態が生じたためであった。

本症例の検討

　本症例はチューブ留置術を受けた高音漸傾型の軽度難聴児である。補聴器の装用に対し，親も児も拒否反応をまったく示さなかったため，常時装用がすぐに可能となり，速やかに言語指導の体制に入ることができた。聴力に変動がみられたが，気導聴力のみの永続的でない変動と考えられたため，補聴器の調整は変えずに装用を続行した。しかし，振り返ってみると，骨導聴力の測定データが少なく，もっと頻繁に骨導聴力を測るべきであったと感じている。

　CHECK！
　□ マスキングなしの骨導聴力閾値はどのような情報を持つか。

アドバイス

　児と同程度の感音難聴児で，小学校就学後に当病院を受診する患者がいる。そのような症例では，親も本人も補聴器の装用に対して拒否的態度を示す場合が少なくない。一般に，軽度難聴の発見は遅れることが多く，遅れれば遅れるほど補聴器に対する拒否的な傾向が増し，補聴器の装用が速やかに行えなくなる。

通常，補聴器装用下の語音明瞭度が裸耳のそれよりも下回っていないことを確認し，補聴器を装用させている。本症例の場合，6歳8か月時に施行した語音聴力検査で，両耳装用時の正答率(96%)は，裸耳のどれよりも16%以上高いという結果を得た。補聴器の調整は適切であったことがわかった。

　また，片耳装用での検査結果がないのではっきりしたことはいえないが，両耳装用の効果が顕著に現れたと解釈することもできる。ただし，両耳装用で語音明瞭度が上がることはあるが，必ずというわけではない。

　マスキングを付加する検査を幼児に適応することは困難であるが，マスキングなしの骨導聴力は気導と同様に測定することができ，その結果から有益な情報を得ることができる。

CHECK！

☐ 発見が遅れれば遅れるほど補聴器装用が速やかに行えなくなる理由について考えてみよう。

8. 就学前受診の軽度難聴児
（6歳1か月時初診）

⇒はじめ補聴器を拒否したが4年後に装用した症例

プロフィール

- 耳鼻咽喉科初診時6歳1か月の女児。両親，弟の4人家族。
- 【主訴】 サ行の発音がおかしい。必要なら補聴器を着けたい。
- 【現病歴】 3歳の頃，電子体温計のピーという音に気づかなかったが，放置した。1か月前にプールで耳に水が入ったので，近くの耳鼻科を受診したところ，難聴を指摘され，当院を紹介された。
- 【既往歴】 特記事項なし。
- 【医学的所見】 妊娠中は母親貧血気味，その他特記事項なし。出生時体重3,200 g。定頸3か月，始歩1歳1か月，始語11か月。

CHECK！
- ☐ 装用効果を親に実感してもらうための手法。
- ☐ 補聴器装用を躊躇する親の心理状態とSTの対応。
- ☐ 補聴器を，「うるさい」と言う訴えへの対処。

【解説】
　本症例は，1対1の会話にはほとんど不自由しない程度の軽度感音難聴児である。6歳1か月に耳鼻咽喉科を受診したが，このときは補聴器の装用を母親が拒否した。4年後に学校で困ることがあるといって再度受診し，交互装用をすることになった。しかし，両耳装用の必要性は本人も母親も認めなかった。

聴力検査と補聴器装用指導の経過

● **耳鼻咽喉科初診時**（6歳1か月）
　鼓膜の状態は両耳とも良好で，遊戯聴力検査では，気導平均聴力レベルは右41 dB，左46 dB，マスキングなしの骨導平均聴力レベルは36 dBであった（図1）。補聴器について相談したいというので，医師は言語聴覚療法の指示を出した。

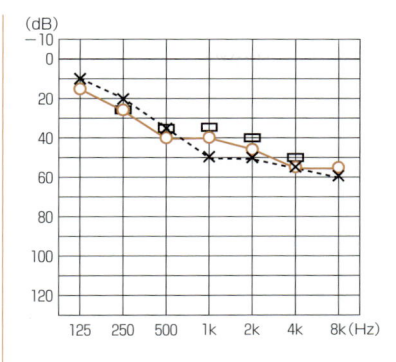

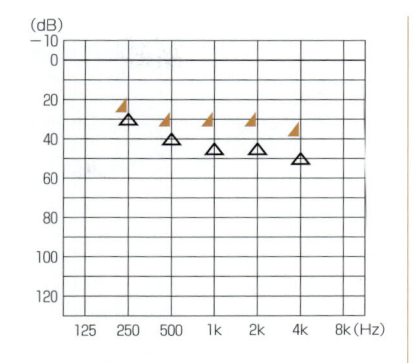

図1　耳鼻科初診時の聴力

図2　ST1回目の装用効果

●言語聴覚療法1回目（6歳2か月）

　①方針：電話で言語聴覚療法の予約を取ったとき，「うちの子はことばはまったく遅れていない。今補聴器を着けたとしても大きくなったら外すことができるのか」と母親が発言した。補聴器装用の必要性を漠然とは認めながらも，できれば着けさせたくないという母親の思いを感じたため，補聴器の装用効果を母親に実感させることを言語聴覚療法1回目の目的とした。

　②補聴器装用効果測定：軽度～中等度難聴用耳掛形補聴器を1台，1kHzの利得が20dB程度になるように調整し，耳栓（イヤチップ）で装用させて検査を行った。

　まず，ピープショウテストでは，裸耳閾値は，平均聴力レベル44dB，耳鼻咽喉科初診時に，よかったほうの右耳に補聴器を着けての平均装用閾値は30dBであり，母親の前で装用効果が確認できた（図2）。

　次に，57語表による語音の聴き取り検査を口頭で口を隠して行った。机を介しての対面（条件のよい場合）では，裸耳での正答率は72%であった。話者が4m離れると（条件が悪い場合），裸耳での正答率は44%に低下したが，補聴器を装用した場合は，左右耳共対面裸耳のときと同等の正答率を示し，補聴器がことばの聴き取りに有効であることが確認できた。

〈口頭による語音検査の正答率〉

　　対面裸耳　　　72%
　　4m裸耳　　　 44%
　　4m右耳装用　 76%
　　4m左耳装用　 74%

　③構音検査：50単語の構音検査を施行したところ，問題は［s］と［dz］の摩擦が弱い点だけであった。

　④補聴器装用指導：補聴器装用効果測定を母親の目の前で行い，装用の有

図3　4年生のときの聴力

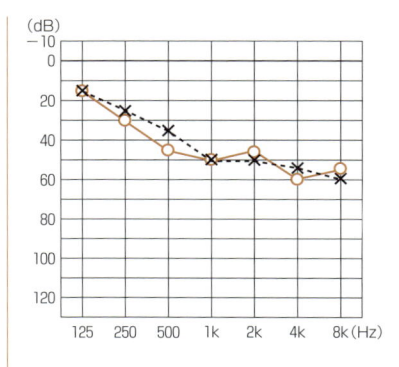

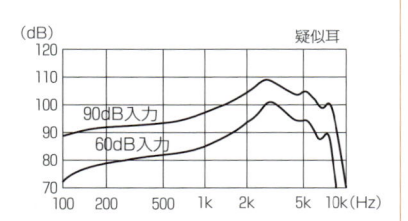

図4　耳掛形補聴器の出力

効性を実感させることに努めた．さらに，教育上における補聴器の必要性を説明し，とりあえずは補聴器の試聴を勧めたが，納得しなかったため，次回に言語性の検査（ITPA）を行うことにして1週間後の予約を取った．

● 言語聴覚療法受診の取り消し

　言語聴覚療法2回目の前日に，補聴器を装用させる意思がないので予約を取り消す旨の電話が母親からあり，終了となった．

● 4年後の耳鼻咽喉科初診時（10歳2か月）

　4年生になったが，学校で困ることがあるので補聴器を着けたいといって来院した．鼓膜の状態は両耳共良好で，平均聴力レベルは右耳47 dB，左耳46 dBと顕著な変化はなかった（図3）．補聴器を着けたいというので医師が耳型を採取し，その型と言語聴覚療法の指示箋が筆者に届けられた．業者には，耳型にベント（77ページMEMO参照）を開けるように指示し，耳型ができる頃に言語聴覚療法の予約を取った．

● 言語聴覚療法1回目（10歳3か月）

　① 方針：今回は耳型を耳鼻咽喉科で採取し，補聴器を試してみる決心だけはしているようであったが，受診拒否を起こすようではまた児が不利益を被るので，補聴器装用指導には細心の注意を払うことにした．

　② 補聴器装用効果測定：軽度～中等度難聴用耳掛形補聴器を1台，フィルタを使用し音質は少し低周波数部をカットして，90 dB入力時の最大出力が110 dB，1 kHzの利得が25 dBになるように調整した（図4）．そして，ベントのある耳型を使用し，片耳ずつ着けて装用閾値を測定し，効果を確認した（図5）．

　③ 補聴器装用指導：補聴器の使い方を説明し，1日おきの左右耳交互装用を少しずつ行って補聴器に慣れるように指導し貸与した．

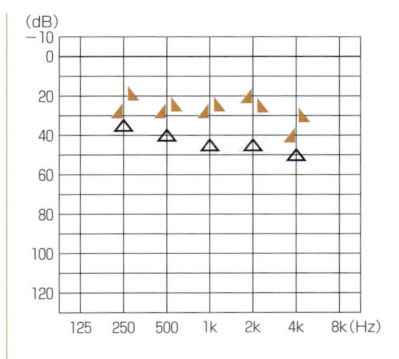

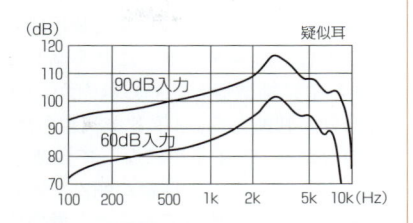

C. 症例（8. 就学前受診の軽度難聴児）

図5　左右耳の装用効果

図6　出力制限を断にしたときの特性

●補聴器を貸与して2週間後（10歳4か月）
　①補聴器装用状況：初めの1週間は嫌がってほとんど着けなかったが，2週間目には学校にも着けて行くようになった．母親の話では，授業中の先生の声が聞きやすくなり，補聴器の効果は本人も十分自覚できた．しかし，音楽の授業では音がこもった感じがすると言い，教室で校内放送が始まると，スピーカーから放送が流れている間，補聴器を着けている耳がずっとビーンとなってうるさく内容がわかりにくいとも言う．補聴器の音が大きいのではないか，家でテレビを見ているときにはこういう訴えはない，とのことであった．
　②聴力検査：気導平均聴力レベルは右耳41 dB，左耳43 dBで顕著な変化はなかった．
　③補聴器の調整変更：最大出力110 dBというのは，正常聴力者が聴いてもたいして大きい音ではない．耳がビーンとなるのは，出力制限装置を効かせ過ぎて音が歪んだためと考え，同装置の調整をoffにした．すると，90 dB入力時の最大出力は117 dBに増え，60 dB入力での出力は変化がなかった（図6）．この調整で装用を続行した．
●調整を変更して1週間後（10歳4か月）
　スピーカーのビーンという音も，音楽室でのこもった音もなくなった．プリント問題をやった後に，生徒が順番に当てられて答え合わせをしていくという場面があり，そのときには聴きづらいことがあったそうだが，声の小さい子の発言が聴こえないのは補聴器の限界である．装用効果は良好で聴力も変化がなかった．
●補聴器調整変更して3週間後（10歳5か月）
　補聴器装用に問題なく，聴力にも変化がなかったので，図6と同じ調整の耳掛形補聴器を1台追加して両耳装用を試すことにした．

●**両耳装用にして3週間後**（10歳5か月）

　この3週間，家では両耳装用を試したが，うるさく感じるので学校では片耳装用だけをしていた。片耳装用で，家でも学校でもよく聴こえると本人が言い，母親も，片耳装用でよく聴こえているので両耳の必要はないという意見であったので，片耳ずつの交互装用に決定した。

　この日，母親が以下のことを話してくれた。

　4年前に補聴器を勧められたが，まだ心配なことはないのでその必要はないと自分が判断した。（筆者が父親の意見は？と問うと）父親はそれについて何も言わなかった。4年生になって音楽室での席が替わり，先生の声が聴こえなくなったというので，母親が頼んで席替えをしてもらったら解決した。しかし，よくよく本人に聴いてみると，教室内での生徒による答え合わせがよく聴こえていないことがわかった。成績は心配ないし，忘れ物をすることもなかったが，父親は心配をして早く病院へ行くように主張した。自分は腰が重かったが，父親が休みまで取ったので家族全員で耳鼻咽喉科に来た。自分としては，今でも着けなくてすむなら着けさせたくない気持ちである。

その後の様子

　その後，年1回程度耳鼻咽喉科を受診しているが，幸い聴力の悪化はみられていない。耳掛形補聴器を学校では交互装用しているが，家では不自由しないので装用していないという。中学3年時にカスタム補聴器への変更を本人が希望した。しかし，使用中の補聴器がまだ使用可能なので，更新は止めることになった。

本症例の検討

　母親の話を聴き，この家庭には，児の補聴器装用をめぐって極めて印象深いドラマのあったことがわかった。どの点を反省すればよいか明確ではないが，6歳時に補聴器を着けられなかったことが悔やまれる症例である。4年生になってハンディキャップが表面化したが，以前からあったことは疑いようもない。

　聴覚障害に関する知識が普及し，軽度難聴であっても，幼小児では補聴器を装用するのが当たり前という風潮ができていれば，就学前の時点でこの母親が装用を受容した可能性は高いはずである。社会的理解を促す責任の一端

を，STが負っていることを自覚しなくてはならない。

アドバイス

補聴器の出力制限装置を効かせ過ぎると，音が歪むために音質は悪くなる。そして，難聴が軽く，耳がよく使える人ほど，音の歪みが気になる傾向がみられる。また，音質の悪さを子どもは適切に表現できず，「うるさい」とか，「大きい」，と訴える場合があることを記憶しておいて欲しい。

CHECK！
- □ 親が装用を拒否した場合の対処法について検討する。
- □ どうすれば聴覚障害に関する社会の理解が深まるか考察する。

MEMO

- ベント

 耳栓や耳型を着けると，自分の声の骨導エネルギーが増強されるため，低周波数部分の骨導聴力が 30〜40 dB 以内の場合，自分の声がこもった感じがすると訴えることがある。そのようなときは，耳栓の鍔に切り欠きを入れて外耳道との間に隙間ができるようにし，こもり感がなくなるかどうかを試すとよい（図7）。このとき，切り欠く量を適度に調整する。これが有効な場合は，切り欠きを付けた耳栓を使用するか，耳型を作成するならベント付きのものを用意する。なお，高周波数部の聴力が比較的悪い症例では，その部分の利得を大きくする必要が生じるため，ハウリングに関する注意が必要である。

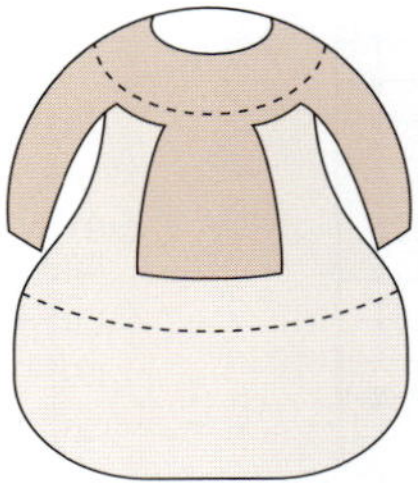

図7 イヤチップでの疑似ベント例
先端の鍔の一部を切り取る

9. 特殊な聴力型の例

⇒高音急墜型の症例と聴力型が左右で異なる症例

高音急墜型の症例1

　耳鼻咽喉科初診時4歳6か月の女児。3歳8か月から滲出性中耳炎で近医に通っていた。4歳5か月時に中耳炎が治っても耳が遠いと感じてS病院を受診したところ，高音域の聴こえが悪いという診断を受けて当院を紹介された。定頸3か月，始歩9か月，始語1歳3か月，1歳6か月頃からことばがつながりだした。

　遊戯聴力検査は容易に施行でき，平均聴力レベルは左右耳共43dBで，緩やかな高音急墜型を示していた(図1)。

　日常的な会話には不自由ない状況であったが，助詞は省略や誤りがみられ，構音は，[s]が[t]や[tʃ]，[ʃ]が[tʃ]，[r]が[d]，[k]が[t]，[dz]が[d]への誤りが観察された。

　耳掛形補聴器を，最大出力115dB，1kHz，2kHz，4kHzの利得をそれぞれ13dB，27dB，32dBに調整して装用した(図2)。

　ピープショウテストによる両耳装用時の平均装用閾値は31dBであった(図3)。250Hzと500Hzは利得がないため，耳型で外耳道をふさいだ効果が現れ，装用閾値のほうが裸耳閾値よりも悪かった。

　低音域の聴力が正常に近いこのような難聴者の場合，耳栓や耳型で外耳をふ

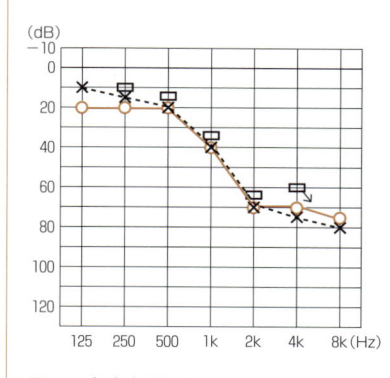

図1　高音急墜例1の聴力

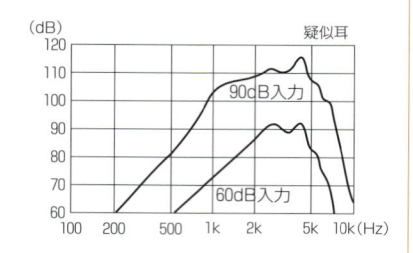

図2　補聴器の出力

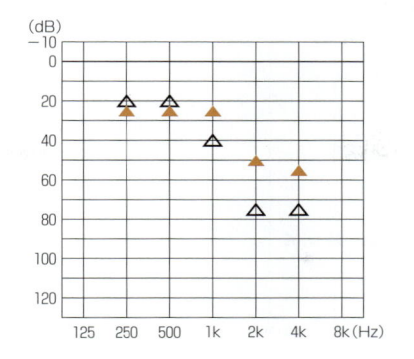

図3 装用効果

さぐると，自分の声の骨導エネルギーが増幅されて自分の声がこもって聴こえるため，成人では通常，耳型にベントを付けて骨導エネルギーを逃がすようにしている。しかし，児は外耳道が狭かったため，ベントを空けることはできなかった。

補聴器装用開始4か月後の，5歳0か月時での57S語表による両耳装用時の語音弁別能は，口を隠しての口頭提示で72%であった（平仮名が書けたので自筆による回答）。この頃，母親に「どうして怒られるのかわかっているの？」と問われ，「ユウタ（弟の名前）ヲ，カマイスギルカラオコラレルノ」と答えている。

それから3年後の8歳0か月には，CD音源で76%(60 dB)，口を隠しての口頭提示では94%であった。

ITPAのことばの理解は，4歳9か月の時点での全検査PLAは3歳6か月であったが，5歳5か月時には6歳3か月，6歳5か月時には7歳0か月に改善した。

高音急墜型の症例2

耳鼻咽喉科初診4歳10か月の女児。ことばが遅く話し始めたのは2歳で，3歳過ぎてからことばが急に増えた。聴き返しが多いので4歳の頃聴こえが気になったが，テレビの音を大きくすることはなかった。幼稚園の先生はことばが少し遅れているのではないかという意見だが，母親は遅れていないと思っていた。中耳炎の治療で近医を受診したところ，完治した時点で骨導聴力の低下を指摘され，当院を紹介された。特別な既往歴はなく，定頸3か月，始歩11か月である。

遊戯聴力検査は容易に施行でき，平均聴力レベルが右耳66 dB，左耳68 dB

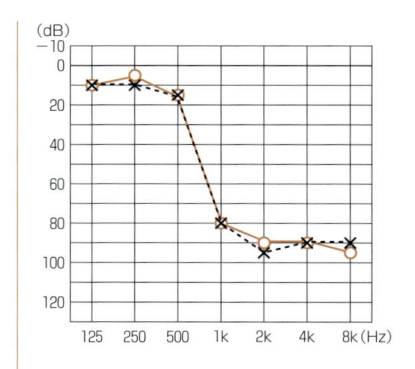

図4　高音急墜例2の聴力

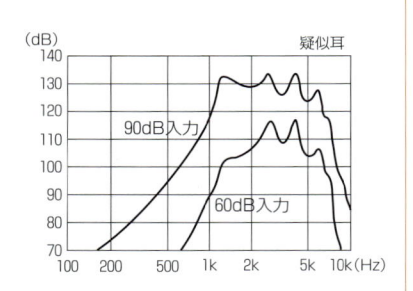

図5　補聴器の出力

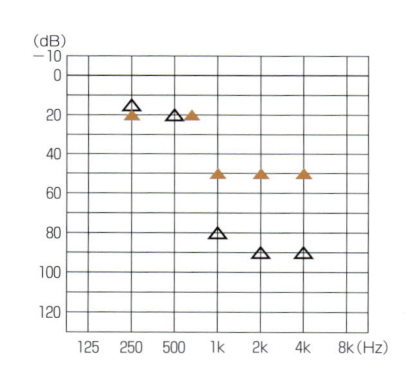

図6　装用効果

の，高音急墜型を示した（図4）。

　言語聴覚療法を開始したころは緊張が高く，声も小さくて児の発話は少し聴きづらかった。太鼓という名称を知らず，語彙数の不足を感じた。構音は，［k］を［t］に誤ることがときどきみられ，［s］は正しく言えるときと，［ʃ］になるときがあった。一方，［ʃa］が［sa］になるなど，拗音が出にくいことがあった。最近平仮名を覚え，それ以来発音がよくなってきたと母親が話していた。

　耳掛形補聴器を，最大出力132 dB，1 kHz，2 kHz，4 kHz の利得をそれぞれ30 dB，47 dB，55 dB に調整して装用した（図5）。

　ピープショウテストによる両耳装用時の平均装用閾値は，43 dB であった（図6）。高音域の出力がかなり大きく，ハウリングを起こす可能性が高かったため，耳型にベントは空けなかった。

C. 症例（9.特殊な聴力型の例）

　補聴器装用開始2か月後の，5歳2か月の時点における口を隠しての口頭での57S語表による語音弁別能は，右耳装用で82%，左耳装用で78%，両耳装用で84%であった（自筆回答）が，裸耳での検査は拒否した。回答欄の1割程度が空欄のまま残され，はっきり聴き取れないときに，推測で答えを書くことができない性格がうかがえた。裸耳での検査を嫌がったのはそのためと思われた。

　この頃，「ニチヨウビダカラ，ヨウチエンオヤスミヨ」という発話や，「オカアサン，アリサンノウタ，シラナイデショ。オシエテアゲル。♪アリサンノオハナシ，キイタカナ……♪。サン，ハイッ」と言って，母親に歌うよう促す発話が記録されている。

　ITPAのことばの理解は，5歳0か月の時点でのPLAは2歳6か月未満であったが，5歳6か月時には3歳4か月，6歳8か月時には5歳3か月に改善した。

聴力型が左右で異なる例

　耳鼻咽喉科初診時6歳1か月の女児。話し始めたのは少し遅く1歳半だったが，その後は順調にことばが増えた。理解面は問題ないが発音が幼いと両親は感じていた。

　遊戯聴力検査の結果，右耳は平均聴力レベル63 dBの高音急墜型，左耳は同80 dBの浅い谷型であることがわかった（図7）。

　日常会話には不自由がないが，構音は，[s]が[ʃ]，[d]が[r]，[g]が[d]に誤りやすく，[k]と[s]には歪みが観察された。

　6歳3か月時に耳掛形補聴器を両耳に装用した。右耳の補聴器は，最大出力

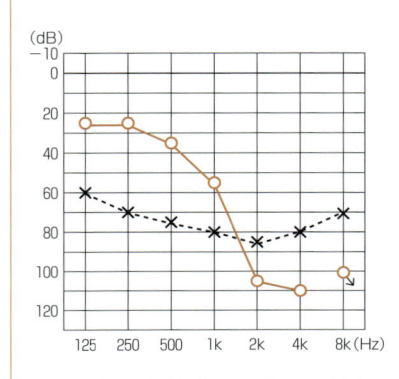

図7　聴力型が左右耳で異なる症例の聴力

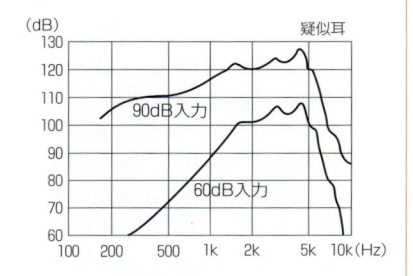

図8　右耳補聴器の出力

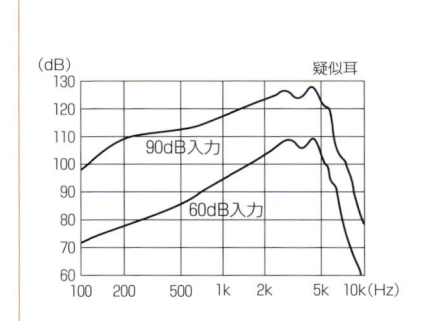

図9　左耳補聴器の出力

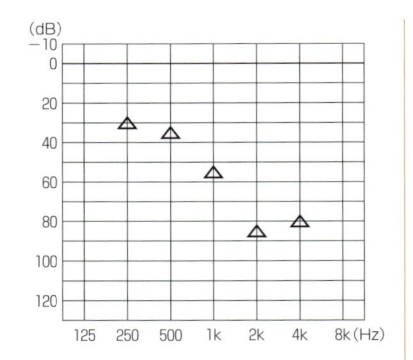

図10　ピープショウテストの閾値

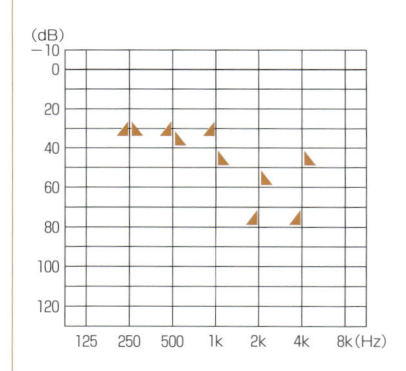

図11　左右耳別の装用閾値

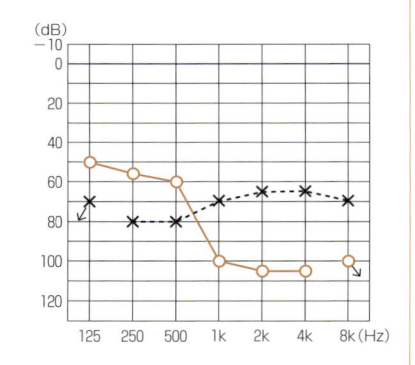

図12　左右耳で聴力型が異なる典型例

127 dB，500 Hz，1 kHz，2 kHz，4 kHz の利得をそれぞれ 12 dB，29 dB，42 dB，47 dB に調整した(図8)。左耳の補聴器は，最大出力 128 dB，250 Hz，500 Hz，1 kHz，2 kHz，4 kHz の利得をそれぞれ 18 dB，26 dB，35 dB，44 dB，48 dB に調整した(図9)。

　ピープショウテストによる両耳聴での平均聴力レベルは 58 dB であった(図10)。250 Hz，500 Hz，1 kHz は右耳で，2 kHz，4 kHz は左耳で聴こえた反応値と理解された。右耳装用時の平均装用閾値は 41 dB で，左耳装用時の平均装用閾値は 45 dB であった(図11)。右耳装用時の閾値は，全周波数共右耳で聴いた閾値と思われるが，左耳装用時の 250 Hz と 500 Hz の閾値は，裸耳の右耳の閾値であろう。

　6歳3か月時の CD を用いた左右の標準語音聴力検査(57S 表)の結果と，口

表1　6歳3か月と6歳5か月時の語音弁別能(57S表)

6歳3か月	裸耳右耳 50%(80 dB)	裸耳左耳 12%(100 dB)	裸耳両耳 42%(口頭)
6歳5か月	HA右耳 58%(口頭)	HA左耳 60%(口頭)	HA両耳 72%(口頭)

を隠しての対面口頭の裸耳での語音弁別能，および，6歳5か月時の右耳装用，左耳装用，両耳装用における口頭での語音弁別能を表1に示した。

　6歳3か月の結果は，児がこれまでほとんど右耳の低周波数部のみでことばを聴いていたことを裏づけていると思われた。

　6歳5か月時は，右耳装用では裸耳右耳の語音弁別能より8%だけよい結果であったが，口頭で行ったためとも考えられるし，バラツキの範囲とも考えられた。

　6歳3か月の左耳の結果は，左耳だけの聴き取り能力を示していると思われるが，6歳5か月の左耳装用では，右低音部の裸耳聴力と，左の1 kHz，2 kHz，4 kHzの補聴聴力が組み合わさって，よい結果が生じたものと解釈された。

　図12は，左右耳で聴力型が異なる典型例である。この場合，右耳は低音部の500 Hzまでだけを補聴し，聴取能力が劣っていると思われる1 kHz以上は無理に補聴しない。1 kHz以上は聴取能力が高いと思われる左耳だけで補聴する。こうして左右の聴こえのよい部分を合わせることで，周波数全体を補うことができる。

MEMO

- 心因性難聴

　心因性難聴が疑われた就学前の幼児に，筆者は遭遇した経験はないが，小学生以上の小児症例は，耳鼻咽喉科外来で検査を担当したことがある。ここでは，小学校高学年の児童が，学校の先生の話が聴きづらいと親に訴えるようになったということで，外来を受診した2例を紹介する。

症例1

　純音聴力検査を実施したところ，反応にややばらつきがみられたが，結果は得られ，平均聴力レベルは，左右耳共60 dB程度の水平型であった。本人に直接尋ねると，先生だけでなく，友人や親の声が聴き取りづらいことがあると訴えた。また，そのときの会話は極めてスムーズに進行した。ただし，意図的に声を小さくして話しかけたときには，よく聴こえないと訴えることがあった。

　この患者の聴力が30〜40 dB程度で得られていれば，会話時の様子と聴力

レベルとが矛盾しているとはいえない。しかし，測定値は 60 dB であったのでつじつまが合わなかった。

そこで，語音聴取閾値検査を実施した。児の平均聴力レベルは 60 dB なので，80 dB から 5 dB ステップで提示音圧を下げて測定したところ，4 つ目の 65 dB までは正答を記載し，5 つ目の 60 dB から無回答となった。この音提示を 6 回繰り返した結果，正答率は 65 dB まではすべて 100%，60 dB と 55 dB では 0% となり，語音聴取閾値は 65 dB であった。この結果は平均聴力レベルとほぼ一致し，矛盾はみられなかった。

そこで次に，提示音圧を 1 行ごとに変えて同検査を行った。1 行目は前と同じ 80 dB から，2 回目は 75 dB から，3 行目は 70 dB から，4 行目は 65 dB から，5 行目は 70 dB から，6 行目は 75 dB からであった。すると，提示音圧に関係なく，各行の 5 つ目から無回答という結果が得られ，提示音圧と聴き取りとの間の矛盾がはっきりと認められた。児が意図的に 5 行目から回答を書かない理由は見当たらず，また，詐聴と考えるのも不自然であったため，心因性難聴が疑われた。

会話時の様子と純音閾値とが矛盾する場合は，語音聴取閾値検査や語音弁別検査を（場合によっては手法を変えて）施行すると，患者の状態を探るヒントが得られることがある。また，純音閾値がおかしいからといって，純音聴力検査を時間をかけて丁寧に行っても，納得がいく結果が得られることはほとんどない。

1 週間後に実施した ABR では，30 dBnHL で反応がみられ，聴力はたぶん正常であろうという結論になった。また，半年後の受診で正常聴力が確認され，児の訴えもなくなった。

症例 2

純音聴力検査による平均聴力レベルは，左右耳共 65 dB であったが，ささやき声でも単語を聴き取ることができたため，正常または正常に近い聴力であるとの印象を持った。次に，語音聴取閾値検査を通常の方法で実施したところ，語音聴取閾値は，右耳 20 dB，左耳 15 dB であった。語音聴取閾値が 15 dB や 20 dB で得られる患者の純音聴力が，65 dB ということはあり得ない。語音聴取閾値は，平均聴力レベルと著しく異なっているが，会話時の印象とは一致しており，本症例は心因性難聴が疑われた。

第 2 章
小児の聴能言語指導

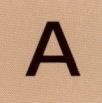

A 本章における指導段階

　本章では，難聴幼児の実際の指導例を10例挙げた。指導方法は，基本は聴覚-口話法であるが，子どもの受信能力に応じて，身振りその他の視覚的手段を補助的に用いている。指導段階については，言語理解の発達段階に沿って，前言語期～身振り期，単語獲得期，構文獲得期Ⅰ（二～三語文期），構文獲得期Ⅱ，構文獲得期Ⅲに分けた。

　ここでいう言語理解とは，基本的には音声言語の理解を指すが，難聴の程度が重い場合は，口形の手がかりのある理解も含む。理解に基づいた段階なので，例えば，発話がまだ出ていなくても，ことばが理解できるようになれば単語獲得期に入ったものとしており，単語レベルの発話しか出ていなくても，二語文の理解ができれば二～三語文期に入ったものとしている。ただし，難聴の発見が遅れた場合などは，構文の理解力に比して極端に語彙が少ない症例が見受けられることがあり，そのような症例は，実質的には1段階前の指導段階に位置づける必要がある。

　この症例集のねらいは，各段階を明確に区分けすることでも，構文という1つの概念で難聴児を一律に評価することでもない。さまざまな状態のさまざまな経緯をたどった難聴児の実際の症例から，難聴児の指導上の工夫や留意点を示すことである。実際，難聴児が10人いれば10通りの，20人いれば20通りの指導上の工夫や留意点があるといえる。また，成長の各段階で必要な配慮もある。大切なのは，1人ひとりをさまざまな角度から評価する目を養うことと，1人ひとりに合った指導を行うことである。

　ここではまず，本症例集における，指導段階，指導目標，指導内容について述べることとする。

1. 指導開始にあたって

　難聴と診断され，動揺している両親の心情を深い理解を持って受け止め，それを克服する道があることを示し，勇気づけ励ますことが指導の第一歩で

ある。
　新生児聴覚スクリーニング検査により超早期発見されるケースも増えつつあるが，この場合，出産直後の母親の心身の状態への配慮や育児支援が重要である。母親の本来の育児の喜びをできるだけ損なうことなく，難聴に対するケアが開始できるよう配慮する。生後数か月は，母子の安定した愛着関係が形成されることを優先的に考えたほうがよい。
　また，どの年齢で発見されても，両親が難聴について受容できないでいることもある。その場合は，無理矢理説得するよりは，指導を進めながら子どもの様子の変化を一緒にみていく過程で，徐々に受け止められるよう援助する。
　このように，わが子の障害と直面したばかりの両親の心情に配慮しつつ，難聴に対する正しい理解や指導の意図や意味についての理解をできるだけ得ておくことが重要である。
　指導開始にあたり，両親の理解を得ておきたい項目は以下のとおりである。
　(1) 難聴の種類と程度について：特に感音難聴と伝音難聴の違い，また，重い軽いという程度の違いだけではなく，聴力型の違いによる聴こえの違いについてなど。
　(2) 難聴がもたらす問題について：ことばの遅れの問題だけでなく，コミュニケーション態度や社会性にも大きく影響することなど。
　(3) 難聴児の指導方法について。聴覚－口話法，キュードスピーチ，手話法などの指導方法についての概略。聴覚を活用することの意義など。
　(4) 補聴器の効果と限界について：補聴器を装用しても正常聴力になるわけではないこと。補聴器を装用するだけでなく，傾聴を促す働きかけを積み重ねなければ効果を発揮できないこと。また難聴の程度が重度である場合には，人工内耳についても説明しておきたい。
　(5) 家庭環境の重要性と両親の役割について：療育の効果は，家庭の全面的協力があってはじめて得られるものであること。両親が子どもの療育に主体的に取り組むことが重要であること。そして難聴という障害は，治癒することはないが，非常に療育効果の高い障害であることも合わせて強調したい。
　(6) 福祉法について：身体障害者手帳取得などについて，できればケースワーカーなどの助力を得て説明しておきたい。

実際には，これらすべてを指導開始前に伝えきることは難しく，指導と併行して，機会あるたびにわかりやすく説明を繰り返す必要がある。また，一方的に伝えるだけでなく，両親の養育観，障害についての受け止め方などについて把握し，よく話し合っていくことも大切である。

2. 前言語期〜身振り期

1) 特徴
この期は前言語期から音声言語の理解が始まるまでの時期とする。発見年齢により子どもの状態は異なるので，発見年齢の発達的特徴に応じて指導する必要がある。表情や身振りでの基本的コミュニケーション態度が形成され，そして，補聴することで聴覚活用が進み，音やことばへの関心が高まる時期である。

2) 指導目標
- 聴力の精査（COR，ピープショウテストなど）。
- 補聴器の適合と評価。
- 母子の基本的コミュニケーション関係の成立。
- 表情や身振りでのコミュニケーションの成立。
- 音やことばへの関心を高める。

3) 指導内容
(1) 聴力の精査・補聴器の適合と評価
聴力検査は安定した結果が出るまで繰り返し行い，日常での補聴器装用時の反応も観察しながら補聴器の適合と評価を行う。

最適に補聴し，何か月経過をみても振動にしか反応せず発声も増えない場合は，難聴が極めて重度であると考えられる（「1章 B-6. 装用の評価（17ページ）」参照）。その場合は，補聴器による聴覚活用にこだわっていると子どもの言語発達は停滞してしまうので，視覚的コミュニケーションメディアの採用や，人工内耳について検討する。

(2) 母子の基本的コミュニケーション関係の成立，表情や身振りでのコミュニケーションの成立，音やことばへの関心を高める
母子のコミュニケーション指導は，子どもの情緒・社会性の発達に応じて

行う。0歳代は、運動面も認知面も劇的に変化し、母子の基本的な愛着関係が形成される時期である。音への反応を観察することも大切であるが、まず母子が十分に触れ合い、見つめ合い、感情の交流が豊かに行われるよう配慮したい。そこで、おむつや食事などの生活面の世話を毎日繰り返す中で、表情豊かに接し、子どもの反応を喜び、育児そのものを楽しむ気持ちが持てるよう母親をサポートする。

そして、動くものを追視する(1～2か月)、人の顔を凝視する(3か月)、母親を見分ける(4か月)、母親が視線を移したものに自分も視線を移す(4か月)、見たものに手を伸ばす(5～6か月)、物と母親の顔を見比べる(9か月)などの発達を考慮し、それぞれの段階での目や表情でのコミュニケーションを大切にするよう指導する。そしてこのようなコミュニケーションを深める中で、母親の声に気づき、または、母親と共に、さまざまな音に気づいていけるよう指導する。

10か月～1歳を過ぎ、動作の模倣や状況理解が進んできたら、表情や身振りによるコミュニケーションを充実させる。ばんざい、ぱちぱち(手ばたき)、おつむてんてん、など動作模倣そのものを楽しんだり、簡単な手遊びも取り入れる。さらに、ばいばい、ねんね、ぽい、あむあむ、おいしいおいしい、など状況に合わせてことばをかけるとともに、身振りも示す。何度も繰り返すうちに、身振りの意味がわかるようになり、難聴の程度が比較的軽い場合は、ことばに応じて身振りをするようにも導ける(ばんざい、いやいや、いーこいーこ、など)。難聴の程度が重い場合には、まず身振りの意味に気づかせ、模倣を促し、身振りに伴うことばの存在に気づかせるように繰り返し働きかける。身振りをできるだけ表情や口の動きと同時に見えるように示し、口の動きに意味があることを伝える工夫も欲しい。

発見が遅い場合も、まず表情や身振りによるコミュニケーションを充実させ、ことばの存在に気づかせる基礎を作る。

発見が遅れたことで母子がすれ違いを繰り返し、子どもの要求表現が、手を引いたりぐずったりすることであったり、母子が互いに直接ものを示すことで意思を伝える習慣がついていて、相手の顔を見ることが少なくなっているケースもある。そのような場合は、まず身振りでのコミュニケーションを確立し、相手への注目を高める必要がある。

いずれにせよこの時期は、母親がいかに子どもの関心や意図を受け止め、それを表情や身振りでのやり取りへと転換させるか、そしてそこからいかに

ことばの理解へと導くかが重要である。

　この時期の指導は，実際に子どもとのコミュニケーションのモデルを示したり，母子の実際のやり取りを VTR に録画し，画面を見ながら指導することが有効である。母親の生活記録をもとに，子どもとの毎日の生活の中での具体的な対応を助言する方法もよい。

3．単語獲得期

1）特徴

　単語レベルでのことばの理解が可能になる時期。初めは，音のリズムのわかりやすい幼児語，そして次第に成人語の理解が増え，それらしい発話も出てくる。高度〜重度の難聴児では，前段階よりも一段と母親の口元への注目がよくなり，傾聴態度も向上する。この時期にコミュニケーション手段は徐々に音声言語へと移行していくが，難聴の程度が重いほど，身振りや状況に依存する割合が高くなる。子どもの受信能力に合わせて身振りや絵，写真などの視覚的な手段を補助的に利用するが，徐々に状況や視覚的な手がかりに依存しないことばの理解を増やしていくことが重要である。前期で培った母子の共感性を基礎とし，子どもに身近なわかりやすいもの，子どもが興味を示したものをことばとして理解できるよう繰り返し話しかける。理解語彙の増加とともに音声模倣もみられるようになり，自発的な発話も徐々にスムーズになる。

2）指導目標
- 聴力の精査（ピープショウテスト，遊戯聴力検査）。
- 補聴器の適合と評価。
- ことばによるコミュニケーションの始まり。
- 幼児語，成人語の語彙の増大。
- 一語文のやり取り。
- 疑問詞の導入。

3）指導内容
(1) 聴力の精査，補聴器の適合と評価
　聴能面では，遊びの中に音の合図を組み込み，音を期待して待つという傾

聴態度を育てる。聴こえたときにボタンを押すいうピープショウテストができるように導く。早いケースでは，2歳の初め頃からイヤホンも装着できるようになる。イヤホンで左右耳の聴力が精査できたら，その結果に応じて補聴器の再適合と評価も行う。

(2) ことばによるコミュニケーションの始まり，幼児語・成人語の語彙の増大

言語面では，発達に合わせ，興味のあるもの，身近なもの，わかりやすいものから理解語彙を広げる。始めはリズムのわかりやすい，わんわん，ねんね，などの幼児語や，生活の中で繰り返される，ちょうだい，どうぞ，ない，あった，などの機能語を中心に話しかけ，次第に，音のわかりやすい成人語へと広げる。

この時期では，言わせるのではなく，まずは子どもの言いたいことを代わりに言ってモデルを示すこと，また，ただ教えるのではなく，子どもが興味を示したことをうまく取り上げ，それをことばとして伝えることが重要である。

理解されたことばは，できるだけ実際に繰り返し使用することが重要である。語彙が増えるにしたがい，個人差はあるが，音声模倣も上達していく。この段階では，ことばをつなげて早口で話かけても理解されない。状況に合わせて単語レベルではっきりと，しかもリズムやアクセントを崩さずに話しかける。

例えば，帽子は，「ぼ・う・し」などとリズムを崩さず，「ぼーし」と話しかける。パンダは，「ぱ・ん・だ」ではなく「ぱんだ」と話しかける。子どもの音声模倣もこの段階ではことばのリズムやアクセントを捉えていることが重要で，1つひとつの発音にこだわらないほうがよい。

生活場面でのその時々の話しかけだけでなく，わかりやすい絵や写真も積極的に使う。絵や写真は，身振りと同様に，話しかけていることの意味を伝えやすくする。繰り返しの多い簡単な絵本なども利用する。子どもが興味を持って注目傾聴するものほど早くことばも理解される。また，理解できることばが増えてくると傾聴態度も向上する。母親も話しかけるタイミングやコツがつかみやすくなる。絵本に並ぶ絵を順番に指差し，母親の顔を見て，ネーミングを要求して遊ぶ子どもも出てくる。逆に言われたものを子どもが指差しできるようになったら，聴覚だけで理解できるかどうかを確認することもできる。

(3) 一語文のやり取り

この期は，単語獲得期と呼ぶが，やり取りに用いる語は，単なる単語ではなく，一語文であることを忘れてはならない。ワンワン！は，いぬがいるね，という意味であったり，ブーブー！は，大きい車が来たよ，危い！，の意味であったりする。母子の間で，この意味のやりとりを十分に行うことが，コミュニケーションを深めるうえで重要である。

また，このように子どもと一語文のやり取りをするという意識を持つことにより，名詞ばかりでなく，動作語や形容詞なども広げるきっかけにもなる。ことばのつながりへの意識も自然に育てることができる。

(4) 疑問詞の導入

語彙がある程度蓄積されてきたら，疑問詞による問いかけも行っていきたい。「パパ，どこ？」と捜すポーズをしながら問いかけ，「いた！」とみつける。絵の一部を見せて「なーに？」と問い，絵を全部見せて「ぞうさんだ！」と伝える。このように，初めは子どもにいきなり問いかけて応答を待つのではなく，問いと応答を両方示すことで，疑問詞の理解を促す。子どもに問い詰めたり，質問攻めにしない。

4．構文獲得期Ⅰ（二〜三語文期）

1) 特徴

二語文や二語連鎖の音声での理解が可能となり，次いで三語文や三語連鎖の理解が可能となる時期。個人差はあるが発話も活発になり，次第に語をつなげるようになり，〜ね，〜よ，などの終助詞や，〜は，〜の，〜と，などの助詞も出始める。三語文や三語連鎖の理解も可能になると，語の羅列的表現は，次第に日常常套句的に言い慣れたものから，文章の体裁を整えていくことが多い。助詞は誤用が目立つ。自分からも疑問詞を用いて問いかけることができるようになり，また，これは何？だけでなく，何を食べる？などの疑問文にも答えられるようになる。

やり取りがしやすくなったという手応えができてくる。母親以外の家族や，発話を理解してくれる大人にも話しかけることが増えてくる。しかし，二〜三語文期の始めは，まだ経験を共有していないとやり取りが難しいため，コミュニケーションの主たる相手は母親である。

子どもの不明瞭な発話を，理解できなかったり，誤って理解したりする

と，ひっくり返って怒るのもこの時期に多い。伝えようという意識が高まってくるためであろう。できるだけやり取りをスムーズに成立させるためには，絵日記などを手がかりとしたり，母親から日常生活における子どもの様子や経験したことについての情報を得ておくことが大切である。

　子どもにとっても，STと話が通じることで話すことへの自信もできてくる。また，子ども自身でできることが増え，自立の第一歩を踏み出す時期でもあることが多い。

　自我の芽生えに伴って出てくる，ダメ，イヤ，などの子どもの自己主張を尊重して，上手に付き合うことで自立を援助することが要求される。ことばやコミュニケーションの指導も，このようなこの期の子どもの発達的特徴を踏まえる必要がある。

2) 指導目標
- 聴力の精査(左右別)。
- 補聴器の適合と評価。
- 語彙の増大と概念の形成。
- 二〜三語文の理解と表出。
- 助詞の使用の始まり。
- 何？，誰？で自分から問う。
- 疑問文の理解と応答。
- 音声言語によるやり取りの活発化。
- コミュニケーション相手の広がり。

3) 指導内容
(1) 聴力の精査，補聴器の適合と評価
　前段階の単語獲得期にイヤホンによる純音聴力検査ができなかった子どもも，この期のうちにはできるようになる。左右耳の聴力型に合った補聴器の再適合と再評価をする。徐々に補聴器の着脱の自立も促す。

(2) 語彙の増大と概念の形成
　語彙を広げる工夫は，前段階に引き続き続行する。この期に語彙がある程度蓄積されれば，動物，乗物，野菜，果物，などの上位概念を表すことばなども理解を促す。

(3) 二～三語文の理解と表出

　語の羅列を文章表現へと導く。誰々の何々という所有の表現や，「パパ カイシャ」，「オニーチャン イナイ」など，家族1人ひとりを話題にしたり，何色の何々など，ことばをつなげて表現するきっかけとなるような話題を提供する。ことばを1度に長くつなげることよりも，二語文のレパートリーが広がることが重要である。文章表現のレパートリーが広がるためには，名詞，動作語など，各品詞の語彙が増大する必要がある。

　雨→雨　ザーザー→雨(が)降ってる，または，雨(が)降ってない，雨(が)止んだ，というように日常生活で話題にできることから文章で表現する力を育てる。靴(を)はいて，靴(を)ぬいで，だけでなく，靴(が)きつい，靴(が)ゆるい，靴(が)汚れた，といった事態にも気づき，話題として取り上げる。

　このように日常生活で繰り返される活動や1つひとつの経験を簡単な文章で表現できるように導く。繰り返し話をするチャンスを増やすために，絵日記，絵カード，簡単な絵本や紙芝居も活用する。

(4) 助詞の使用の始まり

　まず，終助詞の他に，～は，～の，～と，などが使用できるようになる。助詞については，聴力や復唱能力に応じて対応が異なる。会話中に助詞の復唱もできそうな手応えがあれば，助詞も省略しないで話しかける。助詞の復唱が難しい場合は，無理に言わせない。

　この期の終わり頃には，助詞の種類や使用頻度も増えてくる。この段階では，丸覚え的な助詞の使用で十分で，助詞を誤っていても，とがめたり無理に訂正することはしない。

(5) 何？，誰？で自分から問う，疑問文の理解と応答

　質問応答関係では，この時期の始めに，何？，誰？への応答が可能になるが，次第に自分からも「ナニ？」，「ダレ？」と問うようになる。何色？，誰の？，何してるの？などの質問応答も1つひとつ丁寧に誘導したい。子どもを問い詰めるのではなく，「パパは何してるの　新聞を読んでるね」というように，問いと応答をわかりやすく示す。「お姉ちゃんは何してるの　お風呂に入ってるね」，「おばあちゃんは何してるの　テレビを見てるね」と繰り返す中で，質問応答の関係が理解されてくる。

　さらに段階が進むと，「朝ごはんは何を食べたの」，「パパと一緒にどこへ行ったの」，「誰が壊したの」など，過去のできごとについての問いに応答ができるようになる。

(6) **音声言語によるやり取りの活発化，コミュニケーションの相手の広がり**

この期の後半には，音声言語による会話が成立するようになり，ことばによるやり取りが活発になってくる。特に，コミュニケーションの相手が広がる時期でもあるので，母親以外の人にも伝えられるように援助することで，自信をつけることが重要である。

5．構文獲得期Ⅱ

1）特徴

構文の基礎を形成する時期。助詞は使用頻度が増し，語順も整ってくる。接続詞で文を長くつなげることもできるようになる。しかし，やや複雑な事態についての話になると，助詞の誤用や語順の乱れが多くみられる。日常会話にはほとんど不自由しなくなるが，次の段階の構文獲得期Ⅲに至るには，より豊かな語彙力，より複雑な言語形式へと導かなければならない。

この時期では，可逆文で，語順で主客が理解できるようになるが，助詞の機能の理解には至らない（例えば，AちゃんがBちゃんを引っ張った，という文章を聴いて，Aちゃんが引っ張った子で，Bちゃんが引っ張られた子であると理解できる。しかし，AちゃんをBちゃんが引っ張った，と聴いても，AちゃんがBちゃんを引っ張った，との違いについては気づけない）。

理解や興味の範囲が広がり，さまざまな話題にのることができるようになり，語彙や文章表現の力を広げるチャンスが増すようになる。さまざまな概念の学習も成立しやすくなる。過去や未来のことを話題にしやすくなる。音節分解ができるようになり，文字学習が進められるようになる。

友だちの話すことにも興味を持つようになるが，まだ自分中心に一方的に話をすることが多い。また，話の内容が断片的である傾向が強く，1つのテーマについて話し合うには，大人の援助が必要である。遊びの中では，友だちとことばを交わしながら遊ぶ姿が多くみられるようになり，幼稚園へのインテグレーションも進められる時期である。

2）指導目標

- 聴覚管理，補聴器管理。
- 構文の理解の促進。
- 文形式でのやり取り活発化。

- 知識の広がりと類推力の向上。
- 疑問文(疑問詞＋助詞～?)の理解と応答。
- 概念学習。
- 文字の理解，音節分解。
- 構音訓練。
- 子ども同士のコミュニケーションの活発化。

3) 指導内容
(1) 聴覚管理，補聴器管理
　聴覚管理を行うとともに，補聴器も故障がないか定期的にチェックする。電池のチェックなどは，子どもが自分でできるようにする。
(2) 構文の理解の促進，文形式でのやり取りの活発化，知識の広がりと類推力の向上
　構文の理解を促進するには，構文そのものを教えようとするのではなく，文章表現のレパートリーを豊かにすることが重要である。話題や知識の広がりとともに，さまざまな文章表現を習得するうちに，丸覚え的に使用していた助詞の機能に気づいていく。

　具体的には，絵日記などを利用して経験を言語化する。ことばの羅列ではなく，文章として表現できるよう導く。実際に母子でサンドイッチやホットケーキを作って，その作り方を順番に説明する。簡単な紙芝居形式にして何度も聴かせると，子どもが自分で説明できるようになる。

　物の機能や用途の説明をテーマにするのもおもしろい。ドライヤーは髪の毛を乾かす，トースターはパンを焼く，アイロンは洋服のしわを伸ばすなど，身近なものを順番に取り上げるとよい。

　生き物の生態についての話題も子どもが喜ぶ話題である。実際に生き物を飼ってえさをあげたり，世話をしてその成長の様子を観察したり，どんな物をよく食べるかを観察して，やはり簡単な絵日記や紙芝居風の絵を描くとよい。実体験を言語化するには，やはり何らかの教材を作ることが助けとなる。自然観察を扱った絵本もよいものがたくさんあるので利用できる。

　なぞなぞも文章表現のレパートリーを広げるうえで有効である。どろぼうを捕まえる人はだーれだ？，のような簡単ななぞなぞでよい。慣れてくると段々真似をして自分からなぞなぞの問題を出そうとするようになる。

　～する人，～するところ，～するもの，のようなことばを使えるようにす

ることも，文章で説明する力を高める。いろいろな物語も楽しめるようになるので，絵本もおおいに活用する。

　日常のコミュニケーション場面では，子どもの不完全な表現や誤った表現をとがめるのではなく，正しい表現を代わりに言って聴かせる。子どもの言いたいことがどんなことで，何を表現できないでいるかをよく見定め，それを補う形でやり取りできるよう母親指導する。

(3) 疑問文（疑問詞＋助詞〜？）の理解と応答

　質問応答では，誰が，誰の，何を，何で，何に，どこで，などのやり取りが行えるようにしたり，さらに進んで，どうして，どうやって，どんな，などの問いに対しても応答できるようにする。

(4) 概念学習

　昨日，今日，明日や，春，夏，秋，冬，などの概念は，子どもによって理解に時間がかかる場合があるが，図解や表でわかりやすく示すと，理解を促進することが多い。

　例えば，1週間の生活の流れを表に書き，日曜日はパパが家にいる日，○曜日は好きなテレビを見る日，などと絵で示し，毎日「今日は，○曜日だから，幼稚園に行くよ。明日は，○曜日だから○○しようね」と話かけるうちに，曜日や，昨日，今日，明日，についての理解ができてくる。

　抽象的なことばほど理解に時間がかかるので，視覚的に整理された教材で理解を助ける。

(5) 文字の理解，音節分解，構音訓練

　この時期には文字学習も積極的に導入し，音節分解を理解することや音を視覚的に確認することで，ことばの音韻的な成り立ちの理解を促進する。アの付くことば集めや，1つのことばがいくつの音からできているか，数を数える遊びも取り入れたい。必要に応じて構音訓練も始める。

(6) 子ども同士のコミュニケーションの活発化

　子ども同士のコミュニケーションが活発化し，遊びの中でもことばを交わすことが増えてくるが，まだ会話が長く続くことはない。共通の話題で話し合うためには，大人が話題の提示の仕方などを工夫したり，橋渡しの役割をしたりする必要がある。

　また，大人の援助があれば，さまざまなルール遊びが楽しめるようになる。だるまさんがころんだ，ドッジボール，いろおに，など，繰り返すうちに，ルールが理解できるようになる。ボールが当たったら外に出る，などの

ルールの説明も自分でできるようにしたい。ルールに従って友だちと遊ぶ楽しみを知るようになると，負けてもがまんしたり，相手の主張も受け入れるなど社会性も培われる。

　幼稚園のように大きな集団では，その子どもの受信能力にもよるが，難聴児は視覚的に判断して行動していることが多い。担任の先生に子どもの聴こえの状態やコミュニケーション能力について理解してもらい，母親や療育担当者と連絡を取り合える体制を取ることが望ましい。

6. 構文獲得期Ⅲ

1) 特徴

　日本語の基本的な文法の基礎がほぼできあがる時期。文章の意味を助詞を手がかりに理解できるようになり，助詞の誤用も減る。就学までにこの段階に達していると就学後の学習もスムーズに成立しやすい。

　話題も自分の経験を超えた未知のものにまで及び，外国や宇宙，大昔や未来，について話題にすることができ，冒険，などのような抽象的なことばも理解するようになる。1つのテーマでやり取りを続けられるようになり，少し援助すれば，少人数のグループの中で共通のテーマで話し合うことも上手になってくる。

　また，ことばを他のことばで言い換えたり，相手にわかりやすく説明する力もつき，自分のわからないことについて問うこともでき，自己学習も盛んになる。文字学習も進み，読解，作文能力も向上し，書き言葉（文字言語）も重要な情報源となる。複文，あげる，もらう，などを用いた授受構文，および，～される，という受動文などについては理解が深まるが，表現はまだ誤ることもある。

　ことばをほぼ自由に操れるようになり，一見大きな問題は感じられなくなるが，意外なことばを知らないことが多かったり，少し表現が変わっただけで通じなくなってしまうのが難聴児の特徴である。また，面と向かって1対1で会話することにはあまり支障がなくても，グループでの会話や雑談，または大勢の中で先生の話を聴くことは苦手である。特に中等度難聴では，発音もよいのでこのような問題がみえにくく，注意が必要である。どういう情報を落としているかに十分気をつける。

2）指導目標
- 聴覚管理，補聴器管理。
- 構文の理解と表出（授受構文，受動文，複文などを含む）。
- 知識の広がりと類推力の向上。
- 説明能力の向上。
- 物語の理解。
- 文字言語の習熟。
- コミュニケーションの相手への配慮。
- 難聴と向かい合うことへの援助。

3）指導内容
(1) 聴覚管理，補聴器管理
　補聴器が汗や雨でぬれないよう気をつけるなどの管理も，子どもが自分でできるようにする。
(2) 構文の理解と表出（授受構文，受動文，複文などを含む），知識の広がりと類推力の向上
　前期と同様，知識や興味の広がりとともに文章表現のレパートリーを広げることと，長文を聴いても理解できること，話の内容についての質問応答がスムーズにできるようにすること，などをねらう。質問に答えるだけでなく，相手に適切な質問ができることも重要である。助詞を正確に理解し使用できているか，にも留意する。
(3) 説明能力の向上
　ゲーム遊びのルールの説明，物語の説明など，相手にわかるような柔軟な説明能力を向上させる。また，「キケンハ　アブナイッテイウコトダヨ」などと，ことばを他のことばに置き換えて説明する力も育てる。
(4) 文字言語の習熟，構音訓練
　文字言語については，音読を豊富に行い，読解力も養う。しり取りなどの遊びもよい。自分で絵日記の文章を書くことも促したい。必要に応じて構音訓練も行う。
(5) コミュニケーションの相手への配慮，難聴と向かい合うことへの援助
　この時期には，難聴児同士の会話も，時には驚くほど通じ合えるようになるが，やはり健聴児の会話のペースにはついていけないことが多い。この段階では，実際の日常のコミュニケーション場面で困ることに対して，自ら工

夫する術も身につけさせたい。例えば，発音の不明瞭さのために相手に話が伝わらないときは，繰り返して言ったり，別の表現に言い換えてみたり，身振りを交えたりする。相手の話がわからないときは，わかったようなふりをせず，もう1度言ってもらうよう頼む。

　文字を使って確認する方法もある。幼稚園で先生の話がわからなかったら，友だちに尋ねるか後で先生に尋ねる。このような工夫は，自分が情報を取りこぼしていることを自覚していないと難しい。それは，子どもが少しずつ自分が難聴であることに気づき，そのことと向かい合うことで可能になってくる。

　この時期には，自分だけ補聴器を装用していることを，いぶかるようになる子どもも出てくるし，どうして自分は耳が悪いのか，と母親に尋ねる子どもも出てくる。母親はそこでうろたえてはいけない。それを子どもの成長と捉え，その成長を支えるような働きかけができるように導く。

　どんなにことばの力がついても，難聴であることを解消することはできない。難聴であることと，どう向き合っていくかということこそ重要である。子どもが本当に難聴児(者)としてのアイデンティティを確立するのはもっと先であろうが，幼児期の指導においても，そのような観点を持って子どもと接することが重要である。

　[付記]　次項の10症例は，いずれもS市心身障害総合センターで指導した症例である。当センターには，診療部門と通園部門がある。診療部門では，外来診療としての外来療育があり，通園部門では，難聴幼児通園施設，肢体不自由児通園施設，知的障害児通園施設における母子通園による療育がある。

　難聴幼児通園施設で療育にあたるスタッフは，言語聴覚士と保育士である。難聴幼児通園施設は，3歳までの低年齢時は週3日以上通園し，4, 5歳児は，それと併行して2, 3日幼稚園に通うケースが多い。年齢別のクラス分けで，保育士による保育と，保育士とSTで連携するコミュニケーション指導と，STによる個別指導がある。

　なお，当地域には，ろう学校があり，その幼稚部は，キューサインによる指導を行っている。ほぼ毎日指導があり，クラス活動のほかに個別指導もある。

　当地域では，就学は，小学校へ入学するか，ろう学校小学部に入学するか

の二者択一をすることになる。小学校では，通常の授業のほかに，ことばの教室で個別またはグループでの指導を行っている。ただし，ことばの教室のある小学校は，一部の小学校に限られているので，地域の小学校にことばの教室がない場合は，ことばの教室だけ他校へ通うことになっている。

B 症例

1. 60 dB 中等度難聴児
⇨ 1 歳半健診で発見された例

プロフィール

● 1 歳 7 か月時難聴診断。男児。両親，妹 2 人の 5 人家族。
【現病歴】 1 歳半健診の問診表から，児がささやき声での呼びかけに振り向かないことに母親が気づく。1 歳 7 か月時，当センター耳鼻咽喉科受診。難聴診断。補聴器装用指導のうえ，週に 1 回の ST 外来個別指導開始。
【聴力】 平均聴力レベル：右耳　63 dB，左耳　61 dB

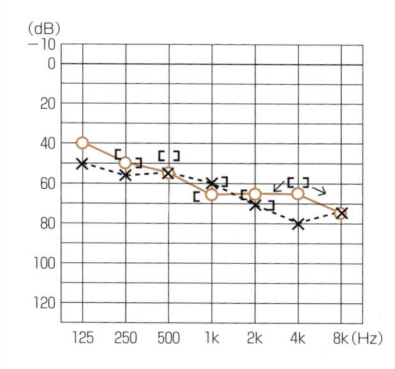

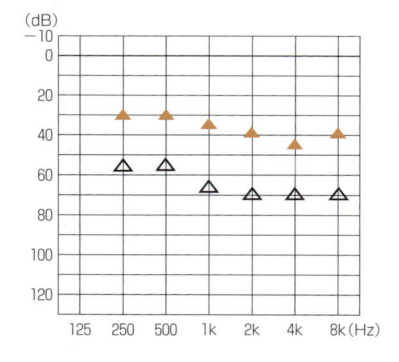

図1　聴力図（3歳0か月時）　　　図2　補聴器装用効果（3歳0か月時）

【発達】 運動発達，精神発達共に特に問題なし。

CHECK！
□ 中等度難聴児の指導上の留意点は何か。

【解説】

1歳半健診の問診表のチェックをするうちに，母親が聴こえの問題に気づいた症例である。日常の様子では，両親は特に心配はしていなかったので，改めて健診の意義を感じるところである。

中等度難聴の場合，呼べば振り返り，音への反応もかなりみられ，遅れ気味ながらことばも出てくる。そのため両親が，難聴に気づかないばかりでなく，なかなか子どもの障害を受容できずに，補聴器を拒否することも珍しくない。さいわい児の場合は，すぐに両親の理解が得られ，補聴器もすぐに常時装用が可能になった。

1歳代で指導が開始できたことで，言語やコミュニケーションはほぼ健聴児に近い形で順調に発達した。難聴幼児通園施設には通わず，幼稚園へのインテグレーションをベースとして指導を行った。

高度難聴児と比べると指導の頻度は少なかったが，中等度難聴特有の問題を折々に指摘し，それに対する指導をしたことには大きな意義があった。

指導経過

●指導開始当初の状態（1歳7か月）

やや人見知りするが，相手への注目はよい。活発に動き回るというよりも1つのおもちゃでじっくり遊ぶ。車や汽車を好む。補聴器を装用していないときは呼名に振り向いたり振り向かなかったりで，屋外に出ると反応が悪くなった。すでにおんも，おふろ，ぱぱなどのことばの理解があった。

発語も，パパ，ワンワン，ブーブー，などが出ていた。発語は1歳2か月から出始めたが以後それほど増えなかったとのことであった。

●単語獲得期（1歳7か月～2歳2か月）

1）聴覚管理・聴能

- **聴力検査**：聴力検査は，はじめはCORを行い，併行してピープショウテストができるように音に対する条件付けの練習を行った。4か月後の1歳11か月には，ピープショウテストが可能になった。その後すぐにイヤホンが装着できるようになり，2歳0か月には左右耳それぞれの遊戯聴力検査ができた。
- **補聴器装用指導**：補聴器は，4か月ほど交互装用で様子をみた。2歳0か月にイヤホンを掛けて聴力検査ができるようになり，左右の耳に補聴器適合を行い，両耳装用とした。

補聴器ははじめからあまり嫌がらず，特に遊びに夢中になると外すことはなかった。ハウリングの音を嫌がったので，補聴器の着脱は，必ずスイッチをオ

フにしてから行うよう母親に指導した。

以前は屋外での呼びかけへの反応が鈍かったが，補聴器を装用することでよく反応するようになった。家庭では，すぐ後ろからのささやき声に振り向くようになった。レンジの電子音や玄関のチャイムなど，離れた場所からははっきり反応しなかった音にも1つひとつ気づいていった。

電車のおもちゃで寝転んで遊ぶときは補聴器を外したがることはあったが，好きなビデオを見るときは，補聴器を両耳に着けたがるようになった。

2）言語・コミュニケーション

補聴器を装用して1か月ほどで，いかにも話をしているような喃語(なんご)様の発話の量が増え，テレビから流れる歌に合わせて鼻歌のように歌うことや，母親のことばの真似をすることもみられるようになった。

- **個別指導**：無理にことばを言わせようとしないこと，子どもの興味に合わせて話しかけること，十分に遊びに付き合うことなどを母親指導し，家庭での様子を記録してもらった。

聴能言語指導では，ままごとやはめ板でSTと楽しくやり取りができた。アッチッチ，チョウダイ，などのことばは，すぐに自分でも使えるようになった。また，児は，乳幼児用の絵本を見せると非常によく注目し，その中で繰り返されることばをすぐに真似して覚えた。それがきっかけで家庭でもよく絵本を見るようになり，寝る前の読み聴かせが習慣になった。

指導開始後順調にことばが増え始め，半年経った2歳0か月では，母親が，いつのまにか言えることばが増えてきて，記録が追いつかない，と感想をもらすほどになった。

児は，母親と毎日散歩を楽しみ，そこからも，ちょうちょ，あり，はっぱ，かわ，などのことばを獲得した。このように日常のコミュニケーション場面から自然に近い形でことばが吸収された。

- **言語理解と発話**：しかしこの時期は，理解と発話にはずれがあった。「食べる？」と問いかけると食べるまねをしたり，「泣いてるね」と話しかけると泣く真似をするなど，理解はしていても自分では言えないことばが多くみられた。そこで，理解していることばに照準を合わせて話しかけるよう母親に指導した。

また発話は，ふねを「ネ」，しっぽを「ポ」，でんしゃを「チャ」などと単語の一部分だけを話す傾向にあったので，母親は気にかけたが，必ず言えるようになるので気にしないよう伝えた。この時期の子どもの未熟な，あるいは不完全な発話は訂正したり言い直しさせるのではなく，まず理解して受け止めること，それから母親がもう一度代わりに正しく発話して確認することなどの対応法を指導した。

2歳を過ぎると，名詞以外の動作語や大きい小さいなどの形容詞も理解できるようになり，色名もわかるようになった。

●構文獲得期Ⅰ（2歳2か月〜3歳11か月頃）
　1）聴覚管理・聴能
　　聴力に変動なし。補聴器の調整の変更なし。
　2）言語・コミュニケーション
　　2歳2か月には，二語文の理解が確実になり，2歳9か月には三語文の理解もできるようになった。2歳3か月に初めて「ママ　イナイ」とことばをつなげ，2歳4か月で「コレナニ？」と問うようになり，単語の一部だけを発話することもなくなってきた。以後ほぼ健聴児の言語発達に近い伸びをみせた。みそ汁を「ミジウ」，いちごを「チチゴ」と言うなど，未熟な構音であったが，年齢的にも構音は発達途上と考え，様子をみた。
　・聴能言語指導の頻度の変更：この期になると，母親も児とどう接し，どうコミュニケーションを取るかについて自信もつき，児もそれに応えて順調な伸びをみせたので，耳鼻科医師と相談のうえ，指導の頻度を週に1回から月に1〜2回に減らした。STの役割は，経験の広がりに伴って言語も伸びているかどうかチェックし，母親の日常での具体的な対応についてアドバイスすることが中心となった。
　　また，折々の母親の疑問に答えた。例えば2歳の終わり頃，文章で話しかけるとき，助詞も入れて話しかけるほうがよいか，という問いに対しては，〜の，〜と，は出ていたので，助詞の存在にも気づけるのであるから，いきなり理解ができなくても，時間をかけて気づかせるつもりで，助詞も入れて話しかけたほうがよい。子どもが「クマサン　サンリンシャ　ノッテル」と言ったら，「そうだね，クマさんが三輪車に乗ってるね」と補って，もう1度聴かせるやり方がよいとアドバイスした。
　・集団参加：集団参加について母親とよく話し合った。児の自宅は当センターから遠距離にあり，母親の第2子出産もあって，難聴幼児通園児施設に頻回に通うことは難しかった。低年齢のうちに通園児施設に通う意義はあると考えたが，着実にことばも伸びており，無理には勧めなかった。
　　母親は幼稚園は年中クラス（4歳児クラス）から入園させたいと希望していた。自宅近くは子どもが少ない環境だったので，幼稚園に入園するまでは，親子教室などがあれば利用するとよいことなどをアドバイスした。
　　母親は，在住の町が主催している低年齢児の体操教室（週1回）を選び，3歳半から幼稚園入園まで参加した。母親によれば，児にとってこの集団参加は，家庭での生活だけでは得られない豊かな刺激が得られ，非常に有意義であったとのことであった。
　・言語検査：3歳7か月時に行ったITPA検査の結果は次のとおりであった。
　・ITPA検査結果（3歳7か月時）：全検査PLA　3-8
〈下位検査PLA〉
　　ことばの理解*　3-9　　絵の理解　6-2　　数の記憶*　3-3　　形の記憶　5-3

ことばの類推※ 3-1　絵の類推 5-0　文の構成※ 2-6↓　絵さがし 3-0
　　ことばの表現※ 3-2　動作の表現 3-11
　視覚-運動回路の下位検査(無印)では，生活年齢に比してそれを上回る力がうかがえたが，聴覚-音声回路(※印)では，半年あるいはそれ以上の開きで遅れていた。全体としては大きな問題はないが，難聴児に特徴的なプロフィールには変わりはなかった。
　母親には，次のように伝えた。「検査の結果は，あくまでも1つの参考として捉える。しかし，児は，一見して健聴児と変わらぬ姿ではあるが，見てわかることに比して聴くことについてはやはりハンディがあることは，認識して付き合うべきである。特に児は積極的に人とコミュニケーションを取るタイプというよりも，1人でおとなしく遊ぶ子どもであるので注意が必要である。母親が児と密にコミュニケーションを取り，その中で児が取りこぼしている情報に気づき，補う努力が必要である。絵本やテレビも1人で勝手に見せておくのではなく，できるだけ一緒に母子でやり取りしながら楽しむようにしたい」
　このように母親指導したうえで，STは，児とやり取りする中で，実際に児が取りこぼしている情報に気づき，それをどう理解へと導くかのモデルを示した。

●**構文獲得期Ⅱ**(4歳頃〜5歳6か月)
　1) 聴覚管理・聴能
　聴力変動はなし。
　2) 言語・コミュニケーション
　児が4歳0か月のとき，第3子が生まれ，母親が指導に通いきれなかったため，半年間は月に1回の聴力検査のときに様子を聴き，アドバイスを行った。児は4歳6か月で幼稚園に入園し，特に問題なく健聴児集団に適応していた。
・言語検査：4歳8か月で2回目のITPA検査を行ったが，その結果は次のとおりであった。
・ITPA検査結果(4歳8か月時)：全検査PLA　4-5
〈下位検査PLA〉
　　ことばの理解 3-9　絵の理解 6-8　数の記憶 4-10　形の記憶 5-11
　　ことばの類推 3-7　絵の類推 5-4　文の構成 2-9　絵さがし 5-10
　　ことばの表現 4-2　動作の表現 4-4
　全体に伸びが認められたが，相変わらず難聴児特有のプロフィールであった。母親は，上の妹が2歳を過ぎ，音への反応のよさ，ことばの吸収のスピードの早さを目の当たりにしていたところでもあり，児の持つハンディキャップを再認識した。
・聴能言語指導の必要性の再確認：STは，検査結果については，以前より伸びている点は評価できると考えたが，①家庭では，母親が2人の妹の育児に追われて児との会話に細かい配慮ができにくいこと，②発話が活発になり，

複文も多くみられるようになった割に，テレビを「テベビ」，すりっぱを「ツリッパ」，めがねを「メガメ」などという発音の誤りが目立つこと，③年齢的にも文字指導の適応があることを理由に，耳鼻科医師と相談のうえ，月2回程度の聴能言語指導を再開することにした。母親もこれを理解し，月2回，2人の妹を知人に預ける算段をした。

5歳から聴能言語指導を再開し，なぞなぞやしり取りなどのことば遊びや絵本の読み聴かせ，併せて文字指導を行った。母親によれば，児はSTとしたなぞなぞやしり取りを家でも母親や父親としたがり，改めて児と1対1で密にコミュニケーションを取る重要性を知ったとのことであった。文字指導では，すぐに音読も上達し，5歳半には絵本の音読ができるようになった。

● **構文獲得期Ⅲ**(5歳7か月〜)

 1) 聴覚管理・聴能

聴力変動なし。補聴器の調整の変更なし。

 2) 言語・コミュニケーション

助詞の誤りはほとんどなくなり，1つのテーマで話がそれることなく会話が深まるようになった。読解の指導を続けるとともに書き取りの練習もした。文字学習が軌道にのり，発音の誤りもほとんどなくなった。

・**就学に向けて**：就学を控えて，ほぼ年齢並の言語，コミュニケーションの力をつけたといってよい。しかし，これで難聴が治癒したわけではない。就学後も情報を取りこぼしていないか，学習面でつまずくことはないかなどについて注意して見守るように母親に伝えた。

また，児は，インテグレーションをベースとした外来指導を行ってきたので，難聴児の友だちは，2, 3人顔見知りがいる程度だった。また，母親も3人の子育てで精一杯で，難聴児を持つ母親との交流があまりなかった。そこで就学後に連絡し合える仲間を紹介し，また難聴児を持つ親の会への入会を勧めた。

 3) 就学前言語評価

・質問-応答関係検査(6歳2か月時)：総合　6歳代

日常的質問：6歳代	理由　　　：5歳代
なぞなぞ　：6歳代	説明　　　：5歳代
仮定　　　：5歳代	系列絵　　：6歳代
類概念　　：6歳代	物語の説明：5歳代
語義説明　：6歳代	文章の聴理解：5歳代

・ITPA検査結果(6歳1か月時)：全検査PLA　6-4

〈下位検査PLA〉

　ことばの理解 6-0　　絵の理解 9-7　　数の記憶 5-4　　形の記憶 8-0
　ことばの類推 5-6　　絵の類推 10-7　　文の構成 5-2　　絵さがし 6-7
　ことばの表現 8-5　　動作の表現 5-6

本症例の検討

　1歳半で発見され，補聴器も速やかに装用でき，その効果もすぐに確認できた。以後ほぼ順調な経過をたどった。日常のコミュニケーション場面から自然に近い形で言語が吸収された。

　そこで指導頻度は減らしたが，折々に中等度難聴児のみえにくい問題点をチェックし，アドバイスするという役割は重要であった。自然に近い形で言語が吸収されるといっても健聴児とは異なる。当然知っているはずのことばが意外に抜け落ちているのが中等度難聴児である。

　児も例外ではなく，定期的な言語検査の結果にそれが現れていた。特に，母親が2人の妹の出産と育児に追われていたこと，そして児が1人でおとなしく遊ぶタイプであったことから，日常生活から児の問題点に気づくことは少なかった。

　STは，絵日記，絵本，カルタ取り，なぞなぞなどを通して，児が未習得のことばや表現を具体的に指摘し，児が取りこぼしているものにまずは気づくことの重要性を母親に伝えた。

　また，最終段階で文字指導の持つ意義は大きかった。音読や読解の課題をこなし，あいまいに受信していたことばを視覚的に確認することができ，発音の誤りも，ほとんどなくなった。また，絵本の音読から得る情報も児にとって重要であったと思われる。

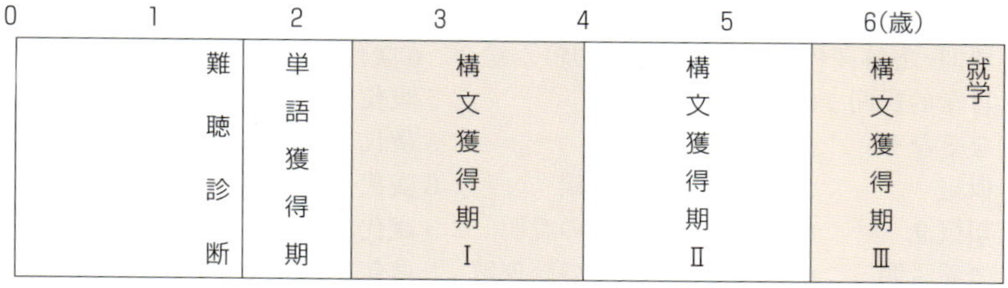

0	1	2	3	4	5	6(歳)
難聴診断		単語獲得期	構文獲得期 I		構文獲得期 II	構文獲得期 III / 就学

図3　指導経過

アドバイス

　重度難聴や高度難聴と比べると，中等度難聴は補聴効果も良好で，格段にスムーズに言語を吸収する。発話明瞭度もよい。しかし，そうであるからこそ，所々の情報が抜け落ちている場合にもそれに気づきにくい。そしてそれをそのまま放置すると，やはり言語は停滞する。就学後の学習にも大きく影響し，コミュニケーションの行き違いも招く。これは中等度難聴の落とし穴と呼ばれているが，この落とし穴にはまらないように指導することが肝要である。

　また，就学以降，何かの折に相談できる仲間がいるかどうかにも気を配りたい。中等度難聴児は，一見したところ健聴児と変わらないことが多く，自分のハンディを周囲に理解してもらえず，人知れず悩むこともありうるからである。当の両親でさえ気づかないこともあるので，何か問題はないか注意深く見守るよう両親に指導する。

　一番問題なのは，補聴器がなくても「聴こえる」と言って，補聴器を外してしまう場合である。多くは人目を気にしてのことであるが，よく聴こえることがいかに大切なことであるか，十分に指導する必要がある。

　高度難聴よりも楽に言語は伸びるが，中等度難聴は親も子も障害の受容があいまいになることが多く，かえって気づかないところで問題が大きくなってしまいやすいことに注意が必要である。

2. 80 dB 高度難聴児
⇒1歳半時指導開始例

プロフィール

● 1歳5か月時難聴診断。男児。両親，妹の4人家族。
【現病歴】 9か月頃，母親が音への反応が鈍いことに気づいていたが，様子をみていた。1歳5か月で当センター受診，難聴診断。週1回のST外来指導開始。1歳7か月時補聴器交互装用開始。
【聴力】 平均聴力レベル：右耳 90 dB，左耳 81 dB

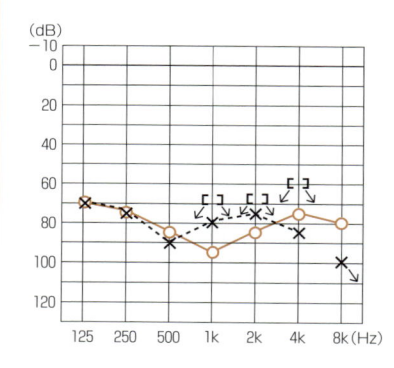

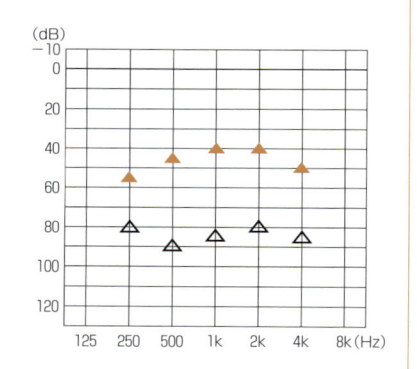

図1 聴力図(4歳0か月時)

図2 補聴器装用効果(4歳0か月時)

【発達】 運動発達，精神発達共に特に問題なし。

CHECK !
☐ 高度難聴児の言語発達を支える条件は何か。

【解説】
　高度難聴といっても80〜90 dB程度の残聴があれば，補聴効果も良好で，日常での反応も比較的良好な場合が多い。聴力型の違いや他の条件にもよるので，一概にはいいきれないが，100 dBを超える難聴になると，格段に音声言語の習得は大変になるのと比べると，聴覚活用はスムーズであると予測できる。
　児の場合，1歳代前半で発見され，特に，左耳はフラットな聴力型で

80 dB 台の残聴があり，装用閾値の平均も 40 dB 台で，コミュニケーション態度や発達に問題がなく，両親も熱心で協力的であるので，聴覚-口話法により高い療育効果が期待できた．

> **指導経過**

●指導開始当初の状態（1歳7か月）
人見知りが強く，慣れるのに時間がかかり，聴力検査室を怖がって入室を拒んだりしたが，慣れると視線もよく合い，動作や表情でのやり取りによく応じる．電話の受話器を耳に当てるなど物の操作もスムーズであった．

●前言語期〜身振り期（1歳7か月〜1歳9か月）

1) 聴覚管理・聴能
COR を繰り返しながら，併行して聴こえたらボタンを押す，などの条件付けの練習を行った．飲み込みが早く，1歳8か月にはピープショウテストが可能となり，およその補聴効果も確認できた．日常でも呼びかけへの反応は良好であった．

2) 言語・コミュニケーション
相手への注目が良好で，模倣もスムーズであったので，まず，やり取りできる身振りのレパートリーを広げるよう母親に指導した．すぐに指さしや身振りで，おいで，あっち，ちょうだい，だっこ，すわって，ばいばい，などを理解し，自分でも，あっち，ちょうだい，ばいばい，など簡単なジェスチャーを自発的に使うようになった．さらに，わんわん，にゃーおん，もしもし，なども身振りを見て意味を理解するようにもなった．

これらのやり取りを繰り返す中で，次第に身振りに伴う音声にも気づいてきて，1歳8か月には「アンアン（ワンワン）」と音声模倣らしいものも出てきた．

●単語獲得期（1歳10か月〜2歳4か月）

1) 聴覚管理・聴能
聴力検査では，聴こえたらボタンを押すという練習に飽きないように，はめ板などを報酬として用い，スピーカーによる聴力検査を繰り返し，補聴器の調整を行った．

2歳1か月を過ぎるとイヤホンが装用できるようになり，2歳3か月には，遊戯聴力検査で左右耳の聴力が明らかになった．

2) 言語・コミュニケーション
1歳10か月頃からことばの理解が増え始め，月を追うごとにペースが上がってきた．1歳11か月頃からは口形に注目してことばを模倣するようになり，2歳0か月では「パパ」，「オップ（コップ）」，「オーアン（ゾーサン）」，など自発的な発語が増え始めた．身の回りの物の名ばかりでなく，食べる，泣いて

る，などの動作語も，大きい，小さい，などの形容詞も，繰り返し話しかけることで理解できるようになった。

2歳2か月には7色ぐらいの色名も理解できるようになった。日常生活の中で少し強調し繰り返し話しかければ理解語彙は順調に増加した。言われたものの絵や写真を指さすことがスムーズにできたので，ことばの理解を確認することも容易で，その情報を日常での話しかけに役立てることができた。

この期の終わり頃には，理解したことばは，まもなく発話もできるようになるという具合になってきた。

母親は，児のことばが順調に増えてきたことで自信が持てるようになり，日常生活の中で児の理解できることばを実際に使用する機会を繰り返し作り，さらに児の興味・関心に沿って，新しく理解できそうなことばをタイミングよく話しかけることを心がけた。

●**構文獲得期Ⅰ**（2歳5か月～4歳1か月）

1）聴覚管理・聴能

遊戯聴力検査を定期的(月1回)に行ったが，検査装置についている新幹線のおもちゃに飽きてくると，持続時間が短くなり，一定時間注意を集中させるためには，はめ板を順番に入れたりといった工夫が必要であった。2歳代と比べると，むしろ3歳を過ぎてからのほうが，検査への集中が持続しなくなり，興味を引くための苦労が必要であった。

2）言語・コミュニケーション

・**二語文の段階**：この期に入ると，何？や，誰？の問いに答えられ，「パパは」と問えば，「バス」（バスに乗って行った）と返ってくるなど，やり取りらしくなってきた。初めて聴くことばでも復唱がスムーズになり，ことばの羅列も始まった(例：「ミッキー　アクシュ」，「デンキ　ツイタ」，「バス　ノル」)。

・**三語文の段階**：2歳9か月では，3語文の理解も可能になり，問われたことに対応した返答がさらにスムーズになってきた。

母親：「これ誰の靴？」
児：「ダイチャンノ」
母親：「Kちゃんの靴じゃないの？」
児：「チガウ」

語彙も，後で，今度，明日，などのことばを生活の文脈の中で覚え，ひとつ，ふたつ，1人，2人，など数に関する表現や男，女なども理解して使用するようになった。

・**質問応答**：2歳9か月に初めて「ナーニ」と自分から尋ねた。また，この頃には何？，誰？だけでなく，何してるの？，何を食べた？，どこへいったの？，誰がやったの？，などの問いに応じて答えられるようになった。

3歳代では，「コレハナーニ」が頻回になるなど，問うことが増えた(例：「ママ　ドーシタノ？」，「ナニ　ヤッテルノ？」，「オヒサマ　ドコイクノ？」，

「ドッチガ　イイ？」，「パパ　ナニツクッテル？」）。また，極く簡単ななぞなぞに答えられるようになった(例：「パトカーに乗っているのはだーれ？」，「オマワリサン」）。
- **助詞**：2歳の終わりには，助詞は語の羅列に，所有を表す〜の，や接続助詞の〜と，が混じる程度であったが，3歳代で，〜は，〜に，の使用頻度が増えた(例：「バスニ　ノッタンダヨ」，「キョウハ　アメ　フッテル」，「ジュースハ　ムシバニ　ナッチャウヨネ」）。

　〜から，〜たら，などで文をつなげることもできるようになった(例：「5ジニナッタラ　アンパンマン　ミル」，「アカチャン　ミミガ　チーサイカラ　ホチョーキ　ハイラナイノ？」）。
- **個別指導**：この期には，簡単ななぞなぞをしたり，興味のある絵本を利用して話の内容についてやり取りする課題を行った。また日常生活の中から絵日記で話題を取り上げたり，母親に体験に基づいたお話しカードを作ってもらい，1つひとつの絵を見ながら，文章でお話しするという練習をした。その際，助詞も含めた復唱に児がスムーズに応じることができたので，できるだけ助詞を省略せずに話すことを促した。

　この頃の児は，興味のあること(アニメのキャラクターの話など)ならば会話が続くが，興味のない話題(例えば，虫や花の話題)にはのらなかったので，できるだけ興味に合わせる工夫をした。
- **4歳頃**：この期の終わりには，語順が整ってきて，助詞の使用頻度もさらに増した(例：「ディズニーランドデ　ミッキート　アクシュシタカッタ」，「コーエンデ　バッタヲ　ツカマエタ」）。また，表現に幅が出てきた(例：「ダンダン　チャイロニ　ナッテキタヨ」，「Kチャン　カッテニ　タベチャッタ」，「ムズカシイカモシレナイ」）。

●**構文獲得期Ⅱ**(4歳2か月〜5歳代後半)

　1) **聴覚管理・聴能**

　聴力検査中に気が散ることが減り，一定時間検査に集中するようになった。聴力変動はない。4歳半頃，両親の強い希望で両耳にデジタル補聴器をフィッティングする。騒音のある車の中での話しかけが以前よりよく聴き取れるようになったり，それまで気づかなかった音に気づいたり(例えば，家にいて遠くのほうで野球の練習をしている音に気づくなど)という報告があった。

　2) **言語・コミュニケーション**
- **4歳代の様子**：4歳代になると，興味の広がりが出てきて，いろいろな話題で会話することができるようになった。また，相手の話の中のわからないことを尋ねるようになり，前期に比して会話がより続くようになった。語彙は，抽象的なものを理解するようになり，時間を表す概念は，頻回に話題にすることによって，昨日，今日，明日，毎日，来週，などを理解して使うようになった。

毎日の生活の中で，母親が児が理解できるまで繰り返し使ったことばは，かなり確実に習得していった。母親は日常会話の中に児の知らないことばをうまく取り入れ，機会を捉えて何度も使用し，児が理解できるまで導くことが上手になった。
　個別指導で取り組めることも増え，物の機能用途の説明をしたり，生き物の生態についての知識を広げたりする中で，文章レベルのやり取りを充実させ，構文の力の向上をねらった。

- **会話例**：この4歳代には，母親が嘘をついても，「ママ　サッキ　〇〇ッテイッタデショ」とごまかしがきかなくなり，くちごたえもするようになった。いろいろなことに疑問を持ち，父母を困らせることも多くなった。

　（例）
　児：「ロボコンハ　クチガ　ナイヨ。　ロボコンハ　ナニヲタベルノ？」
　父親：「ロボコンはロボットだからガソリンを飲むのかなあ。わかんないから聴いてみよう」
　児：「ドコデ　キクノ？」
　父親：「明日テレビで見てみよう」
　（次の日テレビを見て）
　児：「ロボコンハ　タベテナイヨ」
　父親：「……」
　母親との会話では，
　児：「オトナガ　オワッタラ　ナンニナル？」
　母親：「おじいさんやおばあさんになるんだよ」
　児：「ドーシテ　オジーサンニ　ナルノ？」
　母親：「みんな歳をとるんだよ」
　児：「ヤダー，トシヲトリタクナイ。オジーサントオバーサンガ　オワッタラ　ナンニナルノ？」
　母親：「死んじゃうんだよ」
　児：「ヤダー，Kチャン　シニタクナーイ」

　また，複文の使用がよりスムーズになり，また，なぞなぞに答えるだけでなく，問題を出すのも上手になった（例：「Kチャンハネ　ジテンシャノ　ホジョリンヲ　ハズシテ　コロンダケド　ナカナカッタヨ」，「タベテルアイダニ　オワッチャッタノ」，「ネルトキニ　カケルモノハ　ナーンダ？」）。

- **文字**：児は文字になかなか興味を持たず，4歳代後半にやっと少しずつ興味が出てきたが，音節分解（単語のモーラ数を捉えること）ができるようになったのは5歳近くなってからである。
　友だちの写真と名前（文字）をマッチングする練習をすると，興味を持ち始め，徐々に読みが可能となり，5歳代になると，簡単な文章が読めるようになり，単語レベルで書字もできるようになった。

- **構音**：それまで出ていなかった［k］の構音訓練を行った。この期の終わりには，産生可となり，発話明瞭度が上がった。
- **知識の広がり**：5歳代では，知っていることを得意そうに披露することが増え，説明能力の向上や興味，知識の広がりが感じられた(例：「コノネ　ワカバエンデ　カッテルメスガ　オスト　ケッコンシタラ　オスハ　シンジャッテネ　ソシテ　ツギニ　メスガ　タマゴヲ　ウンデ　ソシテ　チイサイカブトムシガ　デテクルンジャナイノ？」)。
- **集団参加**：4歳4か月で幼稚園に入園し，少しずつであるが，健聴の友だちとのやり取りが増した。しかし慣れ親しんだ通園施設の友だちほどは，スムーズに会話ができず，母親と離れて幼稚園に行くことを嫌がることもあった。1年かかって抵抗なく幼稚園に通うようになった。

● **構文獲得期Ⅲ**(5歳代終わり頃～)

1) 聴覚管理・聴能

特に聴力変動なし。

2) 言語・コミュニケーション

- **この頃の様子**：前期に引き続き，語彙は順調に増加した。日常生活の中ばかりでなく，絵本の物語の中からも語彙を吸収した。栄養，退屈，家族，安全などの抽象的なことばの理解も進んだ。この頃には，わからないことばを聴きとがめて，自分から説明を求める力も向上した。

　通園施設の少人数グループでの話し合いでも，テーマに沿って積極的に自分の意見を述べ，新しい提案もした。「モット　オオキイコエデ　イッテヨ　キコエナイヨ」などと，友だちの話に積極的に耳を傾ける姿勢も出てきた。助詞の誤りは，かなり減少していたが，授受構文などでは，表現の誤りがみられた(例：「オジーチャンチニ　イッタトキ　カードヲ　モラッタノ。　ソレヲ　パパガ　ボクニ　アゲタノ」)
- **個別指導**：個別指導としては，文字指導に重点を置いた。物語の音読，読解，簡単な作文，書字の学習を積み重ねた。また，絵などの手がかりのないところで，短いお話を聴かせ，その内容について質問応答するといった文章の聴理解を高める働きかけなどを行った。
- **構音**：［s］と［ʃ］の聴き分けができるようになり，それぞれの音に近い摩擦音が出せるようになる。
- **幼稚園**：年長児クラスになると幼稚園を嫌がることはまったくなくなり，友だちとの会話もよりスムーズになった。仲良しの友だちもできた。

3) 就学前言語評価結果

- 質問-応答関係検査(5歳9か月時)：全体　6歳代

　　日常的質問：6歳代　　　理由　：6歳代
　　なぞなぞ　：6歳代　　　説明　：5歳代
　　仮定　　　：6歳代　　　系列絵：6歳代

類概念　　：6歳代　　　物語の説明　：5歳代
　　　語義説明：5歳代　　　文章の聴理解：5歳代
• ITPA結果(5歳9か月時)：全検査 PLA　5-5
〈下位検査 PLA〉
　ことばの理解 9-4　　絵の理解 4-7　　数の記憶 5-7　　形の記憶 4-8
　ことばの類推 5-10　　絵の類推 5-7　　文の構成 4-7　　絵さがし 5-10
　ことばの表現 5-4　　動作の表現 5-2

本症例の検討

　母親は，児が2歳前後の低年齢時には，扱いの難しさを感じていたようだが，聴覚活用が進むにつれ，日常のコミュニケーション場面において言語学習をうまく成立させられるようになった。母親は指導を受けたことを家庭で十分に実行した。

　特に，児が未習得であることばをタイミングよく使用し，児が実際にそのことばを使えるようになるまで繰り返し働きかけることが上手であった。児も母親の働きかけによく応えた。

　STは，各段階でやり取りのモデルを示したり，母親に対して，その時々の課題について助言をすることで母親を後押しするという役割であった。児が3歳のときに母親は第2子を出産したが，父親や祖母の全面的な協力で通園施設を休むことなく，指導が継続できたことの意義も大きい。

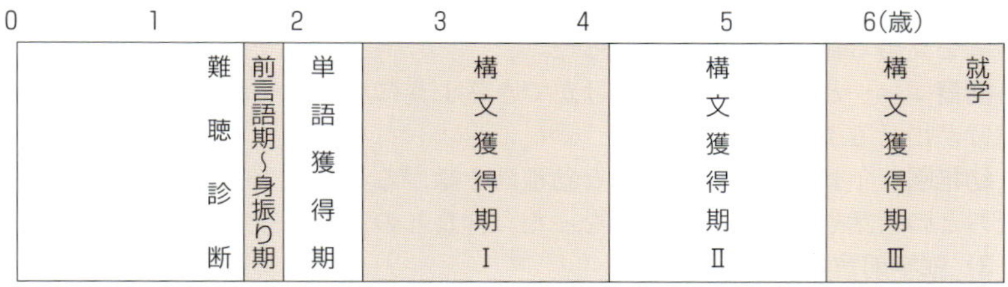

0	1	2		3	4	5	6(歳)	
難聴診断	前言語期〜身振り期	単語獲得期	構文獲得期Ⅰ		構文獲得期Ⅱ		構文獲得期Ⅲ	就学

図3　指導経過

> **アドバイス**

　高度難聴といっても 80 dB 前後の難聴では，良好な聴覚活用が期待できる。発見時期，本人のコミュニケーション態度や理解力，母親を中心とする家族の協力などの条件が整っている場合には，療育効果は非常に高いことが多い。

　しかし，これらの条件のいずれか 1 つでも満たされない場合は，その限りではない。特に，母親を中心とする家族の協力は重要であるが，療育者の指導的役割もおおいに問われるところである。

3. 90 dB を超える重度難聴児

⇒仕事を持つ母親が退職して療育に専念した例

プロフィール

● 1 歳 6 か月時感音難聴診断。男児。両親，兄 2 人，祖父母の 7 人家族。

【現病歴】　10 か月時，耳が聴こえないのではないかと祖母が疑う。1 歳 6 か月に A 大学耳鼻咽喉科受診。感音性難聴診断。1 歳 9 か月よりろう学校幼稚部で教育相談を受ける。1 歳 11 か月時に当センター耳鼻咽喉科受診。週に 1 回の外来 ST 個別指導を開始する。

【聴力】　平均聴力レベル：右耳　94 dB，左耳　93 dB

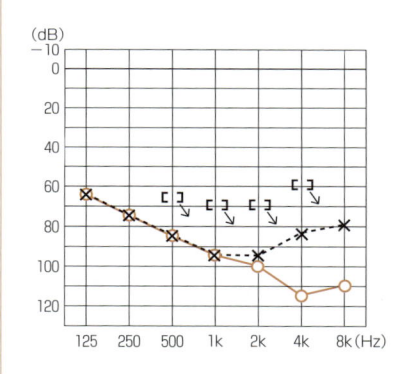

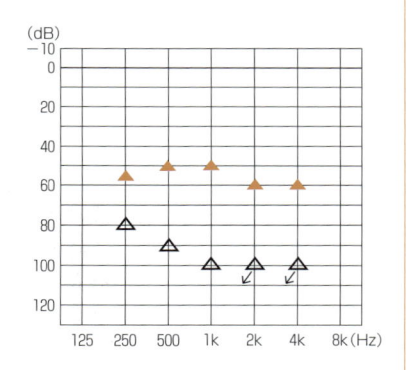

図 1　聴力図（9 歳 5 か月時）　　　図 2　補聴器装用効果（9 歳 5 か月時）

【発達】　心理発達検査結果（2 歳 5 か月時）
　　　　新版 K 式発達検査（DA）　　全領域　　：2 歳 4 か月
　　　　　　　　　　　　　　　　　　姿勢・運動：2 歳 3 か月
　　　　　　　　　　　　　　　　　　認知・適応：2 歳 8 か月
　　　　　　　　　　　　　　　　　　言語・社会：1 歳 4 か月

【解説】
　10 か月時に祖母が聴こえを疑ったにもかかわらず，母親が就労していたこともあり，難聴診断は 1 歳 6 か月時となった。難聴発見後も，母親が

しばらく療育と仕事を両立させていたが，児が2歳6か月の時退職し，以後療育に専念した。重度難聴児である児にとって，母親が常に児の傍らに寄り添う決意をしたことの意味は大きい。母子で通園児施設に4年間通い，児は確実に言語力やコミュニケーション能力を伸ばした。

CHECK！
□ 難聴乳幼児を持つ母親の就労についてどう考えるか。
□ 高度〜重度難聴児の構音訓練の開始の時期はいつ頃が適当か。また，高度〜重度難聴児の構音訓練を行ううえでの留意点は何か。

指導経過

●指導開始当初の状態（1歳11か月時）

児は，当センターで指導を開始する前に，3か月間週に1度ろう学校の教育相談に通っていた。まだことばは出ていなかったが，他者への注目がよく，事物や絵を見ると身振りで伝えてくるなど，動作や身振りでのやり取りを活発に行っていた。

家庭では兄たちの行動を真似て遊ぶことが多かった。また，意思表示がはっきりしており，周りの人が児の気持ちを理解しやすかった。補聴器を装用すると，雷の音を怖がる，飛行機，自動車，トラクター，ハト時計の音に気づくなど，生活音への反応がすぐにみられた。また，音楽が聴こえてくるとそれに合わせて声を出して歌うような仕草もみられた。

母親は仕事に生き甲斐と責任を感じており，難聴発見後もすぐに仕事を辞めることができず，仕事の都合をつけて週1回の指導に来ることがやっとであった。

●前言語期〜身振り期（1歳11か月〜2歳0か月）

1）聴覚管理・聴能

2歳0か月頃には，自分から着けて欲しいというように補聴器を母親の所に持って行くことがみられた。ピープショウテストでは，音が聴こえるのを待てるようになった。生活場面では，アニメ番組の曲に合わせて踊ったり，電話の音が鳴ると聴こえたことを身振りで表現するようになった。聴力検査の条件付けの練習のために，楽器音で条件付けの練習を行ったところ，和太鼓であれば条件付けができるようになった。

2）言語・コミュニケーション

他者への注目は良好で，動作や身振りの模倣もスムーズであった。母親には，十分に注目させてから動作や身振りをとともに簡単な繰り返しのリズムのある音声で話しかけること，また，母親不在の日中に児の世話をする祖父母の協力も得るために，使用する動作，身振り，音声は家族間で共通することを指

導した。

 2歳0か月で，ねんね，くさいくさい，しゅっしゅ（歯磨き），ちょーだい，おいで，などの身振りの理解がみられた。また，ちょーだい，おわり，まって，もう1回，などの身振りの自発的な使用がみられた。

 この頃より口元への注目が高くなり，発声の種類も増えて「ママ」，「ババ」，「パパ」などの口唇音を発音できるようになった。また，「アーオン（ニャーオン）」，「ブーブー」，「イーオー（ピーポー）」など，母音中心の音声模倣ができるようになった。

●単語獲得期（2歳1か月〜2歳8か月）

　1）聴覚管理・聴能

 2歳1か月でピープショウテストが3周波数で可能になり，2歳3か月には，補聴器を装用してスピーカーによる検査ができるようになった。その後は，はめ板などの報酬を組み合わせてピープショウテストを繰り返し，補聴器の調整を重ねていった。2歳7か月時には，イヤホンによる遊戯聴力検査が可能になった。

　2）言語・コミュニケーション

 2歳1か月には，児の興味に合わせて，身近なものを繰り返し話しかけることにより，理解語彙が増加していった。特に動物を好み，絵を見せながら，わんわん，にゃーお，ぞーさん，ぴょんぴょん，などのことばは，口形の手がかりがあれば理解できるようになった。その1か月後には，「ワンワン」，「ピーポー」，「ブーブー」などの表出が確認できた。また，身振りによる命名行為も盛んになってきた。

 2歳4か月には，口形の手がかりなしに音声だけで，幼児語の絵カードをポインティングできるようになった。表出では，「アンパンマン」，「カンパーイ」，「ピョンピョン」，「ニャーオ」などの発語もみられた。

 児は何事にもすぐに興味を示し，口形への注目やことばへの傾聴態度も良好であった。重度難聴ながら補聴効果は確実に得られており，療育効果は非常に高いと予測できた。週に1回の指導で，6か月以内で発話も出てきた。しかし，忙しいスケジュールの中でやりくりして通って来る母親の表情は，どちらかというと堅く，時には疲労をにじませていた。児の療育に手応えを感じるようになってなおさら，仕事をしていることが負い目になっている様子であった。

 STとしては，母親の仕事上の責任にも理解を示しつつ，児の立場に立って考えると，今の余裕のない生活は，療育上は望ましくないことを伝えた。今後さらに児とのコミュニケーションの内容を広げるためにも，児と生活経験を共有することが非常に重要な意味を持つことも伝えた。

 結局母親は，児の療育の一番重要な担い手は自分であり，その療育は，自分にしかできないという結論を出し，児が2歳6か月のときに退職を決意した。

同時に難聴幼児通園施設に入園することを決めた。

　こうして療育に専念することになると，母親は熱心に子どもに寄り添い，繰り返しことばをかけていくように努めていたが，逆に児は情緒的に不安定で，すぐにぐずって泣いてしまうことが多かった。通園施設への初めての集団参加ということもあったが，これまで母親と離れている時間が長かったため，ずっとそばにいることに児が戸惑い，まるで母親の愛情を試しているかのようでもあった。母親もまたそうした子どもの気持ちがつかめずに戸惑っている様子であった。しかし，それは困った状態ではなく，親子の関係をしっかりと再構築する契機であると捉え，じっくりと子どもと向き合うように母親を指導した。

　一方，言語面では母親が常にことばをかけていくことで，おうち，かばん，こっぷ，たおる，ぼうし，くつ，などの成人語を含めて理解語彙の増え方は確実にスピードアップした。表出も，「クツ」，「オハナ」，「サカナ」などの成人語がみられるようになり，「パパ　ドーゾ」などと単語をつなげることも時折みられるようになった。

　2歳7か月には，身振りをつなげて「○○チャンノフウセンガ　トンデイッテナイチャッタ」と過去の出来事を思い出し，伝えようとすることがみられた。

　2歳8か月には，理解語彙は約120語となり，そのうち8割以上が名詞で動作語は1割ぐらいであった。

●**構文獲得期Ⅰ**（2歳9か月〜4歳4か月）

　1）聴覚管理・聴能

　聴力の変動はみられなかった。3歳0か月には，補聴器の扱い方が上手になり，自分でスイッチも切るようになった。3歳1か月には，リトミック遊びで，エレクトーンによる曲を5曲まで聴き分けて踊れるようになった。日常でも足音やカップを置く音などにすぐに気づくようになった。

　2）言語・コミュニケーション

　2歳9か月に，大小＋名詞の二語連鎖を口形の手がかりがあれば理解できるようになった。このときに表出できる語彙の数は130語となり，発音もいくつかのことばがはっきりしてきた。この頃，母親はだいぶ話が通じ合うようになったと感じ，児に働きかけていくことの手応えをつかんできていた。簡単な絵本の読み聴かせをよく聴いているようになり，また，母親が書いた絵日記から語彙を学習できるようにもなった。と同時に，「パパ　イナイネ」という2語文の表出がみられ，ごく簡単な受け答えができるようになった。
〔(例)ST：「お父さんは？」　児：「オシゴト」，ST：「お兄ちゃんは？」　児：「ガッコウ」。〕

　3歳1か月には，何気なく話したことばでも聴き取れることが増え，日常会話の中から急速にことばを獲得し始めた。また，二〜三語文の発話が活発にな

り，〜と，〜の〜，〜は，〜よ，などの助詞がみられるようになった。この頃の表出は，「オネエチャント　ニーチャン　プール」，「Aチャンノ　ママハジテンシャ」などであった。

　文での表出が盛んになる一方で，鼻咽腔構音と音の置換や省略による発話の不明瞭さのために，相手に伝わらないことも多かった。そうした中で唯一自分のことを理解してくれる人として母親を必要とするようになり，母親も自分が常に子どものそばにいて支えていくことの大切さを実感し，ようやく母子の関係が安定したものとなった。母親に援助してもらいつつ，何とか相手にわかってもらうまで話そうとする態度がみられてきた。

　3歳2か月時の言語検査では，大小＋色＋名詞，動作主＋対象＋動作，の三語文や三語連鎖の理解が確認できた。表出においても，「パパノ　オミヤゲスゴーイ」，「オニーチャン　オバーチャン　オルスバン」，「ナガイ　ハシ　ワタルヨ」などがみられた。この頃は，大人の話をよく聴いて理解しようとすることが増え，わからなくても状況やキーワードとなることばをもとに，見当をつけて理解しているようであった。

　また，日常生活場面では「お風呂から　出たらね」，「ご飯を　食べてからね」，「1つだけだよ」ということばを理解し納得できるようになった。母親は，経験を絵日記にまとめて繰り返し児と話したり，できるだけ実物を見せたり触らせたりして印象をより深くすることで，新しいことばを獲得させるように心がけていた。

　すでに母親は，日常の中での言語学習の指導をうまく実践できるようになっており，次に取り入れられそうな語彙を母親と話し合っていくことが指導の中心となっていた。

　3歳後半では，動物，乗物，果物，野菜，鳥，虫，などの上位概念語や，さらに，大人，子ども，新しい，朝，夜，明日，などの概念の理解も進んだ。

● **構文獲得期Ⅱ**（4歳5か月〜5歳5か月）

1）聴覚管理・聴能

　聴力の変動は特にみられず，補聴器の装用状態も良好であった。

2）言語・コミュニケーション

　さらに語彙を広げつつ疑問文での質問応答や，構文の力をつける指導に入った。4歳中頃には，1つの文章に2つ以上の助詞が入るようになり，文の形が徐々に整ってきた。「ジイチャント　オバアチャンハ　ジャガイモバタケニ　イッタヨ」，「キョウハ　ママハ　バレーボールニ　イクヨ」，「ハルニナッタカラ　ヘビガ　デテキタノ」，「オバアチャンハ　ドコヘ　イクノ？」，「ドウシテ　〇〇チャンハ　オハナシ　デキナイノ？」。

　文字にもすぐに興味を示し，4歳中頃に自分の名前が見分けられた。4歳後半に簡単な文章が読めるようになったことは，助詞の理解を促すのに役立った。そして5歳前半には助詞の理解が進み，誰が　ひっぱった？，誰を　ひっぱ

った？, などの疑問詞＋助詞の疑問文に応答が出てきた。今日, 昨日, 明後日, 一昨日, 曜日, 春夏秋冬, などの概念の理解もさらに進んだ。

この頃の表出は次のようであった。「○○ハ　バレーボール　アキチャッタカラ　モウ　イカナイヨ　ママハ　オニイチャント　フタリデ　イッテネ」,「○○ハ　オウチデ　オベンキョウシタリ　ビデオヲ　ミタリシテ　マッテルノ」,「コンドノ　キンヨウビニ　ホンガ　アルカラ　モッテクルネ」。

4歳6か月より通園と併行して幼稚園にも入園した。幼稚園でも家庭でもやはり発話の不明瞭さのため伝わらないことが多く, 構音改善の指導を行うとともに, コミュニケーションの方法として, 繰り返し相手に伝えることや言い方を変えて説明を加えながら伝えることを指導していった。

3）構音

自発話も盛んになってきたが, 依然として鼻咽腔構音と置き換えが目立っていたため, 4歳中頃より, 文字の学習と合わせて構音訓練を開始した。

構音点法と触覚によるフィードバックを組み合わせて訓練を行ったところ, 鼻咽腔構音は呼気を口腔から出せるようになり, 3か月後から自発話の中でも改善が認められた。5歳になると, 単語レベルでカ行音の改善がみられた。相手に伝わりやすくなったことで自信となり, 積極的に話すことが増えてきた。

●構文獲得期Ⅲ（5歳6か月〜）

1）聴覚管理・聴能

聴力の変動はみられなかった。母親よりFM補聴器の使用についての要望があり, 就学を前にした6歳1か月頃より試聴を始めた。児も遠くの声も聴こえると喜び, すぐに使用が可能となった。

2）言語・コミュニケーション

この期になると, 日常会話の中から語彙を獲得できることが増えてきた。通園施設でのグループ指導による話し合いの場面では, 他児の発言への傾聴態度も非常によく, 話を聴いて質問を考えたりすることができた。唐突に話しかけられたことの理解はまだ難しいが, すぐに「○○ッテ　ナンデスカ？」と問い返すようになった。

構音が改善してきて発話が明瞭になってくると, 幼稚園での生活が楽しくなり, 行事や経験したことを説明するようになった。また, 自分で幼稚園の友だちと遊ぶ約束をするようになり, 子ども同士の関係が大きく進歩してきた。この頃の表出は次のようであった。

「ママハ　ムカシ　○○ヨウチエンニ　イッテ　イタノ？」,「○○センセイハ　ナンテ　ナマエニ　ナルノ？」,「キョウハ　トケイヲ　ツクッタノ　アシタハ　ハコニ　ハルノ　ハコハ　ヨウチエンデ　ツカウカラ　ステナイデネ」。

文字を, 大変気に入って友だちに手紙を書いたり, 短い日記も毎日欠かさず

に書いていた。文字の効果もあり助詞の誤りは目立たなくなってきた。

3) 構音

カ行音, ガ行音は指導により会話の中でも改善した。これにより発話明瞭度は, 非常に改善した。集団参加における QOL に大きく寄与したと思われる。サ行音については, 改善は困難であった。

4) 就学前言語検査結果

- ITPA 言語学習能力検査の結果
    6歳1か月時；全検査 PLA は5歳5か月
    ことばの理解 5-6　絵の理解 7-2　数の記憶 5-4　形の記憶 6-4
    ことばの類推 5-6　絵の類推 6-11　文の構成 3-9　絵さがし 6-10
    ことばの表現 5-11　動作の表現 6-11

本症例の検討

90 dB を超える重度難聴であるが, 就学時の言語力はほぼ年齢相当のレベルに達した。児がこのように言語力を伸ばすことができた要因として, まず幼少時よりコミュニケーション態度が良好で, 何事にも意欲旺盛な性格であったことが, 挙げられる。

また, 母親に児のレベルに合った語彙や文を日常会話で用いる能力があったことも大きな要因と思われる。しかし, 一番大きな要因は, 児の能力を引き出すために母親が仕事を退職し, 児の療育に専念したことであった。

長年小学校教員だった母親は退職にあたってはおおいに悩み, 初めは長時間わが子と過ごす生活に戸惑っていた様子であったが, 通園生活の中で改めて母子の関係を築きあげ, 他の親子との交流も深めていった。そして, 子どもの療育に専念したことで得られた充実感は, 仕事をしていたときのそれよりも勝るという感想をもらすほどになった。

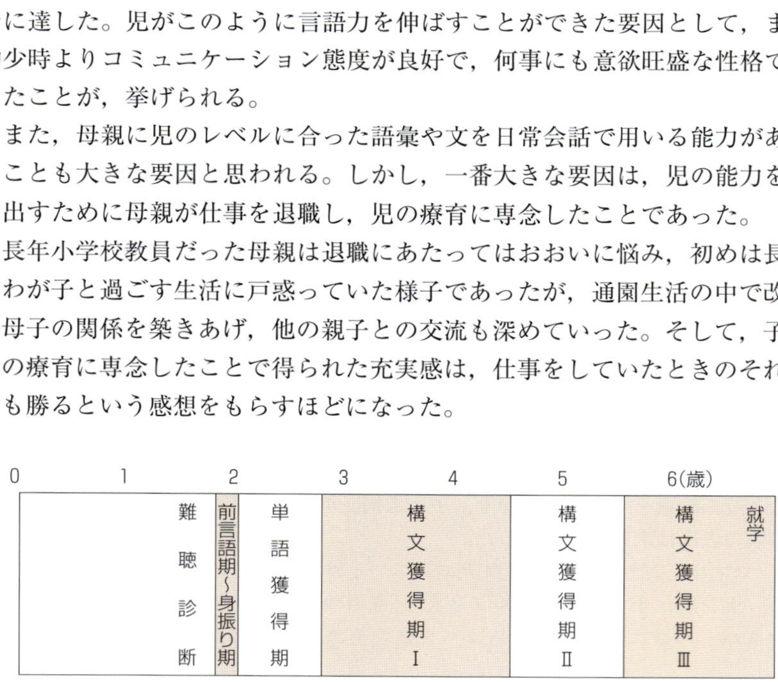

0	1	2	3	4	5	6(歳)
難聴診断	前言語期～身振り期	単語獲得期	構文獲得期 I	構文獲得期 II	構文獲得期 III	就学

図3　指導経過

児は，現在小学校4年生であるが，母親は再び非常勤の教員を始めた。母親は，教員として子どもたちをみる目が変わり，自己表現のうまくない児童に，より目が向くようになったと言っている。

アドバイス

難聴児に限らず，乳幼児期の子どもにとって，母親の存在はかけがえのないものである。安定した母子の関係をもとにしてこそ，周りの世界への興味や関心が広がり，その興味に沿ってことばをかけていくことで，言語が獲得される。

特に難聴児は，日常の中で1つひとつの場面を捉え，繰り返しことばでのコミュニケーションを積み重ねていく必要がある。まさに生活の中での関わりこそが療育の中心といってもよい。

早期発見や補聴効果など他の条件がどんなに整っていても，日常生活を共にし，その時々の子どもの気持ちを捉えてことばにしてくれる母親（養育者）の存在を抜きにしては，療育の効果は望みにくい。

昨今では，仕事を持つ母親は少なくないが，きめ細やかな療育を積み重ねていくためには，乳幼児期では特に，また，難聴の程度が重ければ重いほど，仕事との両立は困難であろう。

経済的な事情などでどうしても母親が仕事を続ける場合は，生活の中で母親に代わって子どもに十分な時間をかけることができる者の存在が必要である。また，母親が安心して難聴児の療育に専念できるような，公的援助の充実も図られるべきであろう。

なお，高度～重度以上の難聴児の発音は，不明瞭なことが多いが，［s, ʃ, tʃ, ts, dz］などの摩擦成分のある音は，特に苦手である。しかし，母音のイ列，ウ列にみられがちな鼻咽腔構音に改善がみられ，タ行とカ行が会話中で区別して発音できるようになるだけでも明瞭度はかなり上がる。

友だち同士のコミュニケーションが広がる時期（指導段階でいえば構文獲得期Ⅱ頃）には，個々の構音の状態に合わせて，可能な範囲で構音訓練を行いたい。文字指導と合わせて行うとスムーズにいくことが多い。もちろん日常会話中に神経質に発音を注意して，子どもの自信をなくすような対応は禁物である。

4. 100 dB 最重度難聴児
⇒聴覚活用が困難であった例

プロフィール

● 2歳1か月時初診。男児。両親，兄の4人家族。
【現病歴】 1歳半頃，母親は兄に比してことばが遅い，音への反応が悪いと思っていた。2歳0か月時にA病院耳鼻科を受診。難聴と診断される。2歳1か月時当センター耳鼻科初診。高度難聴と診断。2歳2か月時補聴器装用指導。ST外来個別指導開始（週に1回）。
【聴力】 平均聴力レベル：右耳　104 dB，左耳　101 dB

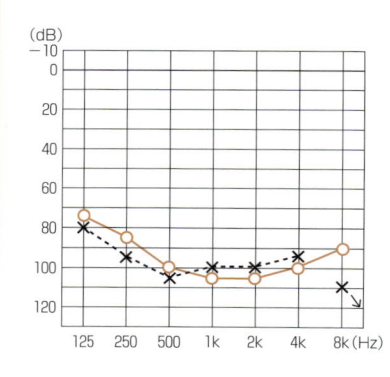

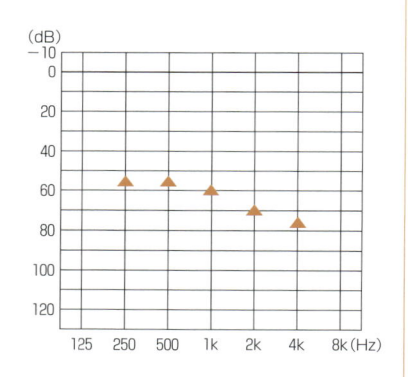

図1　聴力図（3歳2か月時）　　　図2　補聴器装用効果（3歳2か月時）

【発達】 心理発達検査結果（2歳3か月時）
　　　新版K式発達検査（DA）　全領域　　　：1歳10か月
　　　　　　　　　　　　　　　姿勢・運動：1歳11か月
　　　　　　　　　　　　　　　認知・適応：2歳0か月
　　　　　　　　　　　　　　　言語・社会：1歳2か月

CHECK！
□ 最重度難聴児のコミュニケーション上の問題とは，どのようなものか。

【解説】

　最重度の難聴であり発見も早くはない。このような症例では、補聴器を装用するまで、音の経験そのものが皆無に等しいため、聴覚の活用は一段と厳しいと覚悟しなければならない。視線が合いにくいなど、コミュニケーションが取りにくくなっている場合が多く、やり取りを成立させるためには、指導開始当初、養育者の側に相当な配慮や努力が必要である。

　本症例は、まず始めに前言語期〜身振り期の指導で、母子のコミュニケーションの成立に力を入れた。しかし、2歳2か月時に指導を開始して、前言語期〜身振り期の指導に半年以上かかり、単語獲得期になっても、コミュニケーションメディアの主軸が音声言語に移行しなかった。そのため、4歳過ぎにキューサインを使用している地域のろう学校幼稚部へ紹介することとなった。

指導経過

●指導開始当初の状態（2歳2か月）

　身振りや表情への注目が乏しく、追いかけっこなどのやり取り以外には、コミュニケーションが取りにくい状態であった。もともと外向的な性格ではなかったのかもしれないが、2歳過ぎまでまったく聴覚が活用されていなかったことが大きく影響していると思われた。

　ねこを指さし母親の顔を見るなどのコミュニケーション行動もあるが、頻度が少ない。動作模倣も少ない。母子のやり取りの多くは、物を示す、母親の手を引っ張る、ぐずるなどによって成り立っていた。

●前言語期〜身振り期（2歳2か月〜2歳7か月）

1) 聴覚管理・聴能

　スピーカーに触れさせて、条件付けの練習をすると、1か月で耳に手を当てる身振りで聴こえたことを知らせるようになった。2歳4か月には、ピープショウテストで補聴効果の測定ができ始めた。同時に後ろからの呼名に反応するようになった。補聴器を装用するとアーアーと発声するなど、聴覚活用の可能性はあると判断された。しかし、全体に発声の量は少なかった。

2) 言語・コミュニケーション

・**母子のコミュニケーション指導**：母子のコミュニケーションには、初めほとんど身振りなどのサインが介在していなかった。欲しい物があるときは、直接物を示すかまたは母親の手を引く、ぐずるなどの要求表現がほとんどであった。

　遊びや日常生活の中での初期の母子のコミュニケーション指導を行ったが、

注目する時間が短く，模倣も少ないこともあり，スムーズにはいかなかった。母子の遊びの場面のビデオを撮り，子どもの意図をくみ取りそこからコミュニケーションの糸口をつかむよう説明したり，実際に子どもとのやり取りのモデルを示したりして母親を指導したところ，少しずつ身振りでのやり取りができるようになった。しかし，身振りの種類がなかなか増えず，身振りの使用頻度も高くならなかった。

家庭にはすぐ上に歳の近い兄がおり，日常生活では母親は2人の子どもに振り回されている状態でもあったため，指導したことが家庭で活かされているという実感がなかなか得られなかった。それでも2歳5か月には，音を感知して動く人形に向かって「アー」と発声したり，ばいばいの身振りをしながら「アー」と発声するなど，意図的な発声がみられるようになった。次いで，身振りに伴って，「ンーンー」（車；ブーブー），「ウンウン」（いぬ；ワンワン）など，音声模倣らしいものも出てきた。

● **単語獲得期**（2歳8か月〜）

1) 聴覚管理・聴能

2歳9か月には，イヤホンをかけての遊戯聴力検査が可能となる。しかし短時間しか持続せず，何回かに分けてやっと左右耳の検査ができる状態であった。

1年かかって，3歳8か月で母親と離れて聴力検査室に1人で入室できるようになると，検査に集中できるようになり，一度に左右両耳の聴力を測ることが可能になった。

2) 言語・コミュニケーション

・**ことばの理解の始まり**：2歳8か月には，身振りがなくても口形の手がかりがあれば，数個の幼児語の理解が可能になった。しかし，母親の日常生活における児への接し方を変えることは難しかった。母親指導の成果がなかなか上がらず，児のコミュニケーション態度の改善は緩やかであった。

例えば，ちょうだいの身振りはできるはずであるのに，実際には母親の手を引いて要求する習慣が相変わらず続いていた。そして母親も身振りを示すことなくとっさにそれに応じてしまうことが多かった。それでも両親の聴覚活用への希望が強く，2歳8か月から当通園施設に通園する運びとなった。

・**3歳代の変化**：3歳近くになると日常での口形への注目が少しよくなり，こっぷ，ぼうし，ぞうさん，など成人語で理解できるものがゆっくりではあるが増えた。パズルをわざと間違えてみせて大人の反応をみるなど，相手への関心が高まり，それまでよりコミュニケーションが取りやすくなった。

しかし，語彙の増えるスピードは遅く，3歳0か月でやっと20数語を理解する（口形の手がかりあり）にとどまった。表出は，わんわんなどの幼児語に加え，だめ，ない，いや，などの機能語をたまに使う程度であった。構音は，ほとんど母音のみで，不明瞭であり，聴覚的フィードバックの困難さを感じさせ

3歳2か月頃より「オウチガ　コワレタ」,「オハナガ　サイテル」などと,見たことについて伝えてくるようになり,伝達意欲の向上を感じたが,発声が伴わず身振りが中心であった。

3歳5か月のときに,朝のおはようの挨拶に初めて「オハヨー」らしく発話で応えることができた。母子通園を始めて半年以上経ち,他児の真似もみられるようにはなった。おはようの挨拶を返せるようになったことはうれしい変化ではあった。

• **方針の変更**：3歳7か月で理解語は6～70語となるが,相変わらずコミュニケーション手段の中心は身振りであり,音声言語が主軸とならず,語彙の増えかたも少なかったため,聴覚-口話法の適用について再検討することとなった。

両親は,聴覚-口話法の継続を望んだが,コミュニケーション手段にこだわり過ぎて,ことばの発達を大幅に遅らせてしまうことは避けなければならないことを伝え,話し合いを重ねたうえで,4歳過ぎに,キュードスピーチを言語習得手段として使用している地域のろう学校幼稚部を紹介した。

本症例の検討

聴力障害が重くても,その他の条件(例えば,発見が早い,コミュニケーション態度が極めて良好など)が整っていることで,聴覚活用できる場合がある。児の場合,そういった条件が整わず,2歳を過ぎて初めて補聴器を装用した最重度難聴の聴覚活用の難しさを感じた。

母子のコミュニケーションも,状況や物に依存して通じ合うことが習慣化していて,前言語期～身振り期の段階から指導は難航した。

児がもともと社交的ではなかったことも関係していると感じるし,母親指導の成果がもっと上がれば,よりよい結果がもたらされた可能性もあろう。

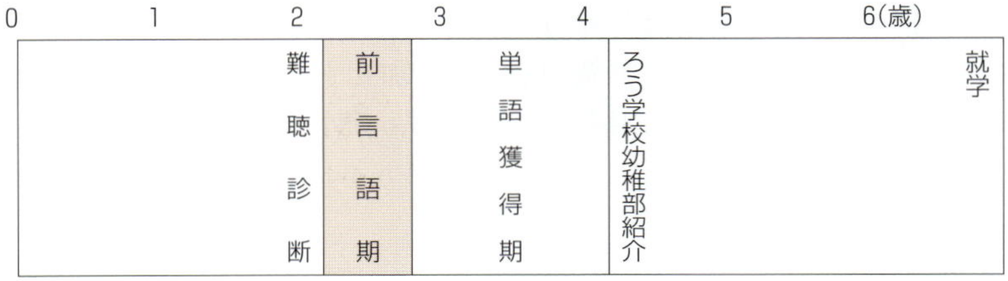

0	1	2		3	4	5	6(歳)	
		難聴診断	前言語期	単語獲得期	ろう学校幼稚部紹介			就学

図3　指導経過

比較的早い時期から聴覚活用の困難さは感じたが，両親の希望があり，聴覚-口話法を試み，結局4歳を過ぎてろう学校幼稚部へ紹介することになった。

ろう学校幼稚部は，就学前3年からであることも考えると，3歳代に見極めて紹介すべきだったかもしれない。3〜4歳になると，友だちとのコミュニケーションを促すことも重要になってくるので，集団参加の際に，共通のコミュニケーションメディアが必要になってくるという事情もある。

どの段階で何を根拠にろう学校紹介の時期を見極めるかは，指導機関の特性や，地域の事情もあり一概には決められない難しさがある。児の場合，単語獲得期に入って1年経過しても語彙数は60〜70語と極めてペースが遅かったということと，コミュニケーションメディアの主軸が，身振りから音声言語に移行していかなかったことにより，視覚的なコミュニケーションメディアを積極的に取り入れる方法がよいと判断した。もちろん現在なら人工内耳も検討すべきケースであろう。

なお，児は現在ろう学校小学部に通っているが，主たるコミュニケーションメディアとしては，キューサインを用いている。キューサインに音声も伴っており，発話の明瞭度も上がってきている。幼稚部2年からキューサインの指導を受け，初めは他児に遅れを取っていたが，現在（小学部5年）では学習も順調に進んでいる。

アドバイス

補聴効果が認められ，かつ十分に母親指導を行っても，音声言語の習得に非常に時間がかかる場合がある。難聴が重いうえに発見が遅れたり，模倣が少ないあるいは外向的でないなど，子どもがコミュニケーションに対して消極的であったり，母親の子どもに対する対応がなかなか改善されなかったりすると，指導は難航することになる。

特に，単語獲得期の時代に語彙が順調に増加せず，コミュニケーションメディアの主軸が音声言語へと移行しなければ，聴覚-口話法による言語の習得は極めて困難である。

5. 100 dB を超える最重度難聴児

⇨ 最大限に聴覚活用できた例

プロフィール

- 8か月時難聴診断。女児。両親，兄の4人家族。

【現病歴】 8か月時，母親が聴こえを心配し当センター耳鼻科受診。高度難聴と診断。9か月時補聴器装用指導。ST外来個別指導開始（週1回）。

【聴力】 平均聴力レベル：右耳　109 dB（3歳時に105 dBより悪化），左耳113 dB（6歳1か月時に106 dBより悪化）

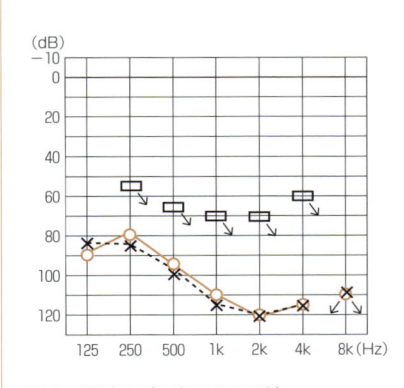

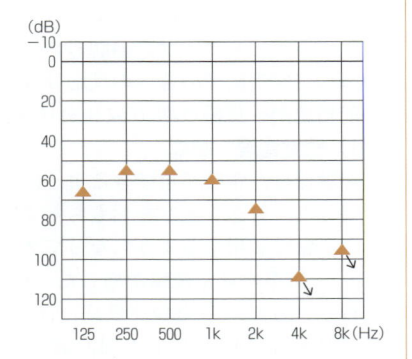

図1　聴力図（6歳2か月時）　　　図2　補聴器装用効果（6歳2か月時）

【発達】 心理発達検査結果（1歳8か月時）。
〈遠城寺式乳幼児発達検査（DA）〉
　　移動運動　：2歳3か月　　対人関係：1歳8か月
　　手の運動　：1歳6か月　　発語　　：1歳8か月
　　基本的習慣：1歳9か月　　言語理解：1歳5か月

CHECK！

☐ 最重度難聴児の指導上の留意点は何か。

【解説】
　児は，補聴器により聴覚活用できる難聴の中では，最重度の難聴児であ

る。しかし，児の場合，状況理解やコミュニケーション態度が良好で，母親も子どもと気持ちを合わせて遊ぶことが上手であった。0歳代で指導を開始できたこともあり，身振りなどを十分に用いてコミュニケーションを深める中で，聴覚活用がどこまで可能かを探りながら指導を開始した。

　結果としては最大限に聴覚を活用できたが，各指導段階で，聴覚を補うさまざまな工夫が必要であった。

指導の経過

- **指導開始当初の状態**(0歳9か月)
　好奇心旺盛で探索活動が盛んであった。特に動物に興味を示しよく見る。ばいばいなどの身振りに応じる。受話器を耳に当てたり，テーブルを拭く真似などをもできる。母親の外出の準備を察知するなど，日常生活で繰り返されることの意味がわかる。視線はよく合い，母親にはよく甘えるが他人には人見知りが強い。ベビータイプの補聴器のイヤホンは，すぐに取ってしまう。補聴器装用時の日常生活での音への反応ははっきりしない。

- **前言語期～身振り期**(0歳9か月～1歳4か月)

  1) 聴覚管理・聴能
　補聴器は，常時装用できるようになるまで3か月(0歳9か月～0歳11か月)を要した。好きな遊びやおもちゃで遊んでいるときに，少しずつ補聴器を慣らした。常時装用するようになって2か月で呼びかけへの振り向きがスムーズになり，発声の量や種類が増した。1歳代前半では，聴力検査は，CORを中心に行う一方で，音遊びを豊富に行った。裸耳，COR，500 Hzで100 dB(+)，95 dB(±)，1 kHz以上の周波数では，100 dB(-)であった。1歳代後半に入ると，少しずつ条件付けができ始め，集中は短くてもピープショウテストが可能となった。前言語期～身振り期の終わりには，検査上で補聴器装用時に500 Hzと1 kHzで65～70 dBの反応が得られ，補聴効果が確認できた(日常の聴性行動では，呼びかけに振り向き，発声も増えたことから，補聴器装用時60 dB前後と推定された)。裸耳では，ピープショウテストで，500 Hzで90 dB，1 kHzで100 dB(-)，2 kHzで100 dB，4 kHzで100 dB(±)の反応が得られた。

  2) 言語・コミュニケーション
  - **身振りのやり取り**：児は，人見知りは強いが母親への注目は良好だった。また，母親の児との表情や身振りによるコミュニケーションも，STがモデルを示すとスムーズに上達した。訓練開始後2～5か月でいくつかの身振りのやり取りが可能となった(ばいばい，くさいくさい，ぴかぴか，もぐもぐ，いーこいーこ，ぶーぶー，にゃーおん，など)。

身振りに伴うことばにも少しずつ気づき始め，母親の口元への注目もよくなった。3か月目には口形をよく見せて「くっく」と言うと，身振りが伴わなくても靴を指さすようになった。

指導開始後5か月で身振りに音声が伴うことが増え，ねこの身振りをしながら「アー」と声を出すなど，興味のある動物を中心にそれらしい発声も出てきた。この期の終わりには，理解ができ，自分でも使用できる身振りは20種類程度となった。

●**単語獲得期**（1歳5か月〜2歳1か月）

1）聴覚管理・聴能

補聴器の装用時と非装用時では，明らかな相違がみられ，非装用時には，まったく声を出さず，装用すると急に声を出すようになる。聴力検査では，ピープショウテストの練習を続行したが，1歳代から2歳の初め頃までは音を待つことが難しく，短時間しかできない状態が続いた。しかし，音声模倣が向上している様子から，補聴器の調整はこのままでも差し支えないと判断し，様子をみることにした。

2）言語・コミュニケーション

・**ことばの理解の始まり**：訓練開始後8か月で口形の手がかりがあれば，ことばだけでわかる語が5，6個（にゃーおん，わんわん，くっく，もしもし，ばいばい，など）となり，それらしい発話も出るようになった。

この期の前半に理解できるようになったのは，幼児語から始まり，家族の呼び名，だめ，ない，おわり，まってて，ちょうだい，などの機能語，物の名では，牛乳，お花，ごはん，あいす，ぞうさん，ぱんだ（児の好きな食べ物や興味のある動物が多い），動作語では，泣いてる，落ちた，あけてなど，形容詞では，大きい，暗い，暑い，などであった。いずれも日常で繰り返し使われるもので，絵も準備して頻回に話しかけ，ことばへの関心を高めるよう指導した。2歳過ぎには120語程度の理解語を獲得した。そのうち名詞が8割以上で動作語は1割程度であった。

理解語彙の増加に伴い，話し相手への注目がよくなり，児への話しかけがより楽になってきた。しかし，母親以外の相手では逃げたり隠れたりすることが依然として多かった。うまく遊びと組み合わせれば，言われた物の絵を指し示すという絵カードのポインティングが可能になり，理解語の確認が個別指導場面で少しずつできるようになった。

・**発話**：2歳前までには，母音が中心であるが，理解語についてはことばのリズムのパターンを捉えてそれらしく発話できるようになった。ただし，難聴の程度の重さから，口唇音は吸気による破裂音（吸破）になってしまった。ほとんどが単語レベルの一語文だが，「ママ　オイデ」などとつなげることもたまにみられるようになった。

・**通園**：1歳7か月から難聴幼児通園施設に入園したが，年上の通園児のする

ことをよく見ていて，例えば，朝の会などで自分の番がくると皆と同じように
おはようとおじぎをして挨拶ができた。

●**構文獲得期Ⅰ**（2歳2か月〜3歳11か月）

1）聴覚管理・聴能

2歳半ばに近づくと，イヤホンが掛けられるようになり，遊戯聴力検査が短時間ながら可能となった。すでに年齢的には，補聴器はベビータイプである必要がなくなっていたこともあり，耳掛け型の補聴器に変更した。

3歳を過ぎて間もなく，右耳高音部に聴力低下があり，ステロイド投薬治療をしたが戻らなかった。3歳を過ぎてやっと自分から補聴器を要求するようになった。3歳半過ぎには，指導すると耳掛け式補聴器の着脱が自分で行えるようになった。3歳10か月で初めて聴力検査が母親と離れて1人だけで受けられるようになり，それを契機として遊戯聴力検査が非常にスムーズに行えるようになった。

2）言語・コミュニケーション

・**二語文の段階**：二語連鎖の理解を検査で確認できたのは，2歳半過ぎであった。しかし，2歳2か月を過ぎると，「○○ちゃんのママ」と言うと理解でき，「ママの耳は？」と尋ねると，自分のでなく母親の耳を指すこともでき，また先生だけでなく，○○先生という名前の違いにも気づけるようになっており，この頃から二語連鎖の理解が可能となっていたと思われる。

動作語もこの頃から安定して増え始め，色名，反対，同じ，などの概念を表わすことばの理解も進み，自分でも使うようになった。「これは何？」の問いかけに応じて発話するようになり，何ということばは使えなくても，自分から指さし，「これは何？」と問うように母親の顔を見ることが増えた。母親と会話らしいやり取りもできるようになった。

（例）母親：「お姉ちゃんは？」，児：「ガッコウ」，母親：「パパは？」，児：「ジテンシャ」など。

・**三語文の段階**：2歳代後半には，3語文の理解が可能となり，発話も語を羅列することが増え，動作語を用いての文章表現もできるようになった。〜ね，〜よ，〜かな，などの終助詞や，〜と，〜は，などの助詞が出てきた。

（例）「アタマ　アラッタヨ　オカーサンハ？」，「パパ　ジテンシャ　オシゴト」また，「ドコカナ？」，「ドッチ？」，「ナーニ？」など，自分から疑問詞を用いて問いかけられるようになり，何色？，誰の？などの問いに応じて正しく答えられるようにもなった。

3歳代では，何してるの，何が入ってるの，どこへ行ったの，誰と行ったの，誰が〜したの，などの疑問文に答えられるようになり，いくつ？に対しても，数を数えようとするようになった。また自分でも問えることが増えた。
（例：「ドーシタノ？」，「ドッチガイイ？」，「ナニイロガイイ？」，「ナニハイッテル？」）。

- **助詞**：言い慣れた表現の中に徐々に助詞が入るようになった(例：「ヒトリデ ガンバルヨ」,「オニーチャンニアゲル」,「バスニノッテイクヨ」,「○○チャン ハ　オニーチャンノオトモダチ」)。からで文章をつなげるようになった(例：「ネンド　ヨゴレチャウカラスモックキルヨ」)。全体としては，まだ語の羅列的傾向強い(例：「ジテンシャ　コウエン　イキタイ」)。
- **コミュニケーション**：発話は不明瞭で通じないことも多く，特に母親に通じないときは，ひっくり返って怒ることもあった。3歳を超えて少しずつ母親以外の大人とも会話するようになったが，質問と応答が1往復きりで，その後話を続けることが難しい傾向が続いた。

　この期の終わり頃の3歳後半には，父親ともよく話すようになった。また，自分の発話がわかってもらえなくても，むやみに怒ることは減った。
- **個別指導**：週1回の個別指導場面では，絵カードのポインティング以外に，内容が単純な紙芝居や絵本，絵日記など取り組めるものが増えた。

　3歳代では，動物，野菜，果物などの上位概念の理解，遠足，台所，郵便局など，より難しい語彙の習得も可能になってきた。日常経験を広げながら，理解できそうな語彙や表現をその都度母親と話し合った。実際の経験をもとに母親が絵を描くことが一番効果があった。

　しかし，絵日記などで自発的な発話を引き出すことは気が向かないと難しかった。そこで絵日記から題材を得て，文章の主語や述語などの1つひとつの構成要素を絵にし，それを助詞(文字)でつなげた文(当園では絵文と呼んでいる)を作ると，それを見ながら発話するようになった。この方法は児の気に入り，その後助詞を理解するうえでも大変役立った。

　また，助詞を読むことで文字に対する興味も持つようになり，これをきっかけとして，家に貼ってあった50音表を母親に尋ねながら読むようになった。
- **集団参加**：通園施設での集団場面では，友だちの動きや全体の状況をよく見ていて，母親に頼りながらもよく参加できていたが，負けず嫌いで，自分に不利な状況になると目をそらし，話を聴かなくなってしまうことが目立った。

● **構文獲得期Ⅱ**(4歳0か月〜5歳4か月)

1) 聴覚管理・聴能

　特に聴力に変動なく，補聴器の調整も変更なし。

2) 言語・コミュニケーション

- **構文**：4歳代前半では，1文に2つ以上の助詞が入ることも多くなってきて，語順が徐々に整ってきた(例：「ブンボーグヤサンデ　エンピット　オリガミ　カウヨ」,「オトーサント　イッショ　コウエンデ　ジテンシャ　ノリタイヨ」,「ライオンハ　シンジャッタカラ　オハカニ　ウメタ」,「サカナノ　ナマエハ　ナニ？」)。4歳代後半では，既習のものについては，自分でもなぞなぞの問題を出せるような構文能力が身についた(例：「オフロニハイルトキ　カラダアラウモノハ　ナーンダ？」,「ミミノナガクテ　イロガシロクテ　ニンジン

ヲタベル　ドウブツハナーンダ？」)。しかし新しいことを急に問われたりすると，うまく文章にならず語の羅列になってしまうことも多かった(例：(病院は何をするところ？と問われて)「ビョーキ，オイシャサント　カンゴフサント　キューキューシャ」)。

　助詞もこの時期の終わりには，理解が進んで，「何で食べる？」などの"疑問詞＋助詞？"の助詞を理解して応答できることが多くなったが，まだ多分に習ったとおりの応答しかできないことが多く，日常に汎化された理解には至っていない。日常会話では，～の，～を，～と，など同母音の助詞は，聴覚だけでは区別がつきにくいと思われたので，会話中に，助詞の部分だけ指文字を用いて確認しながら話すことも試みた。

・**文字**：この時期の終わりには，簡単な文章が読めるようになった。文字の学習は好きで，自発的に習得した部分が大きい。

・**コミュニケーション**：概念的な学習の理解は得意で，曜日，昨日，今日，明日，春夏秋冬，などの概念は，すぐ理解したが，状況や文脈の手がかりのないところでの会話を嫌い，突然話しかけられると逃げるという傾向が続いた。どちらかというと動きのテンポも早く，ゆっくりとやり取りするには工夫が必要であった。よほど興味のあることは別として，新しい表現については，いきなり話しかけるのではなく，絵や文字を使って注目を得て，繰り返し働きかけることが必要であった。それでも，前期までは，コミュニケーションの相手はほとんど母親に限局されていたことを思えば，この期には，母親を離れて1人で入室し，STとやり取りしたり，友達に一方的にではあるが，話しかけることが増え，精神的な自立も進んだといえる。

・**集団参加**：4歳8か月からはいよいよ幼稚園へ通園開始(難聴児通園施設と併行通園)となった。児は，半年以上前から入園を楽しみにしており，張り切って入園して，他の子の世話をするなどの余裕をみせた。通園施設としては，母親の了解を得て，幼稚園のクラスの担任と連絡を取り合い，幼稚園での様子を聴いたり，通園施設における指導場面のビデオを見てもらったりした。

●**構文獲得期Ⅲ**(5歳4か月～)

　1)　**聴覚管理・聴能**

　6歳1か月にそれまで変化のなかった左耳の聴力が悪化した。3歳のときに右耳がそうだったように高音域に10～20 dBの悪化があり，耳鼻科医の診察を受けたが，ステロイドの投薬も効果がなかった。これで左右耳共ほとんど同形の低音残聴型の聴力となり，以前は聴こえていた補聴器のハウリングの音にまったく反応を示さなくなった。特に，集団参加場面での聴こえを改善するために，FM補聴器を試してみたが，本人が嫌がったために断念した。

　2)　**言語・コミュニケーション**

・**構文**：助詞の理解が深まってきて，文章を書いても，また発話にも，助詞の誤りは少なくなったことが課題場面で確認できた(例：「アノネ　○○センセー

ネ　プールデ　ハナニ　ミズガ　ハイッチャッタンダッテ」，（自分の聴こえについて気づくようになり）「オカーサンハ　オベンキョウシタカラ　オミミガナオッタノ？」，（母親の幼稚園のお迎えが早過ぎることに文句を言って）「オカーサンハ　ドーシテ　ヨージガ　ナイノ？」）。また，この期は，日常会話の中から語彙を吸収することが増えてきた。
- **最重度難聴の壁**：ことばの力がついてきたが，急に話しかけられたことが理解できないことも多かった。重度難聴という障害の重さを，この期になり改めて感じさせられた。

　例えば，「野菜を切るものは何？」という質問に「ホウチョウ」と答えられるのに，前後の脈絡なく突然「ほうちょうって何？」と聴かれるとわからない様子だった。「ホウチョウ」は，児の耳には母音の構成である「オーオー」としか届かず，「台所にある道具のホウチョウ」と言われればわかるが，何の脈絡もなくそのことばだけで理解することは困難であった。会話をするためには，常に文脈や状況の手がかりを必要とした。

　また，1対1の会話は比較的スムーズであるが，グループでの話し合いでは話の展開についていけず，突然テーマとは関係のない話を始めたりすることもあった。当然ではあるが，文字や絵などの視覚的手がかりがあると話に参加できることが多かった。

　幼稚園は楽しく通っていたが，時折，先生の話が「ワカラナインダモン」と訴えることがあった。そして，この時期に至っても，自分の発話を理解してくれそうな相手でないとなかなか話そうとしない傾向は続いた。このように，構文の段階としては，順調な発達といえたが，実際のコミュニケーションの場面では，やり取りの難しさを感じた。
- **コミュニケーション上の工夫**：自分の発話が通じないときに，同じことばを繰り返し言うだけではなく，他のことばに言い換えたり，身振りも加えるといった工夫を指導した。個別指導や家庭では，困ったときにだけキューサインを用いた。
- **文字**：文字の学習は好きで，簡単な絵本の音読を楽しんだり，簡単な日記を自分で書くようになった。個別指導でも，文字学習に力を入れ，長編の物語を少しずつ暗唱することに挑戦したり，書き取りの練習などに力を入れた。
- **構音**：単音節復唱が可能なのは，母音と [p, b, m, n, k, g, j, w, r] で，[t, d] は吸破（吸気による破裂音）になりがち，[s, h, Φ, ç] の表出は不可であった。構音訓練としては，一部出ていた [k] を汎化させることと，[t] と [d] の吸破を直すことにより，発話明瞭度の向上を狙った。

3）就学前言語検査結果
- 質問-応答検査結果（6歳2か月時）：総合　5歳代
　　日常的質問：6歳代　　　理由：6歳代
　　なぞなぞ　：5歳代　　　説明：4歳代

```
    仮定    ：5歳代      系列絵    ：5歳代
    類概念  ：3歳後半    物語の説明：5歳代
    語義説明：3歳後半    文章の聴理解：5歳代
 • ITPA 検査結果(6歳2か月時)    全検査 PLA  6-0
〈下位検査 PLA〉
  ことばの理解 5-3   絵の理解 9-7   数の記憶 5-4    形の記憶 8-9
  ことばの類推 5-3   絵の類推 8-1   文の構成 3-11   絵さがし 9-9
  ことばの表現 8-2   動作の表現 4-7
```

本症例の検討

　最重度の難聴であるが，発見も早く，母親の多大な努力もあったため，児なりに最大限に聴覚を活用しており，就学時の言語力も年齢に近いものであった。

　児は，状況の理解も早く，負けず嫌いも手伝い，友だちより何でも早くこなしたいという気持ちが強かった。しかし勝気な反面，自信のないことには臆してしまうことが多く，その辺りが児のコミュニケーション態度上の弱点であった。特に児は，自分の発話が通じにくいことに敏感で，聴き返されるとその場から逃げてしまい，会話が深まらないことが多く，それをどう解決していくかに頭を悩ませた。

　うまく伝わらないときには，一部にキューサインを使ったり，文字を利用したりしながら言語学習を進めた。また，わからないことを臆せず尋ねるよう習慣づけ，自分の発話が相手に通じないときは言い換えるなど，聴覚活用の厳しさを補う工夫を指導した。文字学習は非常に有効であったが，読解や作文の力がついてきても，口話での会話になると逃げ腰になる傾向はなくならなかった。

　インテグレーションは可能と思われるが，児にとって，普通学級の環境はかなり厳しいものであることが予想される。教師の理解および何らかの情報保証や個別の補習が必要であろう。

　また，友だちのテンポの早い会話にはついていけないので，クラスの理解を促すような配慮も必要である。できれば難聴同士の交流の場も欲しい。家庭の協力も不可欠である。

B. 症例（5. 100 dBを超える最重度難聴児）

0	1	2	3	4	5	6(歳)
難聴診断	前言語期〜身振り期	単語獲得期	構文獲得期Ⅰ	構文獲得期Ⅱ	構文獲得期Ⅲ	就学

図3　指導経過

アドバイス

■ 100 dBを超える重度難聴児の指導の留意点とは

　100 dBを超える最重度難聴は，補聴器による補聴で聴覚活用が可能であるとしても，聴覚だけで言語を習得するのには限界があり，指導の各段階でさまざまな配慮が必要である。

　初期には，身振りや一部手話などで意思や感情のやり取りを成立させ，そこにことばが伴っていることに気づかせていくことが重要である。しかし，ことばとして理解されたものについては身振りなどの手がかりを減らしていく。その際，無理にことばだけで話しかけるのではなく，話しかけてわからない様子なら身振りをつけるといったような細かい配慮が欲しい。すなわち，聴覚活用を基本とするが，子どもと確実にわかり合うことを大切にし，聴覚活用を補う形で身振りや口形，手指サインを適切に使用することが，ことばの力を伸ばすうえでの鍵となる。

　発話は，たいていは母音中心の不明瞭なものである。しかし始めはことばのリズムのパターンを捉えていればよい。聴覚活用が進むにつれ明瞭度は改善されていく。時期がきて口唇音の他にカ行やタ行の音が構音訓練できるようになれば，さらに改善される。

　聴き取りの訓練は，発達や聴き取り能力に合わせて行う。その子どもにとって難しすぎないように設定する。カルタ形式で選択肢を少なくする方法が取り組みやすい。難しすぎるといたずらに苦手意識を植えつけることになってしまうので注意が必要である。聴き取り能力の限界を踏まえたうえで，傾聴態度を向上させるという目標設定が大切である。復唱が上手になったら，口形を隠して復唱を促す方法もよい。

　指導の各期において，理解が難しいことばであればあるほど，絵や身振り

を有効に使用する。特に抽象的なことばは，意味が理解されにくいので工夫が必要である。

　助詞の理解はどうしても遅れがちなため，助詞の存在に気づくようになったら，助詞の部分に指文字を用いたり，それぞれにサインを決めて使用する方法が有効な場合がある。構文の学習段階に入ったら，文字学習にも力を入れる。また，ことばを言い換えたり，わかりやすく説明したり，身振りなども同時に使って伝えようとするコミュニケーション能力も育てたい。

　以上が最重度の難聴児の幼児期の指導上の留意点であるが，小学生，中学生，高校生と年齢が長じるにつれ，友だちとの会話や講演などで話しを聴く際に，手話の必要性を感じるようになる者が多い。幼児期に聴覚-口話の基礎ができていれば，新たに手話を学ぶことでより豊かなコミュニケーションが取れる可能性が増す。

　子どもは，健聴児(者)と同じ社会に参加することと，聴覚障害児(者)としてのアイデンティティを確立することとの両者の間で，葛藤しながら成長していく。そのような成長の道筋も視野に入れて，幼児期の指導を行いたい。

　昨今では人工内耳が急速に幼児にも普及しており，このケースのように，最重度の難聴児で，補聴器による補聴のみで，残聴を最大限に活用して音声言語を獲得するケースは，徐々に減るであろう。しかし，どちらを選択するにせよ，最重度難聴の聴覚活用の可能性と限界を十分に踏まえたうえで判断することが重要である。

6. 高音急墜型の難聴児

⇨ 4歳指導開始例

プロフィール

● 3歳9か月時難聴診断。女児。両親，弟の4人家族。

【現病歴】 3歳児健診時，耳元での，指こすりの音に反応がなく，ことばの遅れも気になったため，O病院を受診。中耳炎と診断。聴力については6か月後再検査する。3歳9か月時に再検査の結果，難聴の診断を受け補聴器の装用指導を受ける。3歳11か月時，当センター耳鼻咽喉科初診。週1回のST外来個別指導を開始。

【聴力】 平均聴力レベル：右耳　51 dB，左耳　90 dB

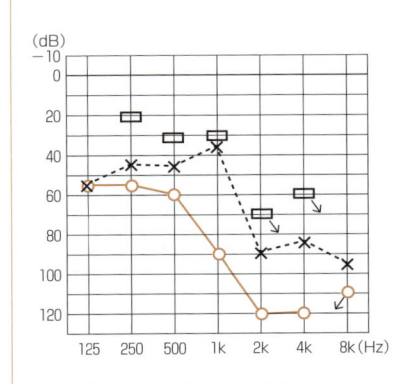

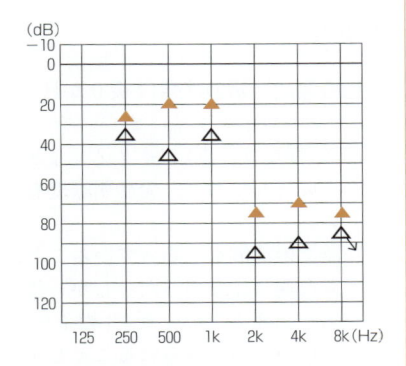

図1　聴力図(5歳0か月時)　　　　図2　補聴器装用効果(5歳0か月時)

【発達】 心理発達検査結果(3歳11か月時)
　　　　　WIPPSI　VIQ 61　PIQ 94　IQ 72

CHECK！
☐ 高音急墜型難聴の補聴はどうすればよいか。
☐ 高音急墜型難聴の聴こえの特徴は。

【解説】
　高音急墜型の難聴であり，左耳は低音部から1 kHzまで40 dB前後の残聴がある。普段の様子だけでは難聴と気づかれにくい。3歳児健診で聴

覚の反応が鈍いことに気づかれながらも，診断にはさらに9か月かかってしまったのは残念である。児はことばの遅れはあるが，基本的な日常会話は成り立っており，発話明瞭度は比較的良好で行動面での問題もなく，はじめは両親も児の持つ問題の所在をつかみかねていた。

STとしては，聴力型を考慮した適切な補聴をし，言語の評価をした。そして，その評価結果をもとに，両親に児の状態を説明し，指導の目的と意味を正しく理解してもらったうえで指導を開始した。構文獲得期Ⅰから指導開始となったが，はじめは極端に語彙が不足していた。焦った母親が単語学習を強要し，一時母子のやり取りはぎくしゃくしたものになったが，母親指導を繰り返すうち，母親の対応は改善され，児のコミュニケーションへの意欲も高まった。結果的には，児は2年間で飛躍的な伸びをみせた。

指導経過

●指導開始当初の状態（4歳0か月）

「サンポニイキタイ。オジーチャントパパト3ニンデイクノ。オジーチャンノバス（軽ワゴン車）デイクノ」などと助詞も入った文章での日常会話が一方的ながら成立しており，発話明瞭度も比較的よく，一見してことばの問題はみえにくい。

三語文の理解も，知っていることばの範囲では確実にできており，構文力には大きな遅れはなかった。しかし語彙年齢は2歳そこそこのレベルで，アンバランスな言語力といえた。「帽子をかけておいで」などの簡単な指示もことばだけでは戸惑いがみられることもあった。

例えば，こんな会話もみられた。
母親：「病院に一緒に行く？」
児：「イカナイ　マッテルノ」
母親「じゃあおばあちゃんと赤ちゃんとお留守番しててね」
児：「イヤダ　オルスバンイヤダ」
母親：「おうちで待っててね」
児：「ウン　オウチデマッテル」
母親：「お留守番とおうちで待ってることは一緒のことなのよ」
児：「チガウヨ　オルスバンイヤダ」

ごく身近なものでも名前を知らないものが目だち，例えば，ぞうやきりんはわかっても，さるやかばを知らなかったり，車や電車は知っていても救急車や新幹線の名を知らないといった状態であった。動作語も「ギュウッテヤルノ」，

「エーイッテヤルノ」などと擬音語による表現が多かった。
- ●**構文獲得期Ⅰ**（4歳0か月～4歳7か月）
  1) **聴力・聴能**

  聴力検査では，初めから，レシーバーの装用が可能であり，骨導検査も行えた。当初より，滲出性中耳炎を繰り返しており，定期的に気・骨導検査およびティンパノメトリーを行った。

  2) **言語・コミュニケーション**
  - **幼稚園と母子通園施設**：指導を開始してすぐに難聴幼児通園施設に通園を開始したが，併行して幼稚園年中組にも入園した。また，児の難聴がわかって間もなく弟が生まれた。児にとっても母親にとっても生活が大きく変化し，共に緊張と不安の中にいた。しかし，父親や祖母が協力的であったことや，児が外向的な性格であったことで，不適応を起こすこともなく新しい生活に慣れていった。
  - **個別指導**：個別指導では，落ち着いて着席し，一定時間の訓練が可能であった。そこで語彙の拡大をねらいながら，文章レベルのやり取りを充実させていった。

  絵日記や絵カードを用いてことばの理解を確認し，知らないものについてはどう理解に導くかを母親指導した。日常のコミュニケーション場面からことばを拾うだけでは不十分と考え，食物，飲物，動物，乗物，幼稚園にあるもの，お風呂で使うものなど，ジャンルごとにテーマとした。

  例えば，「何を食べるの」の問いに食べ物の絵を順番に並べ，食べたい物の名を交代で言ったり，「ねこは何を食べるの」，「ライオンは何を食べるの」など生き物の生態にまつわる話題を取り上げ，知識を広げるようなやり方で理解語彙を増やしていった。ジャンルごとに課題を提示することで，母親も取り組みやすいようであった。児もカルタ形式のカード取りを楽しむことができた。
  - **母親指導**：母子通園を開始して数か月すると，同じ4歳児グループの子どもたちの会話に児がうまくついていけないことや，乳児を抱えていて児とかかわることのできる時間に限りがあることから，母親は焦りを覚えるようになった。そのため，児にわからないことばを教えようと強要することも増え，児は母親に対して拒否的となり，母親が話しかけても逃げてしまうようなことが多くなった。

  STは，これを極めて問題のある状況と捉え，母親指導に力を入れた。クラスには，児より重度の難聴があっても，早期からの指導によって確実にことばの力をつけてきている子どもたちがいた。そういう子どもたちとついつい比較してしまい，母親が「ついていけない」と落ち込む場面が目についた。

  そこで母親には次のように指導した。

  現段階では，母親が焦って，児に急に変わることを求めてはいけない。それはかえって子どもとの関係を悪化させる。子どもは機械的にことばを覚えるの

ではない．いくら懸命に教えようとしても関心が向かないことばは習得されない．関心が向いていることなら傾聴態度も促しやすい．それには，普段から子どもの気持ちをよくくんで付き合うことが大切である．日常生活場面で，「あれは何？」，「これは何？」と質問責めにしないこと．わからないことばを無理に言わせようとしないこと．子どもの気持ちを読み，子どもの言いたいことを代わりに言って示してあげること．そして教えようとことばを単語として連呼するのではなく，母親が意味のある文脈の中で使うことが基本である．そして理解できるようになったことばは，何度も使う機会を作り，獲得したことばを実際に使う楽しみも十分味わえるように配慮する．絵カードも使い方を誤ってはいけない．「これは何？」に対する答えを言わせるための手段というよりも母子が共に，「これは何だろうね，あっわかった，○○だ」と絵を楽しんでみる気持ちを忘れてはいけない．実物を一緒に捜して見比べる遊びもよいし，仲間同士に分類する遊びをカードで行ってもよい．カルタ形式のカード取りをするときも，わかるものの中にわからないものを少しだけ混ぜるなどの工夫が必要である．

　以上のような母親指導を個別にするとともに，母親を対象としたグループ指導の中で，他の母親の悩みや工夫などを聴く機会を設けた．母親はこれらの指導を受け入れ，徐々に子どもへの対応も上手になった．それとともに，児の理解語彙も順調に増え始めた．その頃の母子の会話である．

　（カルタの絵を見て）
　児：「シンデレラノコレ　コワレチャッタネ。サムイヨッテ」
　母親：「シンデレラのドレスが破れちゃったんだね」
　児：「シンデレラノコレ　ヤブレチャッタノ」
　母親：「ドレスが破れちゃったんだね。かわいそうだね」
　児：「ドレスガ　ヤブレチャッタ　カワイソウダネ」

●**構文獲得期Ⅱ**（4歳7か月〜5歳8か月）
1）聴覚管理・聴能
滲出性中耳炎が治り，聴力は安定していた．
2）言語・コミュニケーション
・**4歳代後半のコミュニケーション**：助詞のレパートリーが増え使用頻度も増し，〜から，〜とき，などを使って文章を長くつなげて話すことが多くなった．以前は言われたことを復唱して話すことが多かったが，自分から話しかけてくることが増えた．

　しかしこの時期には，ひとつの話題でやり取りを続けることが難しく，自分の連想であちこちに話題が飛んだり，相手の話がわからなくても，適当にうなずいてその場をやり過ごしてしまうことが多かった．幼稚園の友だちの中では，ごっこ遊びなどのスピードについていけず，1人遊びになることが多かった．そのことで母親は幾度となくいたたまれない思いをしていたが，本人は大

きく落ち込むようなことはなかった。その当時の母子の会話である。
　児：「Aチャンガ　ポケモンゴッコスルカラ，Aチャンガ　Y(児)ハデキナ
　　　　イヨッテ　イッタンダヨ。HクンモSクンモ」
　母親：「Yは1人は嫌だよ，一緒に遊びたいよって皆に言ったの」
　児：「ウン　ソウダヨ」
　母親：「そうしたら，皆はどうしたの」
　児：「Aチャンモ　Hクンモ　Sクンモゴメンネッテイッテタ」
　母親：「そう，皆ごめんねって謝ってくれたのよかったね。Yも，1人でつ
　　　　まらないよ，遊びたいよってよく言えたね」
　児：「ウン」

- **個別指導**：テーマを決めた会話を指導の中心とした。そのとき児の理解できないことを注意深く発見し，絵に描いたり，動作で説明したりして，理解できないまま話を進めてしまうことのないように留意した。母親にも同様の接し方を指導した。
- **5歳代のコミュニケーション**：5歳を過ぎると，会話中に知らないことばが出てくると，「〜ッテ　ナニ？」と聴いてくるようになり，わからないままその場をやり過ごすことは減った。また，「ドウシテ？」，「ドンナ？」などの質問が増えてきた。自分からことばや情報を吸収しようとする積極性が感じられるようになった。同時に，友だちに対して一方的であったかかわり方が，相手の言うことにも耳を傾けられるようになった。そして通園施設の少人数グループでは，大人のリードがあれば，話し合いに積極的に参加できるようになった。

● **構文獲得期Ⅲ**（5歳8か月〜）

1）聴覚管理・聴能

聴力の変動はない。電話で相手の言うことをかなり聴き取るようになる。ただし受話器を当てるときは，補聴器を取り，左耳に当てる。

2）言語・コミュニケーション

- **自発的学習能力の向上**：コミュニケーション場面や絵本などから，自分で吸収する語彙の量が増え，抽象的な語彙の理解も早かった。児は，覚えたことばは，すぐに実際に使用しようとし，着実に言語力を伸ばした。児は初対面の人にも積極的に話しかけるような性格であり，それはやはりことばの習得にはプラスに働いたと思われる。
- **個別指導**：STは，テーマごとに会話を深めることをねらった。例えば，手紙というテーマでは，手紙にまつわるもの(はがき，便箋，切手，封筒)の名称の理解を確認し，ポストに出すと誰が取りに来るのか，そしてどこに持っていくのか，誰がその手紙を配るのかを話し合った。

さまざまなテーマでの会話を深めるうちに，助詞の理解も進み，誤用が少なくなった。時系列に沿った説明や未熟ながらも語義の説明ができるようになっ

た。
　就学前の言語検査では，語義や物語の説明の力が3歳代後半〜4歳のレベルであったが他は5, 6歳のレベルに達していた。幼稚園では，友だちとのコミュニケーションがスムーズになり，友だちの輪の中で楽しく遊ぶようになった。

3）就学前言語検査結果
- 質問-応答関係検査結果（5歳8か月時）：総合　5歳代

　　日常的質問：6歳代　　　　理由　　　：5歳代
　　なぞなぞ　：5歳代　　　　説明　　　：3歳後半
　　仮定　　　：6歳代　　　　系列絵　　：5歳代
　　類概念　　：6歳代　　　　物語の説明：4歳代
　　語義説明　：3歳後半　　　文章の聴理解：5歳代

- ITPA検査結果（5歳7か月時）：全検査PLA　6-7

〈下位検査PLA〉
　　ことばの理解　6-7　　絵の理解　9-7　　数の記憶　10-2↑　　形の記憶　7-4
　　ことばの類推　5-3　　絵の類推　6-5　　文の構成　5-2　　　絵さがし　6-4
　　ことばの表現　6-2　　動作の表現　5-6

本症例の検討

　高音急墜型の難聴は，音にはよく反応するがことばが遅れるというわかりにくい難聴である。本症例の場合は，難聴発見後，両親はすぐに児の状態を理解し，協力体制を整えることができた。しかしはじめの1年間は，母親は生まれたばかりの弟の世話などで，児との付き合いに時間的ゆとりがなかった。

　また，集団参加した際に，児が他児と同等には遊べないのを見て焦ったこともあり，一時母子のやり取りはぎくしゃくしたものになった。そこで母親指導が非常に重要であった。

　指導開始時に，児はすでに4歳になっていた。生活面では，しっかり自立していた。児は，語彙が極端に不足している状態であったが，二，三語の文章で話す力があった。単語の学習よりも意味のある会話を求めていた。このような状態の子どもにランダムに絵カードを提示し，単語を一方的に覚えさせる試みは往々にしてうまくゆかない。苦手なところをつかれたと感じた子どもの拒否を招いてしまう。母親は，家庭で児にことばを覚えるよう強要し過ぎたことを反省し，子どもの興味関心に沿った働きかけを心がけるようになった。そしてさらに母親が日常で子どもからの発話をまず十分に受け止

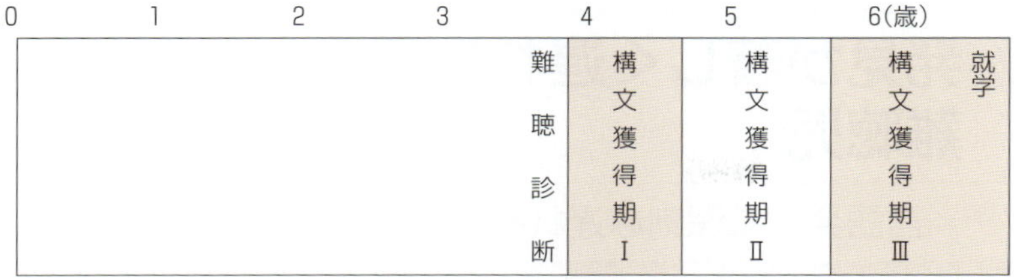

0	1	2	3	4	5	6(歳)
				難聴診断	構文獲得期 I	構文獲得期 II	構文獲得期 III　就学

図3　指導経過

め，子どもの表現の足りない部分を，補って表現して聴かせる（拡充模倣）習慣をつけるよう努力した。

　次第に母子の会話は，スムーズになり，何よりも子ども自身の会話への意欲や積極性が非常に高まった。語彙も安定して増えるようになった。もともと人と積極的にコミュニケーションをとる子どもであったことも大いに幸いし，就学までにはことばの力は飛躍的な伸びをみせた。

アドバイス

　絵カードは，使い方を誤ると，子どもがそれを見ただけで逃げ出すという状況を作ってしまう。絵カードは，大人の押しつけのシンボルになってしまうことが多い。

　しかし，提示の仕方や内容の工夫でおもしろくもつまらなくもなる。子どもとのコミュニケーションの一助として位置づけることで活かされることも多い。できるだけ実体験の裏づけがある内容にする配慮が欲しいし，子どもの関心に沿ったものであることが重要である。できれば母親の手作りがよい。うまく子どもの関心が得られれば，絵カードによっていろいろなやり取りを継続させることができる。未習得のことばに気づかせることも，たやすくなる。

　ことばの力がついてくると，1枚の絵カードで会話が続くようになる。STは，絵カードを教えるのではなく，絵カードで会話する手腕，またそのことを母親に指導できる手腕を身につけたい。

　カルタ形式でのカード取りも，工夫次第で楽しい遊びとなる。しかし，わからないものばかり並べると，遊びではなく苦痛となってしまうのでやはり要注意である。

7. 発見が著しく遅れた高音急墜型の難聴児

⇨言語発達に深刻な遅れをきたした例

プロフィール

●5歳2か月時難聴診断。女児。母親(難聴)，弟(脳性麻痺)の3人家族。父親は離別。

【現病歴】 2歳半頃，母親はことばの遅れに気づいていたが相談はしなかった(3歳児健診は未受診)。4歳10か月で幼稚園に入園し，幼稚園側よりことばの遅れと聴こえについて指摘される。5歳2か月頃，A病院にて難聴と診断される。5歳3か月に当センターへ紹介され，週1回のST外来個別指導を開始する。

【聴力】 平均聴力レベル：右耳 65 dB，左耳 84 dB

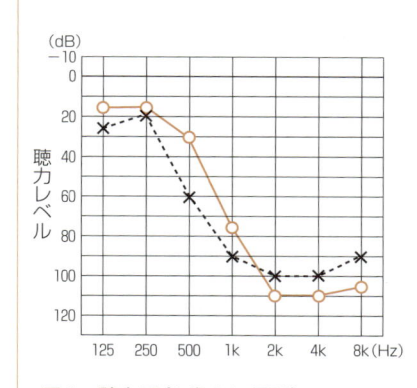

図1　聴力図(6歳6か月時)

図2　補聴器装用効果(6歳6か月時)

【発達】 運動発達・精神発達は特に問題なし。

CHECK !

☐ 家庭の協力が得られない場合，ST指導の留意点は何か。

【解説】
　　児の難聴発見は5歳過ぎとかなり遅い。母親は脳性麻痺の弟の療育・介

護に追われ，児に目を向ける時間的・精神的余裕のない生活を送っていた。また母親も児と同様の難聴であるが，難聴に対するケアを全く受けておらず，療育に対する意識は低かった。言語の遅れは深刻であったが，このような家庭環境から通園施設には通うことができず，外来にて個別指導のみを行った。

こうした状況の中では，指導開始後も言語面の急激な伸びはみられなかった。しかし，補聴器の装用が可能になったことは何よりの成果であり，個別指導により少しずつでも言語が伸びるにつれ，母親の意識には変化が生まれてきた。すぐに就学の時期となってしまったが，就学後も継続して強力な指導体制が必要なケースである。

指導経過

●指導開始当初の状態（5歳4か月）

言語理解面は構文が三語文まで可能であったが，語彙はPVT（絵画語彙検査）が2歳半以下，表出面では，でんしゃ，めがね，などの基本的な語彙も言えず，語彙力は極端に乏しかった。言いなれた表現であれば「ヨウチエン　オモシロイノ」，「オママゴト　アソンダノ」など，二語文の表出が可能であった。

コミュニケーション意欲は盛んで，自分の経験したことを単語とジャルゴン様発話にて伝えようとするが，言いたいことをただ一方的に相手に伝える状態である。質問応答関係は「何？」，「誰？」，「どこ？」には応答可能であるが，「誰の？」，「何色？」には応答不可であった。

●構文獲得期Ⅰ（5歳4か月〜就学まで）

1）聴覚管理・聴能

当初よりイヤホンは嫌がらず，遊戯聴力検査が可能であった。

児と同様の聴力である母親は，補聴器を使用することなく生活していたため，補聴器装用が定着するかどうか心配したが，補聴器は短期間のうちに児にとって手放せないものとなった。

補聴器装用後は幼稚園生活の中から，以前は覚えられなかった友だちの名前を覚えてきたり，これまでできなかった歌を覚えてきて人前で披露してくれるようになった。

検査は月1回行ったが，聴力は安定しており補聴効果も良好であった。

2）言語・コミュニケーション

(1) 5歳4か月〜6歳2か月

発見が遅く，言語発達の遅れもかなり深刻な状態であるため，個別指導開始

と同時期に，難聴通園施設への通園へ向けるための検討がケースワーカーを中心になされた。STとしては，児を取り巻く言語環境を整えるために，何としても通園を実現させたかったが，脳性麻痺の弟を預ける場がみつからず，断念せざるを得なかった。

さらに個別指導も，はじめの数か月間は月1回程度しか行うことができなかった。弟の病気・介護による欠席が多く，また母親自身が療育の必要性を理解しておらず，意識の低さがうかがわれた。

・**語彙の拡大**：指導の中では，まず極端に乏しい語彙力の強化を中心に行っていくことにした。月1回しか行えない指導を有意義なものにするため，できるだけ具体的に母親指導を行うように努めた。

母親が家庭で児に必要な語彙や児が興味を持った語彙を自分でみつけ，話しかけていくことは難しかった。

そこで，母親から児の日常のエピソード，経験したこと，興味ある遊びを詳しく聴き出し，そこから，今の児に必要な語彙や興味を持った語彙，獲得できそうな語彙をSTが選択した。

母親には，その語彙を機会あるごとに繰り返し使用し，話しかけるよう指導した。訓練時には，これらの語彙の理解と表出を確認していくことにした。

こうした中で，少しずつではあるが語彙が増えるにつれ，経験したことを語の羅列と身振りで伝えるようになり，ジャルゴン様発話はなくなってきた。

自分の経験を伝えるときには「エノグヤッタノ」，「Yクンガオトイレデバンシタノ」となり，文章で表現できるようになってきた。そして，「ヤッタノ」→「カイタノ」や「バンシタノ」→「ブツカッタノ」などさらに細かい表現につなげるよう指導した。しかし，このような中でも家庭での母親の関わりがほとんど得られず，言語面の伸びはゆるやかなものでしかなかった。

・**訓練の成果**：訓練開始から半年後，6歳の誕生日を迎える頃より，児自身が伝わることの楽しさを感じ始め，よく話を聴いてくれるST指導を心待ちにするようになった。児の指導に通いたいという気持ちに押されて，この頃から母親の療育に対する意識にも変化が生じ，週1回の指導に継続して通うようになった。

(2) 6歳3か月～6歳8か月

6歳3か月には構文理解も進んできて，獲得している語彙の範囲では語順で主格を理解できるまでに至った。

本来ならば，ここで構文獲得期Ⅱへと進むはずであるが，語彙力は依然として2歳代であり，語彙の乏しい状態は続いていた。よって訓練内容を次の期へ進めるのではなく，引き続き構文獲得期Ⅰの指導を充実させて行っていくことにした。

・**訓練頻度**：年長になった夏頃より，ようやく母親も就学を意識するようになり，児と向き合う必要性を感じ始めた。STとしても就学までの限られた期間

にできる限りのことをしたいという思いから，個別指導を週2回に増やした。

週2回の指導にはきちんと通ってくるが，母親がしっかりと児に向き合えるのはこの指導時間のみであり，依然として家庭での取り組みは不十分であった。語彙力も順調には伸びず，新しく覚えたことばを実際に使用できるまでにはかなりの時間を要した。

・**文章表現**：日常の経験をことばで表現する力や文章での表現を活発化するため，絵日記指導を導入した。しかし，家庭では母親が絵日記を書いたり，児が経験したことを母親から意図的に話しかける時間が取れなかった。

そこで母親には，出かけたときにパンフレットをもらったり，写真を撮るようアドバイスし，これらを訓練時に持ってくるよう指導した。個別指導の中では，これらを見ながら文章での表現を促すとともに，語彙力の拡大を目指した。

自分の経験したことを伝えようとする気持ちは強いが，わからないこと，うまく言えないことに対する恥ずかしさも出てきて，「アノネ，アノネ，～チャンハネ，アーワカンナイ」とうつむいてしまうことも多くなった。

会話のヒントとなる具体的な絵や写真を用いると，1つの話題で話が続くようになってきた。しかし相手の発話から自分の興味がある語や知っている語のみを拾ってそれについて話し出し，話題がそれていくことも多かった。

・**文字指導**：自分の名前からようやく文字にも興味が出てきたので，文字指導を開始した。自分の名前や家族の名前，先生の名前，幼稚園の友だちの名前へと少しずつ広がりを持たせていった。獲得のペースはゆっくりであるが，単語レベルで読めるものは確実に増えていった。

また，文字指導により正確に復唱しようとするようになり，相手の口形への注目がよくなった。自らの発音にも注意するようになり，発話の明瞭度にもよい影響を与える結果となった。

・**就学に向けて**：就学に向けて言語発達検査を行い，児の状態を母親に伝えるとともに，就学について話し合いを重ねた。言語発達は3歳代のレベルであり，普通学級での学習は相当な困難が予想された。

母親には個別的な対応が必要な段階であり，少人数で丁寧にコミュニケーションを取れるろう学校も選択肢に入れることを指導した。母親はろう学校を見学したうえで，最終的には地元の普通小学校を選択した。

・**就学後の指導体制**：そこで，就学後の児に必要な指導体制を，STが中心となって整えることとなった。母親には，普通学級へ行ったときの学習面のサポートや注意点についての指導を行った。

小学校入学後は，放課後当センターに通うことが時間的に難しくなるため，個別の言語指導は主として，小学校のことばの教室に委ねられることとなった。

ことばの教室には児の指導経過について伝えたうえで，就学時点での児の言

語力や今後の課題についての引き継ぎを綿密に行った。しかし，児の言語力と他児との大きなギャップを考え，就学後も当センターとことばの教室ができるだけ連絡を取り合っていく体制を強化した。

3）就学前言語検査結果
- 質問-応答関係検査結果（6歳6か月時）：3歳後半

日常的質問	：5歳代	なぞなぞ	：2歳前半
仮定	：3歳前半	類概念	：3歳前半
語義説明	：3歳前半	理由	：4歳代
説明	：5歳代	系列絵	：3歳後半
物語の説明	：3歳後半	文章の説明	：2歳後半

- ITPA言語学習能力検査（6歳5か月時）：全検査PLA 4歳0か月

　ことばの理解 3-9　絵の理解 6-8　数の記憶 3-0　形の記憶 4-5
　ことばの類推 3-8　絵の類推 6-5　文の構成 2-6　絵さがし 6-4
　ことばの表現 2-8　動作の表現 4-10

就学後の様子

現在，児は小学校2年生で，普通学級に在籍し，ことばの教室にて週1回1時間の個別指導を受けている。クラスでは，先生の指示を聴いて理解し行動することは難しく，他児の様子を見て動いている状態である。

言語面では，就学前と比べると自分の気持ちをことばで表現できるようになるなど，発話内容に広がりがみられてきた。しかし，物事を順序立てて説明したり，相手にわかるように説明するまでには至っていない。

学級では，友だち関係に大きなトラブルは出ていないが，言語面・学習面の遅れは深刻な状態といわざるをえない。

本症例の検討

著しく発見が遅れる症例の中には，本症例のように難聴児の療育上，家庭環境に難しい問題を抱えている場合があることに注意が必要である。

幸い，本症例は補聴器の装用については，短期間の指導で常時装用にこぎつけることができた。言語面の指導では，欠席が多く難航したが，少しでも母親が児の療育の必要性に気づいていけるような働きかけを試みた。

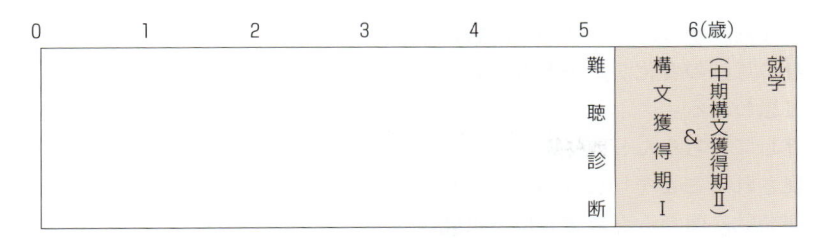

B．症例（7．発見が著しく遅れた高音急墜型の難聴児）　　153

0	1	2	3	4	5			6（歳）
					難聴診断	構文獲得期Ⅰ	（中期構文獲得期Ⅱ）＆	就学

図3　指導経過

　児の言語力の伸びや，児の指導に行きたいという思いが，何よりも母親の療育に対する意識を高め，指導には継続的に通ってくるようになった。しかし，指導開始後の言語発達の経過はかなり遅く，就学前の言語力としては厳しい状態であった。

　就学後のインテグレーションを考えると，学習面では相当強力な個別的な援助が必要な段階であり，友だち関係にも十分な配慮が必要であることが予想できる。療育施設としてもアフターケアが必要である。それでもなお，普通小学校での適応が難しい場合には，少人数の集団で1人ひとりの状態に合わせた教育が可能であるろう学校を選択することも視野に入れる必要がある。

　また，本症例では行わなかったが，特に家庭環境の問題が深刻な場合は，家庭訪問や訪問指導なども必要に応じて行える体制も重要であると感じている。

アドバイス

　兄弟に障害児がいたり，経済的な理由があったりすると，家庭での協力が大幅に制限されてしまう。特に，母親自身の療育に対する意識が低い場合は，訓練の効果はかなり制限されてしまうことが多い。

　しかし，STはこのような与えられた条件の中で最大限の努力をすべきである。子どもを取り巻くさまざまな問題を母親と一緒に1つずつ整理していくことから始めたい。

　母親が子どもと向き合える時間を作るために，家庭環境を可能な限り，整えていく。また，指導を行っていく中で，子ども自身の成長により，母親の療育に対する意識そのものが変化してくることも期待したい。さらに，この

ような過程から，難聴という障害に対する理解へとつなげていきたい。母親自身の意識の変化が，子どもの就学後の有意義な学校生活へとつながっていくと思われる。

　そしてもちろん ST としては，親の意識の程度にかかわらず，早期発見が実現されることを切に望みたい。ST は健診や新生児スクリーニングなど，早期発見に関わるシステムにも可能な範囲で積極的に関わっていくべきである。

8. 軽度の精神遅滞を併せ持つ難聴児

⇨ 最大限に聴覚活用して発達を促進できた例

プロフィール

● 2歳5か月時難聴診断。男児。両親，妹，祖父母の6人家族。

【現病歴】 2歳5か月時に急性副鼻腔炎でA病院耳鼻科受診。その際，母親が聴こえの悪さについて相談。ABR検査で高度難聴と診断。2歳6か月時当センター耳鼻科へ紹介。中等度難聴診断。補聴器装用指導。外来ST個別指導開始(1/週)。

【聴力】 平均聴力レベル：右耳 90 dB，左耳 66 dB

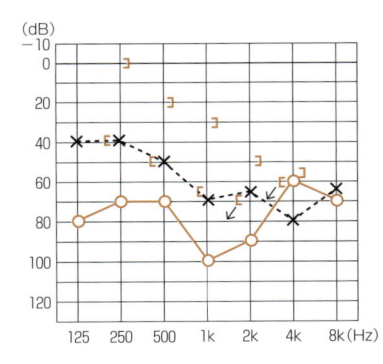

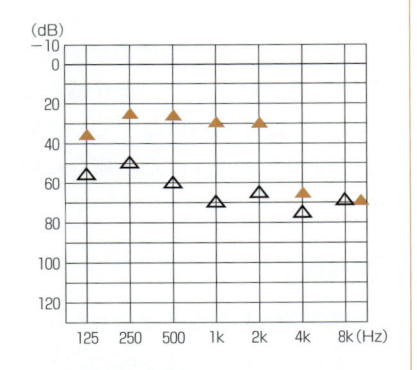

図1 聴力図(6歳2か月時)
　　マスキングしているが，反応やや不確実

図2 補聴器装用効果(5歳0か月時)

【発達】 心理発達検査結果(2歳8か月時)
新版K式発達検査(DA)　　全領域　　：1歳10か月
　　　　　　　　　　　　姿勢・運動：2歳4か月
　　　　　　　　　　　　認知・適応：1歳11か月
　　　　　　　　　　　　言語・社会：1歳2か月

CHECK！
☐ 軽度の精神遅滞のある難聴児の指導上の留意点は何か。

【解説】

　精神遅滞は，難聴が重複すると実際よりも重くみえることが多い。また難聴も精神遅滞が重複することで実際よりも重く感じられることが多い。

　児の場合精神遅滞は軽度であるので，重複障害という位置づけは，必ずしも適当ではないかもしれない。しかしSTは，難聴の程度以外に発達上の特徴を十分考慮に入れて指導する必要がある。児についても難聴の程度はそれほど重くはないが，軽い遅れが重複することで，はじめは実際よりも重い難聴に感じられた。このようなケースでは，まず適切に補聴して，聴覚活用を促し，そのうえで発達に即した指導をすることが重要である。

　児は，指導開始時の2歳半のときには発話はなく，2〜3のことばがやっと理解できている様子で，コミュニケーションが取りにくい印象であったが，聴覚活用が進むにつれ，言語・コミュニケーション面で大きな伸びをみせた。抽象的な意味のことばの理解に時間がかかる，遊びのルール理解が遅い，発話が不明瞭といった問題もあったが，1つ1つ丁寧に時間をかけて取り組むことで乗り越えることができた。

　はじめは悲観的になっていた両親であるが，児の成長を目のあたりにするにつれ，前向きに児の療育に取り組むようになった。

指導経過

●指導開始当初の様子（2歳6か月）

　日常生活においては，音へのはっきりとした反応はなかった。

　1つのもので集中して遊ぶことは少なく，次から次へと興味が移った。絵本はめくることを楽しむだけだった。コンビカー，ぶらんこ，滑り台などを好む。STが働きかけても反応に乏しく，目が合いにくい印象がある。欲しいものを指差しで伝えることもある（特に食事中）が，普段は指差しもあまりみられず，動作の模倣も少ない。母親が口元を見せてはっきりと言えば，おんも，おっく（薬），ポチャ（お風呂），など数語程度の言語理解であった。発話は，喃語様の「バババー」，「レロレロ」，「マー」などがみられた。

●単語獲得期（2歳6か月〜3歳6か月）

1）聴覚管理・聴能

　補聴器を装用して3週間ほどで呼名への振り向きが安定し，発声が多くなった。母親のひざに座っていられる時間が短く，はじめはCOR，BOAで90 dB程度の反応しか得られなかった。条件付けの練習をし，半年経って3歳でまとまったピープショウテストが可能となった。

その結果，両耳での聴力は60～70dBで，補聴器の効果は左耳のほうがよいことがわかった。また，滲出性中耳炎に罹患しやすく，鼓膜の状態が不安定で聴力に変動があった。

2) 言語・コミュニケーション

- **コミュニケーション**：働きかけても反応が返ってこないことが多く，注目が得られにくいなど，やり取りが難しかったが，家族6人分の箸を見分けて正確に配るなど，日常生活上繰り返されることは理解している様子だった。

　何かを強いられると強く拒否するが，一度納得するとスムーズに行動できるので，好きな遊びを繰り返し，その中でわかりやすくタイミングを合わせて話しかけることが課題であった。

- **母親指導**：最初に受診したA病院でのABRの結果から，耳はほとんど使えないと言われていたので，母親ははじめ児の状態をかなり悲観的に捉えていた。ところが聴力検査を重ねるうち，児は中等度難聴であることがわかった。

　STが，「補聴効果はよいはずであるし，聴覚の活用が進むにつれ，きっと状態も大きく変化する」と伝えても，母親はにわかには信じられない様子であった。

　しかし，母親は子どもの気持ちをくんでやり取りすることが上手で，ボールが1つあればそれで子どもと楽しく遊ぶ術を心得ていた。それをおおいに誉め，母親の働きかけによって生じた子どもの変化を1つ1つ確認していくうち，母親は明るく前向きに努力するようになった。

- **語彙**：3歳近くなるとカードポインティングが楽しめるようになり，傾聴態度も向上した。簡単な絵本の読み聴かせなどにも応じるようになり，短時間なら着席して注目傾聴するようになった。

　この単語獲得期に100語ぐらい理解するようになったが，色名や大小などの抽象概念の理解には時間がかかり，この期の最後にようやく理解可となった。

- **発話**：2歳9か月頃より音声模倣ができ始めた。はじめは，おんもは「ンモ」，ぱんだは「ダ」など語の一部のみ模倣する傾向があった。3歳代前半には自分から物を指して名を言おうとするようになったが，全体に低音で母音が中心の不明瞭な発話だった。

- **通園**：2歳10か月で難聴児通園施設へ通園を開始。母親に寄りかかって他児の様子を見たり，自分なりの遊びを母親と楽しむ様子がみられた。他児とのやり取りでは，大人が，貸して，止めて，ごめんね，などを促せば言えるようになった。

● **構文獲得期Ⅰ**（3歳7か月～5歳9か月）

1) 聴覚管理・聴能

　少しずつイヤホンを慣らし，3歳8か月頃からイヤホンを装着できるようになり，遊戯聴力検査ができるようになった。しかし誤反応が多く，持続時間が短いため，検査は集中させるための苦労を伴った。

鼓膜が不安定であることと，集中にムラがあることで，検査の結果はバラツキがちだった。5歳過ぎに，骨導検査で児は混合性難聴であることがわかった。

2) 言語・コミュニケーション

- **二語文の理解と発話**：3歳7か月時には二語連鎖の理解ができるようになったが，表出面は一歩遅れ，3歳9か月時から「オチャ　チョーダイ」，「リンゴ　アッタ」などの二語の発話がみられるようになった。〜だ，〜ね，〜の，などの助詞も出てきた。「パパは？」の問いに「イナーイ」と答えられるようになったり，「これは何？」に答えられるようになったのもこの時期である。前期と比べるとやり取りがスムーズになってきた。しかし，中等度の聴こえの割には発話不明瞭で，母親にしか理解できないことが多かった。

- **三語文の理解と発話**：三語連鎖の理解が可能となったのは4歳7か月時で，児の場合，二語文の理解が可能になってから三語連鎖の理解に進むまでの時期が長くかかったのが特徴である。

　三語連鎖の理解ができるようになった頃から文章レベルでのやり取りが活発になり，〜が，〜も，〜に，〜の，〜で，などの助詞を使用したり，〜から，〜たら，で文章を接続して話すこともできるようになった(例：「トラックハ　オオキイカラ　ウルサイノ？」，「○○チャンモ　オオキクナッタラ　ワカバエンデプールハイロウ」)。

　また，相手に問いかけることも増えた(例：「ダレ　デンワシテルノ」，「ナンデユレテルンダ」，「ドウシテ　ナイテル」，「ナニ　オハナシシテル」)。しかし，まだ全体としては助詞が脱落した文章が多い状態であった(例：「オマワリサンノッテルクルマナーニ」)。

- **語彙(3〜4歳代)**：語彙は興味のあるものは安定して増加したが，虫の名など興味のないものに関しては，とんぼ，ちょうちょ，など身近なものでもなかなか理解語とはならなかった。また，リュックはわかっても，遠足というような活動全体を指す抽象語は理解しにくい様子だった。

　4歳を過ぎると，語彙の吸収力が高まり，動物や乗物といった上位概念も理解できるようになった。何？，誰？，誰の？，何色？，などにも的確に答えるようになり，自分からも「ドースル」，「ドーシタノ」，「コレハ」と問うことが増える。ことばを羅列して経験を伝えようとするようにもなった(例：「ジーチャン　クルマ　イッタヨ」，「オテガミ　ポスト　ポーン」。

- **語彙(5歳代)**：この期の終わりには，日常会話の中での語彙の吸収力も向上し，特に興味のあるものについては(大工道具など)，細かいものまでよく覚えるようになった。

　5歳の半ば頃から，曜日，昨日，今日，明日についても理解可能となり，過去の出来事についてのやり取りや，未来のことについてのやり取りが楽になってきた。わからなくなると「ムズカシイ」と言って顔をしかめるが，気に入っ

た話題は繰り返し何度も話したがるといった傾向があった。発話の不明瞭さから，言いたいことが通じない事態が生じると激昂し，母親やSTに泣いて飛びかかることも多かったが，言い換えたりジェスチャーで説明して伝える工夫をするよう指導すると，少しずつであるがそれを受け入れるようになった。

- **文字**：文字については，4歳の終わり頃から導入した。友だちの名前の識別から始め，1年かけて単語単位で，見分けられるものを増やした。
- **集団参加**：通園施設での5, 6人別グループ参加では，はじめトラブルが多く，大人の援助をかなり必要とした。例えば，椅子取りゲームでは，自分が椅子に座れない事態になるとそれを受け入れることができず，友だちを押しのけて座ろうとし，制止されると大暴れするといったことが繰り返された。興奮が収まってから静かに話しをしたり，友だちの様子を見させたりしているうちに，次第に折り合うことができるようになっていった。4歳を過ぎると母親から離れて友だちの中で遊ぶことが増えた。

　紙芝居や絵本の読み聴かせでは，はじめのうちは他児と一緒に聴いていても最後までは注目できず，途中で1人はずれることが多かった。紙芝居を劇風にアレンジして，STや保育士が演じると注目が得られやすかった。

　このように，できるだけ児も注目できる形を工夫するうちに，5歳近くなると他児と一緒に紙芝居や絵本に落ち着いて注目できるようになった。

　グループ指導において特に重要であったのが，母親指導である。グループ活動では，わが子が他の子どもたちと同様の行動が取れないときは，往々にして母親はつらい思いをすることになる。児の場合も，一緒に参加できない場面が目についた。そこでできるだけ児も参加しやすい活動を計画するとともに，母親に対してこまめにその時々の子どもの課題について話し合う機会を作り，母親が1人で悩むことのないよう配慮した。

　幸いグループの母親同士が互いに助け合うよい関係ができていたので，児の母親も，いたずらに疎外感を抱くことなく，グループに参加できた。そしてこの期の終わり頃には，児はさまざまな集団遊びにスムーズに参加できるようになった。

　幼稚園へのインテグレーションは，慎重に検討したうえで，5歳0か月で幼稚園年中組に年度途中の秋から編入した（難聴児通園施設と併行）。母親と離れ1人で通うことに本人も納得したうえでの通園開始だったが，幼稚園では，しばらくは，三輪車など1人遊びが中心だった。

● **構文獲得期Ⅱ**（5歳10か月〜）

　1）**聴覚管理・聴能**

　聴力検査では，相変わらず誤反応がみられ，常に注意が必要だった。聴力に変動はなく，補聴も特に変更はない。

　2）**言語・コミュニケーション**

- **コミュニケーション**：絵日記などで自分の経験を伝えることがスムーズにで

き，表現できる内容が多くなった。絵の手がかりがなくても，大人のリードがあれば，長く会話を続けることもできる。理由ややり方の説明も，繰り返すうちにできるようになった（例：「どうして鍵をかけるの」，「ドロボウガ　ハイッチャヤダカラ」，「鬼ごっこはどうやってやるの」，「オニガネー　カクレテルトコロニ　ミツケタッテイッタラネー　オニトカワルノ」）。日常会話では，構文の誤りは目立たないが，なぞなぞの問題を出すときや，やや複雑な事態を説明するときには，戸惑いや誤りが多い〔例：「カミガ　タベルドウブツハナーンダ」（紙を食べる動物）〕。

- **文字**：文字は，ゆっくりなら文章レベルで音読が可能となるが，書字では，とうもろこし→とうもろし，かわあそび→かわそび　のように書き取りの誤りが目立った。
- **構音**：文字学習の成果もあってか発話の明瞭度も上がってきたが，例えば［k］は，単音では可能でも，単語や文章中では，省略される傾向にあったので構音訓練も行った。児の場合，この段階で就学を迎えることとなった。
- **幼稚園**：幼稚園は1年半通ったが，年長組の後半では，友だちもたくさんでき，一緒にことばを交わして遊ぶことも多くなっていた。

3）就学前言語検査結果

- 質問-応答関係検査結果（5歳9か月時）：総合　4歳代

日常的質問	：6歳代	理由	：5歳代
なぞなぞ	：5歳代	説明	：3歳後半
仮定	：3歳後半	系列絵	：5歳代
類概念	：5歳代	物語の説明	：2歳後半
語義説明	：4歳代	文章の聴理解	：4歳代

- ITPA検査結果（6歳0か月時）：全検査 PLA　4-0

  〈下位検査 PLA〉

  ことばの理解 4-1　絵の理解 3-11　数の記憶 2-10　形の記憶 4-5
  ことばの類推 5-1　絵の類推 4-1　文の構成 2-6　絵さがし 3-6
  ことばの表現 7-7　動作の表現 4-1

本症例の検討

軽い精神遅滞があり，混合性難聴と重複している。6歳現在で言語力は，総合的にみて4歳代前半である。ITPAをみてもわかるように，難聴児特有の視覚-運動系優位のプロフィールではない。難聴がそれほど重度ではなかったこともあり，2歳半で補聴器を装用して以来，言語，コミュニケーションについては，飛躍的な伸びをみせ，聴覚は最大限に活用されているといっ

0	1	2	3	4	5	6(歳)
		難聴診断	単語獲得期	構文獲得期Ⅰ		構文獲得期Ⅱ / 就学

図3　指導経過

てよい。

　就学については，学習面で相当の個別的な補習などの援助が必要であると予測された。そこで就学する際には，児に合わせたスモールステップの学習課題を設定し，着実な学習の積み重ねができる体制を整えることが条件となった。

　両親は，ろう学校小学部の少人数教育というメリットも考慮し，選択肢に入れて迷っていたが，幼稚園でもけんかの仲裁に口を出すなど，友だちとのコミュニケーションもできつつあるのを考慮に入れ，普通小学校へのインテグレーションを選択した。

アドバイス

　難聴に精神遅滞が合併する場合，両親が精神遅滞についての認識に戸惑いを感じたり，いたずらに悲観的になったりすることもあるが，その子どもの発達のペースを時間をかけて示していくことが大切である。

　発達検査結果をつきつけ納得させようとしても，両親の信頼は得られない。無理な目標を設定せず，常に適切かつ具体的な目標を設定し，それに向かって両親と協力する関係が得られれば，指導の効果は上がる。また，その中で両親も指導者を信頼し，子どもの発達のペースを受け入れられるようになる。

　重い難聴に精神遅滞が重複すると聴覚活用は一段と厳しくなる。その場合，視覚的手段を十分に用い，時間をかけて聴覚活用を促していく方法がよい。

9. 精神遅滞と対人関係の問題を併せ持つ難聴児

⇨聴覚活用が困難であった例

プロフィール

● 1 歳 11 か月時難聴診断。女児。両親，姉，妹の 5 人家族。

【現病歴】 1 歳 6 か月時呼んでも振り向かないので母親が難聴を疑う。1 歳 11 か月時 A 病院にて感音性難聴と診断。当センターを紹介された。2 歳 0 か月時当センター耳鼻咽喉科受診。補聴器の装用指導および週に 1 回の ST 個別指導開始。

【聴力】 平均聴力レベル：右耳　90 dB，左耳　91 dB

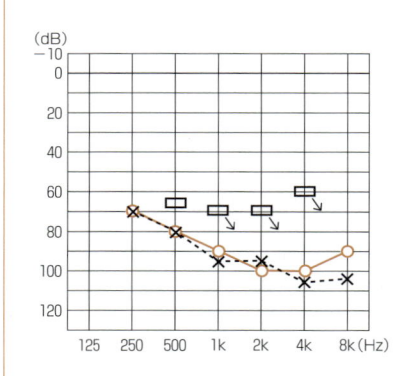

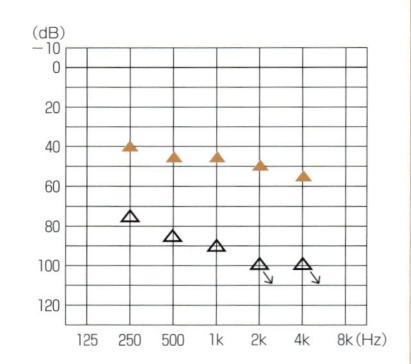

図 1　聴力図 (11 歳 10 か月時)

図 2　補聴器装用効果 (11 歳 10 か月時)

【発達】 心理発達検査の結果 (3 歳 0 か月時)
新版 K 式発達検査 (DA)　全領域　　：2 歳 2 か月
　　　　　　　　　　　　姿勢・運動：2 歳 11 か月
　　　　　　　　　　　　認知・適応：2 歳 6 か月
　　　　　　　　　　　　言語・社会：1 歳 4 か月

【解説】

　難聴と併わせて軽度の精神遅滞と対人関係に問題がみられた症例である。重度の難聴がありながら発見が1歳11か月とやや遅れたため，対人関係の希薄さは難聴の二次的障害によるものかと思われたが，指導を進める中で発達の遅れと対人間関係の問題が明らかになっていった。補聴器装用の効果が確認されながらも，人への注目や人の声への興味が広がらず，音声言語の獲得が進まなかった症例である。

CHECK！
☐ 対人関係に問題のみられる難聴児の指導上の留意点は何か。

指導経過

●指導開始時の状態（2歳0か月）

　日常での音への反応や呼びかけへの反応がはっきりとみられない。ことばの理解はなく，ちょうだい，待って，などの簡単な身振りでも理解が難しかった。他者からの働きかけに応じること自体が少なく，動作の模倣などもみられなかった。表情が乏しく，視線も合いにくいところがあり，対人関係の希薄さが感じられた。

　表出としては，顔を見ないで相手の手を引っ張ったり，その物を直接渡すという形の要求表現だけであった。遊びの様子をみても，1つのおもちゃで集中して遊ぶということがなく，落ち着きなく動き回っていることが多かった。家では，物を投げたり壊したりという粗暴な行動が目立つということであった。母親は他の姉妹の世話もあって余裕がないことに加え，児の状態が把握できずどうかかわってよいのか戸惑っていた。

●前言語期～身振り期（2歳0か月～）

1）2歳代
（1）聴覚管理・聴能

　補聴器を装用しての聴力検査にはあまり抵抗なく取り組めた。聴こえたらボタンを押すという練習を重ねることで，2歳2か月には，ピープショウテストでは1kHzで60～70dBでの反応がみられるようになった。その後，条件付けや反応が上手になり，ピープショウテストで全周波数が測定できるようになった。

　補聴器は両耳装用とする。補聴器を装用することに抵抗はなく，訓練開始1か月後には常時装用が可能となった。装用直後は音への反応に大きな変化はみられなかったが，「アーオー（意味不明）」などの発声が出てきたり，姉妹の声に気づいて振り向いたりという反応が時々みられた。この頃より叩いて音の出る物が好きになり，手に持った物で何かを叩いて耳を傾けている様子がいろい

ろな場面でみられた。

(2) 言語・コミュニケーション

部屋の中で落ち着きなく歩き回り，目に入った物には手を伸ばしてみるが長く遊べず，母親が誘いかけても目を合わせてやり取りすることはあまりみられなかった。STが働きかけると，母親のひざに逃げ込もうとする様子がみられた。高い高い，ぐるぐる，などの遊びも，それほど好む様子はみられなかった。

まず初期のコミュニケーション指導としては，いきなり面と向かったやり取りを成立させようとするよりも，児の行動に寄り添い，児の意図や気持ちをくみ取り，それに応じることを中心に実行することとした。そして，その中で母子で楽しめる活動を増やしていくことを主な目標とした。

さらに，毎日の生活のリズムを整え，生活の中で繰り返されるルーティンの活動を児が理解しやすくするために，難聴幼児通園施設への通園を勧めた。姉は幼稚園に通い，妹は祖父母が預かることとなった。2歳2か月より入園となる。

通園では，場所や場面に慣れるまでは落ち着きなく歩き回ることが多かった。人に対しては，相手が子どもだとすぐ手を出し突き飛ばしたり叩いたりなどの行動があり，母親は児の両手を抑えるか叩いてしかるということで対処していた。そこで，母親に対して児が他児を叩くのは，かかわりを求めている現れと捉え，まずその気持ちを受け止めるよう指導した。母親は，次第に児の行動を1つ1つ理解しようと努めるようになり，頭ごなしに叱ることは減った。

通園の中で繰り返されるリズム遊びや音遊びに，少しずつ興味を示すようになり，2歳4か月には，ラッパや笛にはっきりと反応を示すようになった。しかし，楽しんで遊んでいる最中でも突然嫌がり出し，また突然遊びを再開したりすることが多く，気分のムラは大きかった。

また，並んでいる机や椅子を転がしたり，投げたりという粗暴な行動が多かった。そこで，エネルギーを発散できるような大きい布積木を転がしたり，積んだり，倒したりする遊びや，ダイナミックに体を動かす運動遊びなども十分に取り入れ，そこでも母親が共に楽しめるよう工夫した。

2歳6か月頃よりミニカーを並べて遊ぶことが気に入り，繰り返し遊ぶようになっていった。まだこの頃はミニカーを投げたりすることも多くみられたが，机で坂道を作ってミニカーを走らせるなど，バリエーションをつけると，少し遊びが続くようになった。そして，このような遊びの中でのかかわりから，ちょうだい，待って，終わり，などの簡単な身振りを模倣するようになった。しかし，身振りの意味を理解しているかどうかの確認はできなかった。

2) 3歳代
(1) 聴覚管理・聴能

聴力検査はイヤホンの装用に慣らしていくよう練習を行ったが，イヤホンを

嫌がってなかなか取り組めなかった。ピープショウテストでは補聴器装用時に50〜55dBでの反応がみられ，装用効果が確認できた。自分から補聴器を要求することはないが，母親が補聴器を着けると特に嫌がる様子はなく，常時装用は定着していた。日常生活での反応も期待されたが，いぬの声に気づいてキョロキョロしたり，外の救急車の音で窓のほうを見る程度で，広がりが少なかった。特に呼びかけへの反応がみられず，3歳直前になってようやく家で名前を呼ばれると振り向くことがみられた。

通園施設では3歳3か月頃に，呼びかけに対して，振り向くという反応がみられたが，反応にはムラがあり，確実な反応がみられるまでには至らなかった。

3歳6か月時に遊戯聴力検査が可能になり，検査への取り組みも確実になった。ちょうどこの頃から，朝起きると自分から補聴器を持って母親の所に行き，母親の顔の前に差し出して補聴器を着けてくれと要求するようになった。起きたら補聴器をするという生活の流れが理解できてきたようではあるが，音への反応や音声への反応は広がりにくかった。

(2) 言語・コミュニケーション

通園生活の中では，他児の真似をして動物のぬいぐるみを抱く行為もみられるようになった。全身を使った泥んこ遊びでは，はじめは見ているだけで嫌がって遠ざかっていたが，同年齢の子の様子に引き込まれて少しやり始めるようになり，最終的には全身で泥の感触を確かめるようになって，誰よりも楽しむようになった。

同年齢の子の模倣が少しみられるようになってきたので，一緒に遊ぶ機会を増やすため，ままごとなどのごっこ遊びに取り組んだ。3歳5か月より少しままごとができるようになってきた。遊び方は，児のペースではあるが，お盆に皿やお茶碗を並べたものを持ってきて，「ドウゾ」というように差し出すこともあった。少しずつではあるが，物を介してのやり取りがみられるようになってきた。粗暴な行動は徐々に減ってきた。

個別指導場面では，児の好きな動物や生き物の絵や写真，人形などを利用して遊んだり，マッチング課題や身振りと音声での選択課題などの練習を繰り返した。課題への取り組みにはムラがあり定着しにくかったが，3歳3か月時にわんわん，ぞうさん，ぶっぶー，などの身振り(+音声)に対して絵カードが選択でき，ようやくことばの存在に気づくようになった。

母親も熱心に取り組み，生活場面で，ちょうだい，待って，終わり，の身振りを理解し応じることができるようになってきた。いぬの声に対する反応はかなり確実になり，鳴き声が聴こえるといぬを探してそばまで近づき，とても上手に「ウワン，ウワン」と鳴き声を真似るようになった。人の音声に対する反応はそれに比べると乏しかった。

通園施設での朝の会や給食など，決まった場面の流れを理解し，予測できる

状況であれば母親から離れて参加できるようになってきたが，いつもと流れが変わったり，新規な活動になるとやはり落ち着きなく動きまわることが多かった。

3歳半頃には，身振りでの理解が約20語となり，さらに1人で絵本を見ながら「ワンワン」，「ガオー」，「ブーブー」など独り言のように発語する様子がみられるようになった。しかし，コミュニケーション関係そのものは変化が乏しく，視線を合わせることが少し増えた程度で，他者からの働きかけには応じにくかった。

3) 指導方針の検討

3歳半になり，児がことばの存在に気づいたところで，指導方針について検討した。生活の流れを理解しやすくして繰り返し，児の行動に寄り添い，遊びを広げる中で，身振りのやり取りがいくつか成立するまで導くことができた。粗暴な行動も減少し，他児の模倣もみられるようになった。自分から補聴器を必要とするような様子も出てきた。

しかし，音声言語への関心や反応が相変わらず乏しく，これから単語獲得期の指導をするにあたり，より一層身振りを用いる必要性を感じた。また，引き続き児の行動および児のペースに合わせてコミュニケーションを取ることが重要と思われた。そこで今後も，聴覚に訴えるだけでなく，児に情報が入りやすい視覚的なコミュニケーション手段を用い，系統的に指導すべきとの結論に達した。

そこで，地域のキュードスピーチ[注]を採用しているろう学校幼稚部で指導を受けることを母親に提案した。母親にろう学校幼稚部を見学してもらい，教員とも連絡を取り，母親と話し合いを重ねた末，ろう学校幼稚部に療育の場を変えることとなった。

注) キュードスピーチ：50音の子音部分を手指サイン（キューサイン）で表し，母音は口形で表す視覚的コミュニケーション手段である。補聴効果が不十分な場合や，聴覚経路から情報が入りにくい場合に有効である。語音の情報を視覚的に補い，読話の助けとなる。また，各々の子音は同一のキューサインで表すため，構音への意識を高めることも可能で，かつ口話を促す手段ともなる。キューサインを用いて言語を獲得した重度難聴児は，プロソディの問題は残りやすいが，早期の人工内耳装用により改善されることも少なくない。

本症例の検討

　本症例は，補聴器装用の効果は，早くから検査上に現れていたが，実際のコミュニケーション場面になかなか生かされなかった。いぬのほえる声などに比べると，音声言語への反応が非常に乏しかった。人への共感性に乏しく，行動もマイペースであった。

　このような症例に対し，前言語期〜身振り期に生活の流れに深く関与できる通園施設で指導できたことは意義深かった。母親にとっても，とかく流されがちな生活にメリハリができ，登園，自由遊び，グループ指導，個別指導，給食，降園といった流れの中で，1つ1つ児とのかかわりを工夫することができた。人とのかかわりがなかなか持てない児であったが，時間が経つにつれ他児と少しずつ顔見知りとなった。そして，他児の遊んでいる様子が少しずつ視野に入るようになった。この期の療育環境としては，好ましいものであったといえる。

　しかし，単語獲得期を迎えるにあたり，聴覚−口話法よりもむしろ視覚的なコミュニケーション手段を系統的に用いる方法が適当と考えた。そこで療育の場をキューサインを用いて指導を行っているろう学校幼稚部に移した。

　ろう学校幼稚部の教員の話によれば，児の場合，4歳児クラスの秋ぐらいからキューサインの理解ができるようになった。簡単なあいさつや人名などを中心に数十語を習得し，促されると使用できるようになったということである。

　また，わかっていることばは使用するが，相手の問いかけに応えることはなかなかできなかった。

　5歳児クラスの終わりには，使用語彙は数百語にのぼり，身近な現前の事象についてはやり取りができてきたが，それ以外では視覚的に話題を提供し

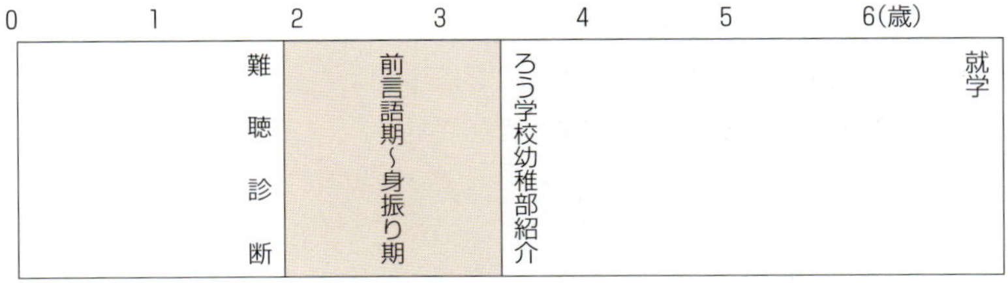

図3　指導経過

ないとやり取りの成立はみられなかった。語彙の獲得のペースは他児と比較すると緩慢で、キューサインにより言語獲得が飛躍的な変化を遂げるにはいたっていないが、音声言語主体のコミュニケーション方法よりも児にとっては有効であったと考えられた。

アドバイス

高度〜重度難聴に発達の問題や対人関係の問題を併せ持つ場合、コミュニケーション上のハンディは非常に大きいといわなければならない。この場合、まず適切な補聴を行うことは論を待たないが、その効果が実際に現れるには時間がかかることが多い。

まず、前言語期〜身振り期の指導では、大人が徹底して受容的なかかわりを積み重ねることが重要である。はじめは聴覚活用にこだわらず、かかわりが成立するような経験を積み重ねることを中心に考える。その際、コミュニケーションをよりスムーズに成立させるためには、視覚的なコミュニケーション手段を十分に用いたほうがよい。時間はかかるが、視覚的な手段でコミュニケーションが成立するようになった後で、それに伴う音声言語にも気づき、使用できるようになることがある。

10. 精神遅滞と運動障害を併せ持つ難聴児

⇨長期にかかわり成果を上げた例

プロフィール

● 5 か月時難聴診断。男児。両親，祖母の 4 人家族。

【現病歴】 頸のすわりが遅く 5 か月時に D 大学病院を受診。精神運動発達遅滞および難聴と診断される。7 か月時補聴器装用指導を受ける。1 歳 11 か月時より K 市立ろう学校教育相談にて個別および集団指導を開始する。3 歳時に転居にて当センターへ。2 週に 1 回の ST 個別訓練開始。同時に当センター肢体不自由児通園施設に入園し，運動機能訓練（理学療法・作業療法）も開始となる。肢体不自由児養護学校に入学後は外来として ST 個別訓練を継続（2 週に 1 回～月に 1 回）。

【診断名】 ミトコンドリア脳筋症，精神運動発達遅滞，両側感音性難聴

【聴力】 平均聴力レベル：右耳　69 dB，左耳　79 dB（6 歳時）
　　　　　（左耳は 8 歳時に悪化し 110 dB となる）

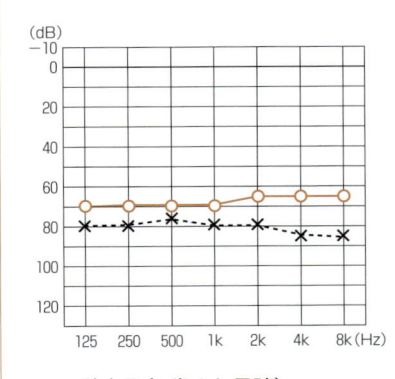

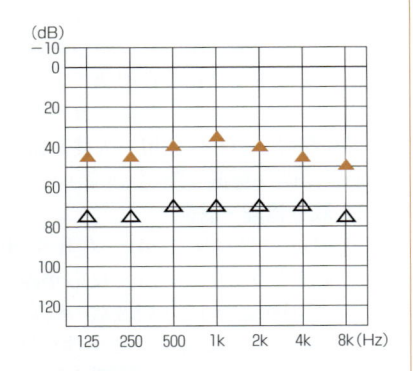

図 1　聴力図（6 歳 0 か月時）　　　図 2　補聴器装用効果（6 歳 0 か月時）

【発達】 3 歳 5 か月時の状態
　　心理発達検査（津守・稲毛式）
　　発達年齢（DA）＝ 1 歳 1 か月，発達指数（DQ）＝ 32
　　歩行不可，身辺面は全介助，動作が緩慢，筋の易疲労性があり。

【解説】

　言語面だけでなく発達全体に著しい遅れがみられる症例である。興味の偏りや集中持続の難しさ，運動能力の制限などで指導が進みにくい状態であったが，長期にかかわることで音声言語理解が二～三語文期まで到達することができた。また，発話は引き出せなかったが身振りと，文字単語を並べたコミュニケーションボードを表出手段として定着させることができた。

　STが療育施設や養護学校との連携を図りつつ3～15歳までの長期間かかわり，成果が得られたケースである。

CHECK !
□ 重複障害児の聴力検査の難しさはどのようなところか。
□ 重複障害児の指導においての留意点は何か。

指導経過

●指導開始当初の状態（3歳2か月）

　歩行は不可。両手と両足を交互につくバニーホッピングにより移動を行う。自分からは動き出そうとせずじっと周囲の様子を見ていた。座位が不安定で，床に座るときは両手を前について身体を支えていた。動作や音声の模倣はまったくみられなかった。音声言語での理解，表出とも困難で，ばいばい，おいで，などの身振りがいくつかわかるのみであった。

　転居前にろう学校教育相談で1年間指導を受けていたので，母親は身振りを添えての話しかけや，写真やカードでのマッチング練習にも取り組んでいた。箱形補聴器を両耳に装用。太鼓や鈴などの音に気づいて笑う反応がみられた。

●前言語期～身振り期（3～4歳）

1）聴覚管理・聴能

　① ABRにて右耳75 dB，左耳85 dB。CORでは70～80 dBで音源を見る，または表情の変化といった反応がみられた。しかし，検査への集中が持続せず，1回の検査で1～2周波数の測定をすることがやっとであった。

　② 個別指導では音遊びで条件付けの練習を行った。児は，音に気づくと，聴こえたことで笑い出し，興奮状態になることが多かった。1度笑い出すと止まらず，次の音に聴き入ることができなくなった。

　そこで自分で楽器を鳴らしてみるように促していったところ，このほうが過度の興奮が起きず，いろいろな楽器音に興味を持たせることができた。そして，音が聴こえたら○○する，という音遊びを繰り返し行った。太鼓が鳴ったら積み木を倒す，ラッパが鳴ったらボールを入れる，ヨーイドンで車を走らせ

るといった遊びのバリエーションを増やした。音遊びのルールを理解し楽しむことができたが，音をじっと待てずに怒り出したり，逆に期待し過ぎて笑い出したりすることが多く，音に注目して待つことが，この時期の練習課題であった。

③ 補聴器の装用を嫌がることはなかったが，何でも口に入れて確かめる行動が続いており，イヤモールドを外してなめたり噛んだりすることがあった。

このような行為は車で移動中など，児にとって他の遊びがないときに多かったが，補聴器の音をうるさがるということはなかったので，調整は変えずに装用を進めていった。まだ日常場面での音や呼びかけに対し，はっきりとした反応はみられなかった。

2) 言語・コミュニケーション

椅子を工夫し座位が安定すると，相手への注目がとてもよくなった。手指の動きが未熟ながらも，型はめパズルや絵のマッチング課題は好んで取り組めた。特に型はめパズルは，カチッとはまる手ごたえを好み，その課題で違う（バツ），あたり（マル），同じ，もう1回，終わり，といった簡単な身振りを獲得させることができた。

また，日常的事物の絵カードに対する身振り練習を行い，身振りでの単語理解を進めた。座位を安定させることで手が動かしやすくなり，身振りを模倣することが可能となったが，左右の分離した手の動きや，指先の細かい動きはまだ困難であった。身振りの形が限られるとともに，児の興味も広がらず，語彙数は期待したほどは増えなかった。

肢体不自由児通園施設では，自分からいろいろな遊びに取り組もうとはせず，周りの様子を見てじっとしていることが多かった。母親や保育士が身振りを添えてことばをかけていたが，周りの人の動きに気をとられやすく，集団場面では大人からの働きかけへの注目が難しかった。

● **単語獲得期**(4～8歳)

1) 聴覚管理・聴能

① 頻回に練習を行い，聴力検査はCORからピープショウテストに進んだ。次にイヤホンを装着しての遊戯聴力検査を試みたところ，思いのほか抵抗なく取り組むことができた。イヤホンを装用したほうが音にしっかりと集中できるようであった。条件付けも可となり，児の好きな型はめパズルを報酬とすることで，少しずつ集中持続が図れた。

しかし，一方ではSTの手の動きを見たり，音の提示のタイミングを予測してボタンを押すことを覚えて，誤反応も多かった。ボタンを押すという反応よりも児の表情の変化をよく観察し，閾値を確認するよう努めた。

この頃には，音が聴こえると笑い出すという過度の反応が減り，真顔になって動きを止めるという反応に代わってきた。閾値付近では，音を長めに提示することで反応が得られた。

②イヤモールドを外すことも続いていたが，5歳近くになり，生活場面でようやく音の反応がみられるようになった。後方からの音や呼びかけに気づいて振り向くことが確実になった。通園施設でも好きな歌が始まるとハッと気づいて喜んだり，名前を呼ばれると手を上げることができるようになった。

2) 言語・コミュニケーション

①身振り対絵カードの練習を続ける中で，口形を手がかりとした幼児語の理解が始まり，次いで音声に対する絵カードの選択が可能となった。

わんわん，ぶーぶー，もー，などから次第に音声のみでの選択が確実になっていった。この頃から身振り表現を楽しむようになり，音声を聴いて絵カードを選択する際に，身振りで，「ヒコウキ？」と問い返してくるようになった。身振りでの確認行動を定着させていくと，音声の理解が確実になっていった。家庭でも，絵本を見て身振りで表現することが，児にとっての遊びとなった。

②発語器官の動きは，全身状態と同様に動きが乏しく，常に開口状態で流涎も続いていた。人を呼ぶときに，「アー」の発声はあるが，それ以外の発声は乏しく，母音や口唇音の産生も困難であった。

しかし，この時期，初めて音声模倣が出現した。ぱぱを「ンン」，牛(モー)を「ンー」，わんわんを「ウッウッ」，などがみられた。

③6歳を過ぎて身体の安定性がよくなるとともに，手指の動きも細かくなり，ようやく身振りの種類を増やすことができた。児は身体的に疲労しやすいため家庭での課題は進みにくかったが，この頃から体力がついてきて，家庭学習が行えるようになった。

訓練では，幼児語から成人語での単語理解へ進めることと，動作語や大小・色名・形容詞へと品詞の種類を増やすことを行った。大小や色名の課題は理解が早かったが，日常場面での使用に結びつきにくく，定着しにくかった。

動作語も，自分で取り組める動作が限られているため，寝る，食べる，洗う，立つ，座る，などの基本的な動作語以外はなかなか増えていかなかった。

④表出面では，外を見て自発的に「アメ(フッテルヨ)」，「オハナ(アッタヨ)」と伝えたり，食後に「オフロ(ハイルノ)？」と聴くなど，生活の中で身振りが定着してきた。

⑤就学についてはろう学校も検討したが，運動面や身辺自立を含めた全体発達を促すことを最優先に考えて，肢体不自由児養護学校への入学となった。聴力検査および聴能言語訓練は引き続き当センターで行うこととなった(2週に1回)。

養護学校へは，児の状態およびコミュニケーションの取り方について伝えた。また，担任教師が，ST訓練を見学する機会も設けた。

⑥7歳(小学部2年)時にひらがな文字の学習を開始する。文字の学習はまだ困難と思えたが，パズルなどの形合わせを好み，視覚的情報が有効であるので文字の導入を試みることとした。

まずは，単語の固まりとして，自分の名前や身近な名詞の理解ができることを目標とした。音声で理解が可能な単語から文字単語のカードを作り，絵＋文字単語と文字単語の対応課題を行った。単語のカードをSTの口の横に提示することで，口型と音声への注目を図り，音声と文字の対応としても練習ができた。さらに母音やいくつかの音は，口型を示すことで1文字ずつの理解ができた。

　文字の課題を取り入れると，母親も熱心に取り組み，家庭学習として定着した。家のテレビ，電話，本，冷蔵庫などにも文字カードを貼り付けて，常に児の目に入るようにした。

　また，学校でも同じ課題を取り入れてもらい，毎日，担任教師と課題を行う時間を確保することができた。クラスの友だちの顔写真と名前のカードを朝の会に使用するなど，学校で取り入れやすい形もできてきた。

● **構文獲得期Ⅰ**（8歳～）

1) 聴覚管理・聴能

　8歳時に左耳が80dBから110dBに悪化。補聴器は両耳装用から右のみの片耳装用とした。右耳は変化なし。右耳の聴力低下の心配もあり，月に1回の検査を継続した。日常でのことばへの反応はさらにはっきりしてきていた。

2) 言語・コミュニケーション

　① 音声での単語理解は，7歳時には40語であったが，8歳時には100語程度に増えた。通園施設，家庭，学校で文字を取り入れた学習を繰り返すことで，文字単語の理解は50個程度まで進んだ。（例：ぎゅうにゅう，あいす，りんご，いぬ，がっこう，かばん，てれび，ねる，たべる，身体部位，人名）。絵カードに対する文字単語の選択および音声に対する文字単語の選択が可能となった。

　生活の中でも食事やおやつの前に，食べ物の名前を文字で書いて見せたり，児が身振りで「飲む」と訴えてきたときに，ぎゅうにゅう，じゅーす，の2つの単語を提示して選ばせるなど，文字使用の機会を作っていった。自分の名前を文字チップで構成することもできるようになった。

　② 理解語を増やしつつ，二語連鎖の課題を取り入れてみたが，音声では二語への注目が得られにくく，最後まで聴かないうちにカードを選んでしまうことが多かった。

　また，ミニチュア人形や絵カードを取り入れた課題でも，自分の気にいった物にこだわると他の物を拒否したり，気に入った操作にしか取り組まないために課題が進まなかった。

　しかし，文字での単語理解が増えた後に，単語カードを2枚並べて示すことで，ようやく二語連鎖に気づかせることができた（例：「ばなな　あらう」，「おおきい　ぞう」，「おとうさん　ねる」など）。視覚的に2単位の認識がスムーズになると，音声でも二語連鎖の理解が可能となった。

さらに，文字単語カードで二語文構成の練習も行った．絵カードや写真・絵本を見ながら，「りんご，たべる」，「まま，なく」，「ぷーる，およぐ」，「ちいさい，ねこ」，「ぱぱ(の)，くつ」などを文字単語で並べさせた．この課題は児も楽しんで取り組みがよかった．そこで日常でも文字単語を並べたボードを作成し使用を試みた．毎日のことばかけを「がっこう，やすみ，プール，いく(今日は学校，お休みだよ．プールいこうか？)」，「てれび，みる，やきゅう(テレビみるの？野球やってるよ)」，「すーぱー，かいもの，いく(お買い物いくよ)」というように文字と音声で示し，語連鎖の定着を図った．

養護学校でも，教師が学校生活に沿った写真と文字単語を並べたボードを作成し，家庭と同様に，ボードを指し示しながらことばかけを行うように取り組んだ．この単語ボードを毎日使用することは大きな成果となり，三語連鎖へもうまく進むことができた．ただし，音声での理解は二語連鎖までは確実となったが，三語連鎖については文字の提示がないと音声だけでは理解が不確実であった．

③ 9 歳時に，身振りで二語文表現が出始めた．「ぱぱ，ねてる」，「がっこう，いく」，「ラーメン，かう」など．また，文字単語を指しての表現では「ともだち，プール，およぐ」，「おかあさん，くるま，かいもの」といった三語文表現が可能となった．

音声表出は，「ンン(ぱぱ)」のみ定着し，父親への呼びかけや父親の持ち物を指して，「ンン」と知らせたりするようになった．他の音声言語は，一時的に模倣があっても言わなくなってしまった．

● コミュニケーション実用化の時期 (12〜15 歳現在)
1) 聴覚管理・聴能
右耳の聴力は 60〜70 dB で安定．補聴器装用閾値は 30〜40 dB．12 歳で耳掛け形補聴器とする．イヤモールドを外してしまうことがまだあるため，補聴器の紛失対策として本体に紐をつけて，紐の先を安全ピンで肩に留めるようにした．右耳の聴力低下の心配があるため，月 1 回の聴力検査は継続し，個別訓練は母親や学校への助言・指導の時間とし訓練の回数を減らしていった．

2) 言語・コミュニケーション
① 簡単な指示理解は音声のみで可能となり，生活がスムーズになった．「帽子脱いで」，「テレビ消して」，「お風呂入るよ」などは後方からの指示でも確実に応じるようになった．表出は単語から二語文の身振りで伝えてくる．

また，毎朝カレンダーを指してその日の予定を確認したがるようになり，母親が，文字＋音声＋身振りで 1 日の予定を伝えておくと，学校でスムーズに行動ができた．

② 家庭や学校で，文字単語ボードの使用が定着したので，生活に沿ったコミュニケーションノートを本格的に作成することにし，養護学校の担任教師がノートの作成に取り組んだ．

人名，曜日，場所，物品名，動詞，気持ちを表す語など100語程度。新たに覚えさせたい単語や，理解が不確実な単語には小さなイラストや写真を付けた。

話題ごとに朝の会のページ，食べ物のページ，買い物のページ，日常会話のページなど分類方法を工夫した。特に学校場面で，教師が単語を指しながら1日の予定や行事について伝えたり，児の意思を確認したりという使い方には効果があった。

家庭でも1日の出来事を確認したり，簡単ななぞなぞゲームをしたりと，根気よくこのノートの使用を繰り返していった。

児からの表出は「○○すき。たべる」という食べ物の話や「きょう，○○，かいもの」と買い物の話ばかりが多く広がりにくかったが，夏休みの写真を見ながら，「ぼく，ともだち，プール」（ともだちとプールいった）「おばあちゃん，ぼく，およぐ，さかな」（田舎のおばあちゃんの所へ行き，海に行った。魚を見た）などを表現するまでに至った。また，自分で車椅子をこいで職員室に行き，担任以外の教師にも，コミュニケーションノートを指して伝えようとする行動がみられてきた。

③ パソコンや携帯用会話補助装置の使用も取り入れ，コミュニケーションノートと同様に表出を促したり，文字の指さしによる単語の構成練習を行った。単語構成は人名を中心に10個程度可能になったが，なかなか確実にならなかった。

本症例の検討

発達のペースが緩慢で運動障害もあるため，通常の難聴児の指導とは様相が異なるが，長期にSTがかかわることで効果がみられたケースである。

発達の遅れが著しい児の場合，身振りや写真，絵カード，口型，文字などの視覚的手段を十分に活用しながら指導を行った。音声言語の理解へと進めるにあたっては，身振り→口型→音声へという道筋がやはり重要であった。そして音声言語の理解が可能となったことで，文字単語の理解につながったと思われる。

一方，二～三語文の理解を促すには文字が手がかりとなり，視覚的に2単位を確認させることで，語連鎖の認識が可能となった。発達の遅れを伴うケースの場合，理解よりも表出が通常よりさらに遅れ，日常に定着しにくいという問題がしばしばみられるが，児の場合，STが長期にかかわり療育施設や養護学校と強力に連携できたことでの成果が大きかった。

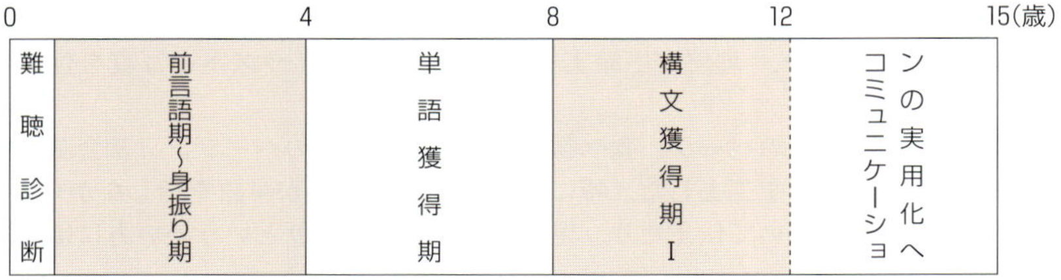

0		4	8	12	15(歳)
難聴診断	前言語期〜身振り期	単語獲得期	構文獲得期Ⅰ	コミュニケーションの実用化へ	

図3　指導経過

15歳の現在も歩行および身辺自立は困難であるが，車椅子で移動し，身振りや，コミュニケーションノートを使用して会話を楽しむようになり，児の生活が豊かになったといえる。

アドバイス

重複障害児の場合，補聴器の装用を定着させつつ，視覚手段を活用して言語発達を促していくことが特に重要である。補聴効果はすぐには現れにくいが，発達を促しつつ，長期にわたって聴覚活用をねらっていく必要がある。

また，母親指導だけでなく，他の職種や学校との連携を図り，子どもに対するコミュニケーション方法を統一し，生活場面で繰り返し繰り返し働きかけ，言語発達を促すことが重要である。

第3章

幼・小児の人工内耳

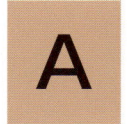

A 初期のマッピングに関するアドバイス

　難聴の早期発見は極めて重要であるが，早期に療育を開始したとしても，平均聴力レベル 100 dB 以上の難聴児が，聴覚を十分に活用して音声言語を獲得することはかなり困難と言わざるをえない。早期に療育を開始した平均聴力レベルが 90 dB 未満の難聴児では，早期に適切な療育が開始されると，聴覚活用や音声言語の獲得はスムーズな場合が多い一方，100 dB 以上の場合は聴覚活用にかなり制限があるというのが，多くの臨床家に共通する認識である。

　ところが，1990 年代から小児にも適応されるようになった人工内耳は，これまで極めて困難であった先天性重度難聴児の聴覚活用を可能にした画期的な技術である。これを装用し適切なマッピングを行うことによって，100 dB 以上の難聴であっても，80〜90 dB の高度難聴児に補聴器を適切に着けたときと同様な聴こえ状態にすることができる。

　重度難聴のわが子の聴覚活用を望む親の期待に応えるためには，手術やマッピングだけでなく，その後の訓練，療育，教育体制の整備が必要である。

　本章では，幼・小児のマッピングに焦点をあてているが，重度難聴児に対する医療，福祉，教育での体制が早期に確立し，かつ互いに連携をとって子どもの支援にあたることができるよう願うものである。

1. はじめに

　現在，わが国での人工内耳は，コクレア社とアドバンスト・バイオニクス社（クラリオン）の製品が認可されているが，本章では，現在最も手術例の多いコクレア社製の Nucleus24（N24）システムを取り上げる。

　マッピングに関する基本的な考え方はどちらの人工内耳にも共通するが，ここではマッピングの手法を実践的に記述したため，コクレア社製 N24 システムについての知識が必要となる部分が多い。N24 システムに関する原理，マッピング手順およびソフト操作などの詳細は，コクレア社のマニュアルや関連する資料を参考にしていただきたい。

2. 本章を読むにあたっての注意点

①マッピングにおける適切な電流量には個人差があり，具体的な数値を示すことには抵抗を感じるが，本章は経験の浅いSTが，実際にどのようにしたら臨床を進めていくことができるかを第一に考え，その足がかりとして，あえて数値を挙げることにした。

②コード化法はすべてSPEAKである。ACEでマップを作成する際は数値が異なることに留意する。

③NRT値はTレベルとCレベルの間という例が多いが，高音域ではCレベル付近〜Cレベル以上となることもある。また術後に値は変動するため注意が必要だが，低年齢児のマッピングの参考になる。

④聴こえたら表情が変化する，振り向くなどの"聴性反応"に対し，子どもの傾聴態度を促して，聴こえたらはめ板をはめるなど，一定のルールのもとに反応することを，"条件付け反応"と呼ぶことにする。

⑤Tレベルを5上げる，という記述は，例えば，Tレベルが140であるものを145にする，という意味である。ただし，電極間でダイナミックレンジの差が大きい症例では，Tレベルを◯%上げる，というように，%で行う手法が適している場合がある（Tレベル/Cレベルを◯%上げる/下げる，という意味についてはコクレア社のマニュアル参照）。

3. 小児の初期マッピングの全体像

成人の初回マッピングの流れは以下のとおりである。

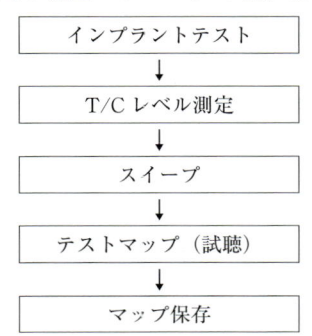

```
インプラントテスト
    ↓
T/Cレベル測定
    ↓
スイープ
    ↓
テストマップ（試聴）    微調整；客観的評価，主観的評価
    ↓
マップ保存
```

小児では，成人のように基本手順どおりにはいかないことが多く，さまざまな工夫や対応策が必要である。例えば，T/Cレベル測定がきちんとできないと，マップ作成は困難と考えてしまうかもしれない。しかし，小児の初回マッピングでは，Tレベル測定の反応がはっきりしないことがあり，Cレベル測定はそれ以上に困難である。そこで，T/Cレベル測定を確実に行うことに時間と労力を費やすよりも，およそのマップを作成してテストマップ時の確認作業に重点をおくようにする。

　この作業では，①種々の音が聴こえる，②嫌がらずに装用する，の2点を満たすマップを作成することが第一目標となる。ところが，種々の音が聴こえている確認すら取れないケースがある。そのような場合は，人工内耳の刺激に慣れ，嫌がらずに装用する，ということだけを目標に人工内耳の装用を開始し，その後反応が得られるまでマップの再調整を繰り返す。

　なお，小児のマッピングを行う際は，子どもを担当するSTとコンピュータを扱うSTが，2名で協力してあたることが望ましい。子ども担当のSTは，子どもに指示を出したり様子を観察したりすることはもとより，子どもと十分にラポートを取りながら，子どもの協力姿勢を引き出し，持続させる役割を受け持つ。

　小児のマッピングは各施設でさまざまな工夫がなされているところだが，図1に，筆者らの臨床における初期マッピングの基本的流れをフローチャートとして示す。次項では，このフローチャートに沿って説明する。

4. 初期マッピングの手順

1) インプラントテスト

　コンピュータが short, open などの電極異常を自動でチェックし，電極が蝸牛に挿入されていても，実際に使用可能かどうかをこのテストで確認する。インプラントテストは術中や音入れ時だけでなく，定期チェック時や，何らかの問題が生じたときにも行う。

2) Tレベル測定

　ピープショウテストが実施可能な子どもには，条件付け反応によるTレベル測定を試みる。ただし，音入れ時には人工内耳の刺激に対し，はっきりと反応できない場合もあるので，行動観察法を併用する。

A. 初期のマッピングに関するアドバイス　　181

```
                    ┌─────────────────┐
                    │ インプラントテスト │
                    └─────────────────┘
                              │
                    ┌─────────────────────┐
                    │ Tレベル測定（Cレベル測定） │
                    └─────────────────────┘
                    反応（＋）    反応（－）
```

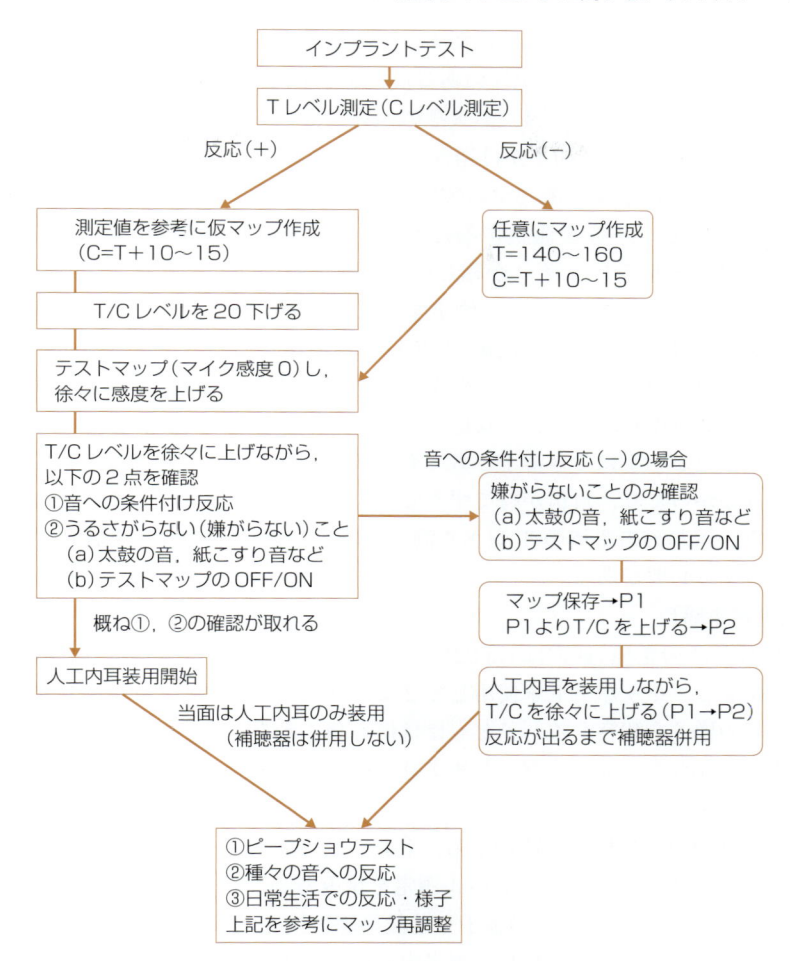

```
┌──────────────────────┐           ┌──────────────────┐
│ 測定値を参考に仮マップ作成 │           │ 任意にマップ作成    │
│    （C＝T＋10～15）      │           │  T＝140～160     │
└──────────────────────┘           │  C＝T＋10～15    │
           │                        └──────────────────┘
┌──────────────────────┐
│   T/Cレベルを20下げる    │
└──────────────────────┘
           │
┌──────────────────────┐
│ テストマップ（マイク感度0）し，│
│   徐々に感度を上げる      │
└──────────────────────┘
           │
┌──────────────────────┐         音への条件付け反応（－）の場合
│ T/Cレベルを徐々に上げながら， │        ┌──────────────────────┐
│ 以下の2点を確認          │───────→│ 嫌がらないことのみ確認    │
│ ①音への条件付け反応      │        │ （a）太鼓の音，紙こすり音など│
│ ②うるさがらない（嫌がらない）こと│    │ （b）テストマップのOFF/ON │
│ （a）太鼓の音，紙こすり音など │       └──────────────────────┘
│ （b）テストマップのOFF/ON  │                    │
└──────────────────────┘          ┌──────────────────────┐
      概ね①，②の確認が取れる        │ マップ保存→P1          │
           │                        │ P1よりT/Cを上げる→P2   │
┌──────────────────┐              └──────────────────────┘
│  人工内耳装用開始  │                         │
└──────────────────┘              ┌──────────────────────────┐
    当面は人工内耳のみ装用          │ 人工内耳を装用しながら，       │
    （補聴器は併用しない）           │ T/Cを徐々に上げる（P1→P2）  │
           │                        │ 反応が出るまで補聴器併用       │
           │                        └──────────────────────────┘
           │                                     │
           └─────────────┬────────────────────┘
                    ┌──────────────────────┐
                    │ ①ピープショウテスト      │
                    │ ②種々の音への反応       │
                    │ ③日常生活での反応・様子  │
                    │ 上記を参考にマップ再調整  │
                    └──────────────────────┘
```

図1　小児の初期段階のマッピングの流れ

　以下に，条件付け反応によるTレベル測定と，条件付け反応が得られない場合の対応を述べる。
(1) 条件付け反応によるTレベル測定（⇒症例1，2参照）
　条件付けによるTレベル測定は，ピープショウテストや遊戯聴力検査と同様の要領で行う。キーボードを用いて2ステップの上昇法を基本とするが，反応がはっきりしないうちは，5ステップで行うほうが，はっきりした

聴こえるレベルの反応が得られやすい。閾値（T レベル）を求める際は 2 ステップの上昇法を用い，再現性のある反応を 2〜3 回確認する。反応レベルがどうしてもばらつく場合は，およその値を記録して別の電極の測定を行い，1 本の電極の測定に時間をかけ過ぎないよう配慮する。

　N24 システムでは，隣接する電極の T/C レベルは近似するため，すべての電極の T/C レベルを測定する必要はない。集中力が持続しそうな子どもは 1 本おきに測定し，それが難しそうな低年齢児は，例えば，Ch 22, 17, 12, 7, 3 のように間をあけて，測定する電極を少なめにする。

　いずれの場合も，両端の電極（SPEAK では Ch 22 と Ch 3）はなるべく測定する。また，低音部である Ch 22 から測定するほうが，高音の刺激経験がほとんどない重度難聴児（者）は反応しやすいといわれている。

　聴力検査が上手にできる子どもでも，人工内耳の新奇な刺激に対しては反応できなかったり，自信が持てず不安になり誤反応が多くなることがしばしばある。はじめの電極の T レベル測定の際は，子どもの様子を特に注意して観察する必要がある。

［測定手順］

　① はじめの電極（通常は Ch 22）では，0 CL（Current Level）から刺激提示を開始する。キーボートを使用して 2 または 5 ステップで上昇させながら，子どもの様子を観察する。子どもには何も聴こえない状態が続くので，音への注意は促さず，椅子に座ったまま好きなように遊ばせてリラックスさせておく。

　② 100 CL 程度まで上昇したら，「よく聴いてね」と刺激への集中を促し，条件付け反応による T レベル測定を試みる。

　③ 以上の T レベル測定の様子や普段の聴力検査の様子から，どれくらい検査を続けられそうか予想し，測定する電極を決める。

　④ 他の電極の測定は，直前に測定した電極の T レベルより 10〜20 程度下げ，同様の手順により 2 ステップ上昇法で行う。

(2) 条件付け反応が得られない場合（⇒症例 3 参照）

　音入れ時は条件付け反応だけに注目するのではなく，子どもの様子をよく観察する必要がある。刺激を出すと，動きが止まる，表情が変わる，振り向く，頭や耳を押さえる，目をパチパチする，身を固くする，母親に抱きつく，ヘッドセットを外そうとする，泣きそうになるなど，行動の変化を観察し，記録する。嫌がったり，がまんするような様子がなければ，聴性反応に

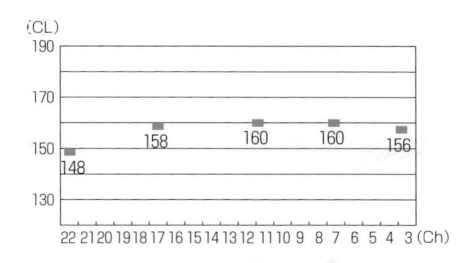

A. 初期のマッピングに関するアドバイス

図2 Tレベル測定値の例

注目しつつ条件付け反応によるTレベル測定を続ける。

180〜190 CL 程度まで上げても条件付け反応が得られない場合は、刺激提示を中止し、行動観察法による反応値をTレベルとする。ただし、行動観察法による反応確認は再現性が乏しく、3本の電極（両端と中央）程度でTレベル測定を終了することが多い。

条件付け反応が得られないまま刺激提示を続けると、突然嫌がる反応をすることがある。これは人工内耳の新奇な刺激に気づいて驚いたためか、あるいは反応できないまま刺激が不快レベルにまで達したためかの、いずれかと考えられる。

嫌がる反応のみ示した場合は、そのレベルを記録し、Tレベル測定を中止する（強い拒否感がなく、子どもと十分にラポートが取れている場合は、他の電極の測定を試みるが、難しそうであれば無理には行わない）。

行動観察法による反応値はもとより、条件付け反応によるTレベル測定が上手にできたケースでも、人工内耳にまだ慣れていないときの反応値は、実際のTレベルより大きい可能性が高いので注意を要する。

3) Cレベル測定

Tレベル測定を行った電極についてCレベルを測定する。就学前の子どもの場合、うるさくなく、快適に聴こえる最大レベルであるCレベルを求めることは困難なことが多い。そのような場合は、うるさいレベルを確認したり、Tレベルよりもある程度大きいレベルが、うるさくないことだけを確認する方法をとる。

また、Tレベル測定時に嫌がる反応のみ示した場合は、それがCレベル付近であると考え、その電極のCレベル測定は行わない。

Cレベル測定を行う際，低年齢児ほど慎重に行うが，たとえうるさくなくても，大きめの音が続くと嫌になってしまうことがあるので，時間をかけ過ぎないほうがよい。

また，検査者の意図が伝わらず，うるさくてもがまんしなくてはいけないと思い込み，頑張ってがまんする子どもがいる。したがって，「だいじょうぶ」と子どもが答える場合でも，注意深く様子を観察する必要がある。

以下に，成人に準じたCレベル測定手順と，Cレベル測定が困難な場合の対応を述べる。

(1) 成人に準じたCレベル測定手順(⇒症例1参照)

①Tレベルより2ステップで上昇し，うるさいレベルを教えてもらう。

②うるさいレベルより低い刺激を5回与え，再度うるさいかどうか質問する。

③レベルを上下させながら，5回刺激を与えてもだいじょうぶである最大のレベルを，Cレベルとする。

④Tレベルより30高いレベルでも「だいじょうぶ」と言う場合，がまんしていることも考えられるので，刺激提示を中止する。他の電極も同様に測定するが，症例の様子によっては，Tレベルより20程度上げてもうるさがらないことの確認だけを行う。

(2) Cレベル測定が困難な場合(⇒症例2参照)

①Tレベルから2ステップで上昇し，うるさいレベルだけ記録する。ただし，うるさいことが続くと，次第に協力が得られなくなる可能性がある。子どもの様子をよく観察し，嫌がっていそうであれば無理には続けない。

②うるさい刺激に対して拒否感が強い，または，うるさいことの意思表示が困難と思える場合は，Tレベルより2ステップで10程度上昇させ，うるさがらないことの確認のみを行う。子どもにはこの方法[注1]をとることが多い。

4) 仮マップ作成とスイープ

T/Cレベル測定結果をもとに仮のマップを作成し，スイープを掛ける。

注1：この方法で確認できるのは，与えた刺激レベルがうるさくないということであり，Cレベル(最大快適レベル)とは限らない。本当のCレベルはそれよりも高い可能性がある。

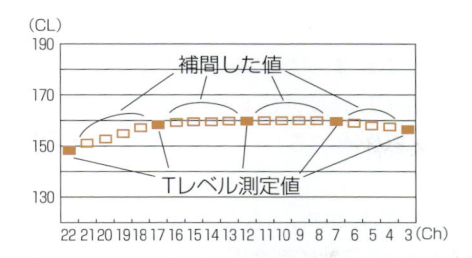

図3　図2のTレベル測定値を補間した例

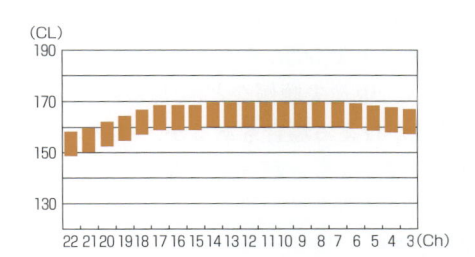

図4　図3からダイナミックレンジを10として作成した仮マップ例

(1) 仮マップの作成法

Tレベル測定で反応が確認できた場合と，Tレベル測定で反応がまったく確認できなかった場合に分けて述べる．

①Tレベル測定で反応が確認できた場合（⇒症例1, 2参照）

条件付け反応による測定値，もしくは行動観察法による反応値を参考に，仮マップを作成する．N24システムでは（モノポーラモードの場合）一般に，隣接する電極のT/Cレベルは近い値になる．そこで，測定していない電極のTレベルは，測定した電極のTレベルを参考に補間する[注2]（図3）．Cレベルも同様に未測定電極の補間を行うが，信頼性が低い場合や測定ができなかった場合は，ダイナミックレンジを10〜15程度としてCレベルを設定する（図4）．

一方，Tレベル測定時に嫌がる反応しか示さなかった場合は，その値をCレベルとして先に定め，ダイナミックレンジを10〜15程度としてTレベル

注2：マッピングソフトWinDPS R126には自動の補間機能がある．

を設定する。

②Tレベル測定で反応がまったく確認できなかった場合（⇒症例3参照）

Tレベルは140〜160 CL程度，Cレベルはダイナミックレンジを10〜15程度に設定したマップを作成する。

(2) スイープ

数本の電極についてTレベル，もしくは，Cレベルの刺激を連続して与え，同じ大きさに聴こえること（ラウドネスバランス）を確認するのがスイープの本来の目的である。しかし，ラウドネスバランスの確認は子どもには困難であるため，うるさがらないことの確認を目的にスイープを行うことがある。まず，全電極連続でT/C 50%スイープを掛け，だいじょうぶそうならばCスイープを掛ける。中途失聴例など，音の経験が十分にあり，言語力もあればバランス確認が行える場合もあるが，バランスに関する十分な情報が得られそうもなければ，うるさがらないことの確認だけを行う。

5) テストマップ（試聴）

テストマップとは，人工内耳を通常の使用状態として作動させることである。マイクに入力した音を人工内耳で初めて聴くことになる。ランマップ，ライブマップ，GO LIVE，ともいう。

(1) テストマップの準備

小児における仮マップは信頼性が乏しいため，マップを使用したときの様子を評価して，再調整することが重要である。したがって，T/Cレベル測定後に行うテストマップ時の確認・調整作業のために時間（子どもの集中力）を残しておくようにする。

小児の場合，Tレベル測定値は本来のTレベルより高い可能性がある。また，Tレベル測定値が結果としてほぼ妥当であった場合でも，初めて人工内耳を通した音を試聴する際には，新奇でかつ補聴器装用時よりも量の多い刺激を嫌がることがある。そこで，人工内耳を初めて試聴するときには，慎重を期して仮マップよりT/Cレベルを全体的に20程度下げたマップを準備する（本文では，仮マップからT/Cレベルを全体的に20下げた場合を「T/C-20」と表記する）。

(2) テストマップ開始

マイク感度を0にしてテストマップする。嫌がっている様子が観察されたらすぐにテストマップをOFFにする。はっきりしないが何か様子がおかし

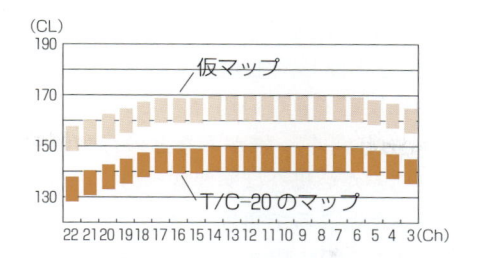

図5　仮マップとT/C-20のマップの例

いと感じた場合は一度OFFにし，しばらく経ってから再度テストマップして様子を観察する。嫌がるようであればT/Cレベルをさらに下げる。様子に変化がなければ，マイク感度を標準（最適感度）まで徐々に上げる。

6）T/Cレベルを上げ，音への反応を確認

マイクを最適感度にしたテストマップ状態で，種々の音に反応するまでT/Cレベルを徐々に上げながら，条件付け課題を試みる。Tレベル測定で条件付け課題ができない場合でも，テストマップではできることがある。しかしながら，テストマップでも人工内耳の新奇な刺激にうまく反応できないことがあり，行動観察法も併用する。

以下に，テストマップでの条件付け反応の確認手順と，テストマップでの反応の確認が困難な場合の対応を述べる。

(1) テストマップでの条件付け反応確認手順（⇒症例1，2参照）

① 条件付け課題を行うことを子どもに伝え，集中を促す（同時に，裸耳でも太鼓の音が聴こえていることを確認）。

② 子どもの後ろからラッパを吹いて反応を確認する。

③ ラッパへの反応が(−)であったら，太鼓を叩いて反応を生起させる[注3]。

④ T/Cレベルを全体的に2または5上げる。

⑤ ラッパで反応(+)になるまで②〜④を繰り返す。時々，トライアングルなど別の楽器も試す。

注3：聴こえない状態が続くと集中力が低下して誤反応をまねくため，ラッパに反応がなかった場合，裸耳でも聴こえる音源（通常は太鼓）で反応を生起させる。

⑥ T/C レベルを共に 10 上げても反応が得られない場合，テストマップを一度 OFF にして刺激を中断し，しばらくして再度テストマップを ON にする。聴こえているのに反応できない場合，このように一度 OFF にしてから再度 ON にすると，振り向く，嫌がるなどの行動の変化が観察されることがある。それでも反応がない場合は楽器音への反応確認を再開し，さらに T/C レベルが 10 上がったところで再度テストマップの OFF/ON を行う。また，テストマップの OFF/ON 時に，何らかの様子の変化がみられるものの嫌がっている様子がなければ，ラッパ以外の楽器も使いながら T/C レベルをもう少し上げてみる。

例）　T/C-20　　ラッパ（−），太鼓（+）
　　　T/C-18　　ラッパ（−），太鼓（+）
　　　T/C-16　　ラッパ（−），太鼓（+）
　　　T/C-14　　ラッパ（−），トライアングル（−），太鼓（+）
　　　　　：
　　　T/C-10　　ラッパ（−），太鼓（+）
　　　
　　　| テストマップ OFF/ON |　　　反応（−）
　　　　　：
　　　T/C-4　　 ラッパ（+）

⑦ ラッパ（または他の楽器）への反応が得られたら，その他の楽器（トライアングル，鈴，カスタネット，マラカス，ガラガラ，動物笛など）や音声（呼びかけ，舌打ち，[s]，[ʃ]，[m]，[a]，[i]，[ɯ] など）への条件付け反応を確認する。

⑧ 上記の音が概ね聴こえるところまで T/C レベルを上げる[注4]。

⑨ シンバル，太鼓，レジ袋や紙をこする音を聴かせてうるさがらないことを確認する。可能であれば，C レベルのみ徐々に上げながら前述の確認を行い，ダイナミックレンジを 15〜20 程度に広げるが，子どもが嫌がったり，すでに疲れているようであれば，次回のマッピングで行う。

注4：初回のマップでは，高い音だけ嫌がるなどのマイナス要因がないのであれば T/C レベルのバランス調整までは行わなくてもよい。

⑩ 最後にテストマップを OFF にして，30 秒程度待ち，再度テストマップを ON にして，嫌がらないことを確認する（この確認は重要である）。

(2) テストマップでの反応確認が困難な場合（⇒症例 3 参照）

仮マップの T/C レベルを 20 下げた状態（T/C−20）からテストマップを開始し，T/C＋5 まで上げても条件付け反応もしくは様子の変化がみられない場合は，T/C レベルを上げることを中止する。仮マップの値（T/C±0）に戻し，うるさがらないことの確認のみを行う（前項の手順 ⑨，⑩ 参考）。

T レベル測定ができなかった場合は，任意に値を設定したマップでテストマップを開始するが，C レベルが 200 CL に達しても反応がみられなければ，やはり中止してうるさがらないことの確認のみ行う。テストマップ時に嫌がる反応しか示さない場合は，T/C レベルを嫌がらないところまで下げる。

いずれの場合も音への反応は確認できていないため，音は十分には聴こえていないかもしれないが，人工内耳の装用および刺激に慣れることを第一の目標として，人工内耳装用を開始する。また，人工内耳のみでは音が聴こえている保証がないため，反対側には補聴器を併用する。

スピーチプロセッサには複数のマップが保存できるので，段階的に T/C レベルを上げた複数のマップを作成し，スピーチプロセッサに保存する。T/C レベルの低いマップから装用を開始し，2〜3 日装用して嫌がらなければ，次の T/C レベルの高いマップに切り替えるよう母親に伝える。また補聴器を併用している場合は，時々補聴器のスイッチを切って様子をみるように伝える。

嫌がらずに日常で装用できたら，T/C レベルをさらに上げたマップを作成する。音への反応が確認できるまで，人工内耳を装用しながら T/C レベルを段階的に上げることを繰り返す（図 6, 7）。

7) 装用効果の評価および再調整

主に ① ピープショウテスト，② 音への条件付け反応，③ 日常での様子を参考に，装用効果を評価し，必要があれば再調整をする。再調整のおおまかなポイントは以下のとおりである。

- 小さい音が聴こえなければ，T レベルを上げる。
- 大きい音をうるさがるのであれば，C レベルを下げる。
- 音の高さによって聴こえに差がある場合は，各電極の受け持ち周波数を

		C22のT/C 〜 Ch3のT/C	DR
P1	初回マップ	140/150 〜 150/160	10
P2	Cのみ5 ↑	140/155 〜 150/165	15

図6 音入れ時のプログラム例
P1で2〜3日使用して，嫌がらなければP2に切り替える。

		C22のT/C 〜 Ch3のT/C	DR
P1	T/Cを5 ↑	145/160 〜 155/170	15
P2	Cのみ5 ↑	145/165 〜 155/175	20

図7 音入れ2回目のときのプログラム例
P1で2〜3日使用して，嫌がらなければP2に切り替える。

確認し，バランスを取るようにT/Cレベルの値を修正する。
- うるさがらなければCレベルを徐々に上げ，ダイナミックレンジを広くする[注5]。

① ピープショウテスト：スピーカ法による装用閾値を測定する。125 Hz〜8 kHzの閾値が，40 dB程度になることを目標とする。例えば，2 kHzの装用閾値が悪い場合は，その周波数近辺を受け持ついくつかの電極のTレベルを上げる。どれくらい上げるかを装用閾値から決めることはできないが，一度にたくさん上げるのは控える(10以内とする)。

また，周波数ごとに80dB程度まで音圧を上げ，うるさがらないことを確認する(なお本書では，ある音圧でうるさがらない場合，「ᵾ」とオージオグラムに表記する)。うるさがるようであればCレベルを下げることを検討するが，日常生活でうるさがる様子が観察されない場合は，そのまましばらく

注5：ダイナミックレンジは広いほうがことばの聴き取りには有利であるが，SPEAKでは30程度あれば十分といわれている。なかには，Cレベルを上げるとうるさがるため，ダイナミックレンジが20程度になることもある。そのような場合は，Cレベルを無理に上げてしまうと音が歪んで，ことばの聴き取りにかえってよくない。

A. 初期のマッピングに関するアドバイス

様子をみることがある。

　②音への条件付け反応：音入れ後間もない頃は，ピープショウの震音には反応しにくいことがあるため，いろいろな楽器音（トライアングル，鈴，カスタネット，マラカス，ガラガラ，動物笛など）や音声（呼びかけ，舌打ち，[s]，[ʃ]，[m]，[a]，[i]，[ɯ]など）への条件付け反応を確認する。また，太鼓やシンバル，レジ袋をこする音などをうるさがらないことも確認する。

　③日常生活での様子：母親に日常生活での音への反応や人工内耳を装着するときの様子を記録してもらう。まだ耳を十分に使っていないうちは自分から音に気づくことは少ないため，母親は，反応がないと心配しがちである。自分から気づく音，「聴いてごらん」と促したときに聴こえる音を区別して記述してもらう。

　うるさがる場合は，どんな音をうるさがるのか，レジ袋の音など高い音がうるさいのか，大きな音がうるさいのか，母親があれこれ言うのをうるさいというのかよく確かめる。また，特定の音がうるさいということはないが，朝，人工内耳を装着するときに身を固くするとか，夕方になると自分から人工内耳を外してしまうなどということがないか確認する。

> **MEMO**
>
> **・人工内耳反対側への補聴器装用**
>
> 　補聴器の併用については，成人からは，方向感がある，（不自然であることには変わりないが）よりそれらしい音に聴こえる，という感想が聴かれる。また，人工内耳非装用耳の聴覚活用も期待できる。
>
> 　筆者の臨床では，音入れ時に音への反応が確認できた場合，人工内耳の刺激に慣れさせるため数か月間は人工内耳のみの装用としている。一方，音への反応がはっきり確認されない場合は，聴こえない状態で家庭に帰すのは好ましくないと考えるため，人工内耳での反応が確認できるまでは，反対側に補聴器を装用させている。
>
> 　実際の人工内耳と補聴器の併用については，人工内耳での効果が日常生活で明確に現れてきた時点で個々に検討している。検討対象となるのは，術前に補聴器を使っていたケースであるが，補聴器併用に関しての確固たる見解は持つには至っておらず，一方的には勧めていない。補聴器併用を試しながら，親や本人と相談して決めるようにしている。
>
> 　しかし，人工内耳のほうが補聴器よりずっとよく聴こえるため，「いらない」と補聴器を拒否するようになる子どもがいる。抵抗が強くなければ2〜

3週間程度試してもらうが，状態が改善せずに本人が嫌がる場合は中止している。うるさがったり，嫌がることがなければ，補聴器を併用させるようにしているが，目にみえるプラス効果がない場合には，自然に装用を中止していることも少なくない。

B 症例

1. 就学直前に失聴した小児のマッピング
（術時年齢 9 歳 8 か月）

⇨ マッピングの際，はっきりとした反応が得られた例

プロフィール

● 耳鼻咽喉科初診時 6 歳 5 か月。男児。両親，兄の 4 人家族。
【現病歴】 1 歳 6 か月時，ことばの遅れが気になり A 病院を訪ねたところ，聴力も知能も正常なのでそのうち他の子に追いつくだろうといわれ，その後は普通に幼稚園に通い始め，友だちと話をしたりするまでにはなっていた。ただし，幼少より小さな声で呼んだときに返事をしないことがあり，軽度の難聴があった可能性がある。6 歳 4 か月時，39℃の発熱があったが，母親の話ではその少し前から大声で何度も話さなくてはわからないなど，急激に聴こえが悪化していったようである。B 病院を受診，ABR では右耳のみ 70 dBnHL で反応が認められ，アブミ骨筋反射は欠損していた。また，純音聴力検査を何度か試みた結果，右耳 70 dB，左耳は 115 dB 以上であった。小学校就学直前で，かつ難聴の進行が懸念されたこともあり，B 病院では迅速な対応が困難ということから当院を紹介された。
【既往歴】 特になし。
【医学的所見】 妊娠中，出産時の特記事項なし。

CHECK!
☐ 条件付け反応による T レベル測定法。
☐ 成人に準じた C レベル測定法。
☐ テストマップでの確認作業。
☐ 人工内耳装用閾値などからどのようにマップを再調整するのか。

【解説】

　もともと軽い難聴があり難聴の進行が疑われた症例で，就学直前に急激に聴力が悪化して6歳5か月で失聴したが，当初の予定どおり普通小学校に入学した。失聴当時，問題になるほどの言語の遅れはなかったので，音声言語獲得後の中途失聴に近い症例と考えられる。3年3か月の失聴期間を経て，9歳8か月時に人工内耳の手術を受けた。

聴力と補聴器

　当院初診時(6歳5か月)の平均聴力レベルは，右耳96 dB以上，左耳134 dB以上(図1)でステロイドを服用したが，5日後には右耳もスケールアウトに近い状態となったため緊急入院をした。簡単な語の読話が可能であることから，ある程度の期間は中等度を超える難聴があったのではないかと推測された。また，右耳に比し左耳聴力の変化はほとんどみられないことより，医師はもともと左耳は失聴していた可能性を指摘した。退院後の聴力は，右耳129 dB以上，左耳121 dB以上(図2)と右のほうが悪かったが，右耳を最近まで使っていたと考えられたため，耳掛形補聴器をまずは右耳に調整し装用を開始した。しかし，補聴器を嫌がることが多く，再調整を繰り返した。ST初診3か月後に両耳装用としたが，スイッチを切っていることがよくあった。両耳装用閾値は平均71 dBであった(図3)。

　ST初診の頃に人工内耳の説明も行ったが，当初は突然の失聴による母親へのカウンセリング，補聴器装用指導および就学への対応が中心であった。ST初診9か月後(7歳3か月)頃より，親も落ち着いてきたため人工内耳の説明を改めて開始したが，両親が近いうちに新型の人工内耳(Nucleus24)が出るとい

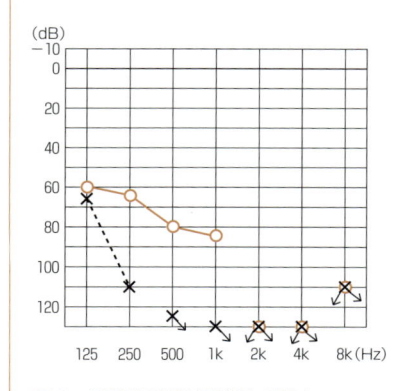

図1　耳鼻咽喉科初診時の聴力

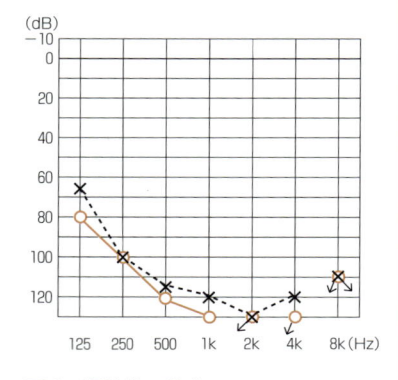

図2　退院後の聴力

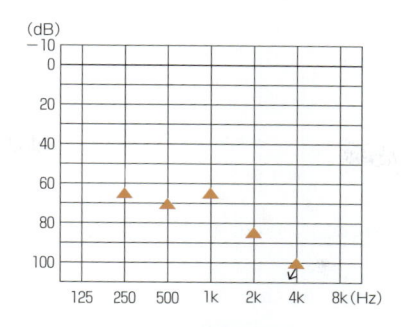

B．症例（1．就学直前に失聴した小児のマッピング）

図3　補聴器装用閾値（装用開始当時）

うことを知り，そちらを希望した。およそ2年後の9歳2か月頃より，新型人工内耳の認可の見通しがついてきたため，人工内耳についての検討を開始した。

人工内耳適応の評価および手術

●人工内耳術前評価

① CT，MRI：内耳奇形を認めず。

② 失聴期間：3年3か月

ただし，失聴以前にも軽度の難聴があった可能性がある。また，読話が可能なことより，ある程度の期間は中等度を超える難聴であった可能性や左耳はもともと重度難聴であった可能性があるが，いずれも詳細は不明。

③ 平均聴力：右耳 115 dB，左耳 111 dB

④ 単音節(57 S)：右耳 0%(120 dB)，左耳 4%(120 dB)

⑤ 補聴器装用下での評価[注1]
- 装用閾値：右耳装用 70 dB，左耳装用 63 dB(図4)，両耳装用 63 dB
- 単語了解度(67 S)：A＋V　90%，Aのみ　10%
- 単音節(57 S)：2%(85 dB)
- 2音節単語(TY-89)：0%(90 dB)
- 3音節単語(TY-89)：0%(90 dB)

注1：特に記載がなければ補聴器両耳装用にて評価を行った。単語了解度検査(67 S)は，絵をポインティングさせる 1/20 選択方式で，対面口頭にて行った。「A＋V」は読話併用，「Aのみ」は，同検査を口元を隠して聴覚のみで行ったものである。他の聴き取り検査は，CD音源によるスピーカ法である。「単音節」は 57 S表，「2音節単語」，「3音節単語」は TY-89(「補聴器適合評価機器の試作に関する研究．研究代表者　田中美郷」班制作の補聴器適合評価用 CD)を用いた。

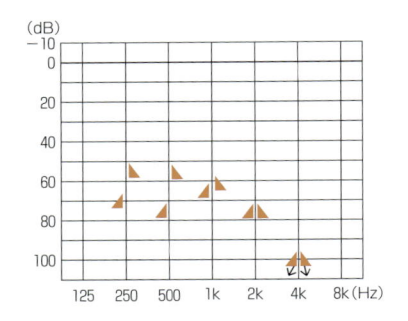

図4　補聴器装用閾値（術前評価時）

⑥ 構音検査
- 50 単語：［s］→［ʃ］，［ts］→［tʃ］，［g］→［k］，［dz］→［dj］の置換

⑦ 文章朗読：「ちいさなさかな」，「きたかぜとたいよう」
　　文末をとても速く小さく話すため，不明瞭になる。
　　助詞の「は」，「へ」を［ha］，［he］と文字通りに発音する。

⑧ 言語性検査
- ITPA 言語学習能力検査（CA 9 歳 7 か月時）
　全検査 PLA　5-7(8-1)[注2]
〈下位検査 PLA〉
　　ことばの理解 4-1　絵の理解 10-8　数の記憶 3-3　　形の記憶 10-2
　　　　　(10-6)
　　ことばの類推 3-1　絵の類推 9-11　文の構成 2-6↓　絵さがし 10-4↑
　　　　　(6-10)　　　　　　　　　　　(8-5)
　　ことばの表現 6-8　動作の表現 10-8
- 新読書力診断検査（小学 4 年 1 学期時）：読書学年小学 5 年 2 学期

⑨ 自由会話の印象：「かいて」と筆談を要求することが多い。口話で話を続けようとすると「わからない。もういい」と怒りだし，話そうとしなくなることもある。口話によるコミュニケーションはかなり困難である。

⑩ 教育機関：就学直前の失聴であり，当初の予定どおり地元の普通小学校に就学。手術時は小学 4 年生。

● **人工内耳の検討**

補聴器はことばの聴き取りにはほとんど役立たず，構音のくずれも目立っていた。一度は人工内耳を決心しながらも，新しいタイプの人工内耳が出るまで待つことにしたため，失聴期間は 3 年を超えている。読書好きなことが幸いし，文字による言語力は比較的良好であるものの，補聴器を装用しての口話は

注 2：（　）内は文字刺激により再検査したときの結果。

相当困難である。なお，児は普通小学校に通っているが，児の口話によるコミュニケーション能力では普通学校への適応は難しく，授業中に教室を飛び出してしまうこともしばしばあり，1日も早い手術が望まれた。
●**術前の児の様子**
　困難な課題はもとより，容易な課題であっても同じ行為の繰り返しを嫌い，「もういやだ」と言って検査を拒否することがあった。人工内耳について当初は受け入れていたが，手術が近づくにつれ「サイボーグになってしまう」と不安を口にすることが増えた。
●**手術結果**
　9歳8か月時に右耳に手術を行い，電極22本すべて挿入できた。術後10日目に退院し，21日目に音入れを行った。

【解説】
　音声言語獲得後に6歳5か月で失聴した小児の初期段階のマッピングについて紹介する。小児では，Tレベル測定は可能な症例もあるが，Cレベル測定は困難な場合が多い。しかし児は，音入れ時は小学4年生で言語力もあることから，Cレベル測定も可能で，成人に準じた作業でマッピングを行うことができた。しかし，聴こえの状況を説明する表現力の未熟さや検査に対する協力態勢の欠如など，小児ならではの難しさもあった。

初期のマッピング(1)

●**音入れ1回目**
　① インプラントテスト：すべての電極が［OK］で問題はなかった。
　② 最初の電極のTレベル測定(Ch 22)：0 CLから2ステップで上昇させたところ，特に変化がみられないまま100 CLに達した。次に，聴こえたらボタンを押す[注3]ように伝え，刺激への集中を促し，100 CLから2ステップで上昇させたところ，148で反応が得られた。その後，聴力検査と同様の手順(上昇法)でTレベル測定を行ったところ，148で再現性のある反応があったためこの電極のTレベルは148とした。
　また，この電極に関しては，Tレベルよりさらに上げてうるさがるレベルを確認したところ，160でうるさい，158で少しうるさい，との応答があった。うるさい刺激に対してSTに適切に伝えることが可能であり，またダイナミッ

注3：ビックマックを使用。特に何かの装置につながっているボタンではないが，手でスイッチボタンを叩くことにより合図する。児の場合，はめ板やペグを用いる年齢でもなく，また児の性格を考え，毎回「きこえた」と口頭で返事をさせるよりは聴力検査と同様の方法がよいと考えた。

クレンジも 10 程度であることがわかった。

　③ その他の電極の T 測定：Ch 22 の反応は確実で再現性もあり，測定にも協力的であったため，1 本おきに Ch 20, 18, 16, 14, 12, 10, 8, 6, 4, 3 の順で T レベル測定を続けることにした。これらの電極については，直前の測定電極の T レベルより 10 低いレベルから，2 ステップの上昇法で T レベルを測定した。測定はスムーズに行うことができた。

　④ C レベル測定：児は，うるさい刺激に対しても適切に伝えることが可能であったので，T レベル測定した 11 本の電極について C レベルも測定することにした。T レベルより 2 ステップで上昇し，うるさいというレベルを確認した。その後，それより 2 低いレベルの刺激を 5 回連続して聴かせ，「だいじょうぶ」か，「うるさい」かを尋ねた。

　レベルを上下させながら，5 回の連続刺激でだいじょうぶのレベルを C レベルとした。T レベル測定と比べ，再現性はやや低かったが，およその値を確認することができた。

　⑤ テストマップ準備：測定しなかった電極には両隣の平均値を入れ，仮マップを作成した（表 1）。この仮マップをこのまま使用するとうるさがる可能性があるため，さらに全電極について，T/C レベルを各々 20 下げた（以下，T/C-20 と表記）マップを準備した。

　⑥ テストマップ：マイクの感度目盛りを 0 にして，T/C-20 のマップをテストマップした。うるさがる様子はなかったので，マイク感度を標準（最適感度）まで徐々に上げていったところ突然「うるさいからやめてくれ」と泣きながら怒って装用拒否となった。この日はそれ以上の検査を行うことができなくなったため，スピーチプロセッサは渡さなかった。

● **音入れ 2 回目**（音入れ初回の 5 日後）

　① 前回の続き：前回，T/C レベルが測定値より 20 低いマップでも拒否反応を示したため，T/C-30 のマップを用意し，マイク感度目盛り 0 にして再びテストマップした。本人に聴こえの様子を尋ねながらマイク感度を慎重に上げていった。本人からは，「なにもきこえない」，「しゃべっているおとがへんなふうにきこえるんだけど」，「すこしうるさいおとできこえているの」，「へんなおとじゃなくなった」などの発言があった。口元を隠して「ぱ，ぱ，ぱ」と何回言ったか数えさせたところ，少し早く言うと間違えるものの，ゆっくり言えば容易に数えることができた。

　② T/C レベルを徐々に上げる：T/C-30 のマップをテストマップの状態で，太鼓，シンバル，トライアングルの音を聴かせたところ，太鼓は小さめの音でも聴こえたが，シンバルは弱めに叩くと「そのおときこえない」と言った。その後，楽器音で聴こえを確認しながら T/C レベルを徐々に上げていったところ，太鼓は相当よく聴こえていそうであるが，シンバルやトライアングルなど高い音はあまり聴こえていない傾向に変わりはなかった。

表1 T/C 測定値より作成した仮マップ(赤字が測定値)

Ch#	T Level	C Level	Range	L Freq	U Freq
22	148	160	12	116	243
21	148	160	12	243	393
20	148	160	12	393	540
19	148	161	13	540	687
18	148	162	14	687	833
17	149	164	15	833	978
16	150	168	18	978	1125
15	150	169	19	1125	1285
14	150	170	20	1285	1477
13	150	168	18	1477	1696
12	150	166	16	1696	1949
11	151	169	18	1949	2238
10	152	172	20	2238	2597
9	154	173	19	2597	3043
8	156	174	18	3043	3565
7	158	176	18	3565	4177
6	160	178	18	4177	4894
5	163	177	14	4894	5734
4	166	176	10	5734	6718
3	166	180	14	6718	7871

③ バランスを取りながらマップ修正[注4]：T/C-24 まで上げていったところで高音の聴こえがよくないと考え，高音部(およそ1kHz 以上：Ch 16〜3)のT/C レベルを上げた。このマップを用いて，シンバルやトライアングルがよく聴こえるようになるまでT/C レベルをさらに上げていったが，そのうち太鼓を弱めに叩いても「おおきい」と言い始めたため，今度は低音部(およそ500 Hz 以下：Ch 20〜22)の T/C レベルを下げた。また，ダイナミックレンジがもう少しなだらかにつながるように，C レベルを微調整した。

さらに，T/C を全体的に上げていったところ，シンバルとトライアングルを弱めに叩いても聴こえ，かつ大きく叩いても，大きいけれどうるさくないレベルとなったため，その他の楽器音や音声を用いて確認を行った。

　マラカス　（＋）「聴こえるけど小さい」
　ラッパ　　（＋）「聴こえた。うるさい(強い拒否感はない様子)」

注4：「マッピングに関するアドバイス」に述べたとおり，小児の音入れ時にはこのようなはバランス調整を行わないことを基本とするが，児は就学直前の中途失聴であることから聴こえに関する意識が強かったため上記のような修正を行った。

鈴　　　　　（＋）　「小さい」
動物笛　　　（−）　→耳元で　（＋）
［ʃ］　　　　（＋）
［m］　　　 （＋）
［s］　　　　（＋）　→何回言ったか数えること（counting）も可能

　まだ十分とはいえないが，さまざまな音が聴こえている確認がとれ，大きめの音に対しても嫌がることはなかったため，この状態でマップを保存した（表2）。

　④ マップの保存：電圧追従テストを行い，ESPrit用にマップを変換した。ESPritは2種類のマップを切り替えスイッチのP1，P2に入れることができるので，P1にマップを入れ，P2には自動感度調整機能をONにしたマップ入れた。はじめはP1でもうるさがったのでP2（自動感度調整ON）にし，しばらくしてP1に戻したところ，うるさがることはなくなった。

　⑤ 人工内耳装用効果測定：震音による音場検査を行ったところ，500〜2kHzで40〜45dBの装用閾値が得られた。4kHzは反応がばらつき，閾値決定が困難であった。

表2　初回マップ（T値，C値の隣の↑↓は，仮マップのT/C値との差）

Ch#	T Level	C Level	Range	L Freq	U Freq
22	145　3↓	157　3↓	12	116	243
21	145　3↓	157　3↓	12	243	393
20	146　2↓	158　2↓	12	393	540
19	147　1↓	159　2↓	12	540	687
18	148	161　1↓	13	687	833
17	149	163　1↓	14	833	978
16	151　1↑	167　1↓	16	978	1125
15	153　3↑	169	16	1125	1285
14	154　4↑	171　1↑	17	1285	1477
13	154　4↑	171　3↑	17	1477	1696
12	154　4↑	171　5↑	17	1696	1949
11	156　5↑	171　2↑	15	1949	2238
10	156　4↑	173　1↑	17	2238	2597
9	158　4↑	175　2↑	17	2597	3043
8	160　4↑	177　3↑	17	3043	3565
7	162　4↑	179　3↑	17	3565	4177
6	164　4↑	181　3↑	17	4177	4894
5	167　4↑	181　4↑	14	4894	5734
4	170　4↑	183　7↑	13	5734	6718
3	170　4↑	183　3↑	13	6718	7871

また，周波数ごとに音圧レベルを 80 dB (ただし，当該装置の 125 Hz の最大出力は 75 dB) まで上げていったところ，125 Hz と 250 Hz の各々 75 dB，80 dB でうるさがった (図 5)。

　⑥ 検討：いろいろな音が比較的よく聴こえ，震音による検査ではうるさがるところもあるが，楽器音などにはうるさがったり，嫌がったりすることがないと確認できたため，母親と本人にスピーチプロセッサの取り扱いなどを説明し，人工内耳装用を開始することにした。

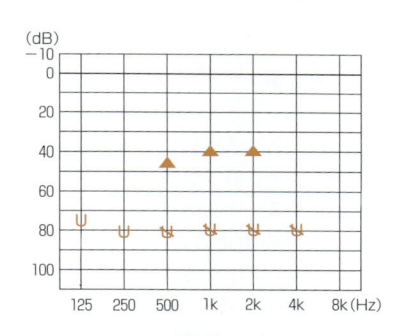

図 5　初回マップの装用閾値

音入れ時マッピングの検討

　表 2 は初回マップであるが，その T/C 値の横に仮マップの T/C 値との差を併記した。仮マップは測定値をもとに作成したものであるが，初回マップとして作成した値は仮マップの値と大差がなかった。つまり，T/C レベルはかなり正確に測定できた症例である。ところが，結果としてほぼ妥当であった T/C レベルを慎重を期してさらに 20 低くしたマップで，テストマップしても児は拒否反応を示した。これは，T/C レベルが高すぎてうるさかったのではなく，人工内耳の刺激が児にとって耳慣れない音であったためと推測された。大人であれば「変な音だ」など言いながらも協力姿勢を示してくれそうではあるが，児は「うるさいからやめてくれ」と泣きながら怒り，装用拒否する結果となった。そのような経緯があったため，5 日後の音入れの続きでは T/C−30 のマップを用いて慎重に行った。しかし T/C レベルを下げすぎると，反応がない時間が長くなる可能性があるため，通常は T/C−20 からテストマップを行っている。

　本症例については，はじめに T/C−20 のマップをテストマップしたとき，またマイク感度を徐々に上げるときに，児の様子をよく観察し，聴こえについて確認しながらもっと慎重に行っていれば，マッピングが続けられ，音入れ当

日に初回マップが完成したかもしれない。

初期のマッピング(2)

●人工内耳装用開始1週間後
人工内耳を日常生活で装用し，うるさがることはなかったがことばがわからなかった。

① 楽器音・音声の聴こえを確認

太鼓，ラッパ	（＋）	強く叩いても「うるさくない」
シンバル，トライアングル，鈴	（＋）	強く叩いても「小さく聴こえる」
動物笛，ガラガラ	（＋）	「小さい」
舌打ち，[ʃ]，[s]，[m]	（＋）	→ counting も可

② ことばの聴き取り：67Sの単語了解度検査(1/20選択)を口頭で行ったがほとんどわからず，「おとはきこえるけれど，ことばがわからない」と本人が訴え，泣き出しそうになったため中止した。

③ マップ再調整：音入れ時は少しうるさそうな様子をみせたが，人工内耳装用開始後，音に慣れたのかうるさそうな様子はまったくみられなくなった。

慣れによりCレベルを上げることが可能であるなら，ダイナミックレンジが広がり，ことばの聴き取りには有利になるので，Cレベルを上げることにした。テストマップの状態でさまざまな楽器音を聴かせながらうるさがらないことを確認しつつ，Cレベルを徐々に上げていった。

トライアングルや鈴など高い音が，はじめは小さく聴こえていたが，Cレベルを上げていくうちに「すこしおおきくなった」と言い始めた。もう少しCレベルを上げてもよさそうではあったが，マラカスやシンバルの音に対し，「すこしうるさい」と言うこともあり，それ以上Cレベルを上げるのを止めた。結局，Cレベルは前回より5～7上がり，ダイナミックレンジは，前回12～17であったものが19～22へと広がった(表3)。

④ 人工内耳装用効果測定：装用閾値は，125 Hz がややばらつくものの，35～40 dB であった。また，各周波数について音圧レベルを90 dB（ただし，125 Hz は75 dB，250 Hz は85 dB）まで上げていったがうるさがることはなかった。

●人工内耳装用開始1週間後～1か月後の経過
約週1回来院。装用閾値は，125～500 Hz が 40～45 dB，1～8 kHz が 30～40 dB と安定しており，この期間はマップの変更はしなかった。検査場面では，80 dB もしくは 90 dB の音を聴かせてもうるさがることはなかったが，装用開始2週間後に学校では外してしまうことが多いと報告があった。母親の印象では，うるさがっているというより，自分のわからないことを周りが話していることが，気にさわるようであった。また，本人に尋ねても人工内耳を外し

表3 C値を上げてダイナミックレンジを広くしたマップ

Ch#	T Level	C Level		Range	変更前 Range	L Freq	U Freq
22	145	164	7↑	19	12	116	243
21	145	164	7↑	19	12	243	393
20	146	165	7↑	19	12	393	540
19	147	166	7↑	19	12	540	687
18	148	168	7↑	20	13	687	833
17	149	168	5↑	19	14	833	978
16	151	172	5↑	21	16	978	1125
15	153	174	5↑	21	16	1125	1285
14	154	176	5↑	22	17	1285	1477
13	154	176	5↑	22	17	1477	1696
12	154	176	5↑	22	17	1696	1949
11	156	178	7↑	22	15	1949	2238
10	156	178	5↑	22	17	2238	2597
9	158	180	5↑	22	17	2597	3043
8	160	182	5↑	22	17	3043	3565
7	162	184	5↑	22	17	3565	4177
6	164	186	5↑	22	17	4177	4894
5	167	189	8↑	22	14	4894	5734
4	170	192	9↑	22	13	5734	6718
3	170	192	9↑	22	13	6718	7871

てしまう理由ははっきりしなかった。

　P2(自動感度調整ON)に切り替えてみるなど装用指導を行ったが，P2にはせずにスイッチを切ってしまっていることがあった。しかし，検査でうるさいかどうか確認した際，「だいじょうぶ，だいじょうぶ」と言い加減に答え続ける傾向があったため，念のためによくよく尋ねてみると実は少しうるさかったことがわかった。

　また，本人の話では，電車，車，ドアを強く閉める音もうるさかったとのことであった。ただし，学校で外すことがあっても，授業中に限っては人工内耳を装用していた。

●人工内耳装用開始1か月後：T/Cレベル再測定
　①T/Cレベル再測定：電極ごとにTレベルとCレベルの2つを測定していくことにした。まずCh 22, 15, 9, 3の順にT/Cレベル測定したところ，もう少し検査に協力できそうであったので，間のCh 19, 12, 6のT/Cレベルを測定した。音入れ時よりスムーズに測定することができた。未測定の電極については，測定値より補間して値を決定した。

② スイープ：5電極ごとに分けて(Ch 22 → 18, Ch 18 → 14, Ch 14 → 10, Ch 10 → 6, Ch 6 → 3) C スイープ，T スイープを行った。C スイープでは，少しうるさがる電極があったため，そこの C レベルを少し下げて微調整を行ったが，T スイープでは「ぜんぶきこえた。ちいさかった」とのことで T レベルは測定値をそのまま使うことにした。

それまでのマップと比べると，Ch 22 から Ch 9 までの T レベルはあまり変わらないが，Ch 8 以降の高音域電極の T レベルは下がった。C レベルも同じような傾向があるが全体としては上がり，その結果ダイナミックレンジも広くなった(表4)。

③ テストマップ：人工内耳の音にもすでに慣れ，また大幅な T/C レベルの変化はなかったため，音入れ時のように T/C レベルを下げることはせずに，マイク感度のみ下げてテストマップを開始した。マイク感度を上げていくとはじめは「うるさい」と言ったが，そのうち「だいじょうぶ」と言うようになった。[ʃ]，[m]，[s] 各々の音声について counting させたところすべて可能

表4 T/C 再測定後，スイープで微調整したマップ
(赤字が測定値。T 値，C 値の隣の ↑↓ は変更前マップの T/C 値との差)

Ch#	T Level		C Level		Range	変更前 Range	L Freq	U Freq
22	147	2↑	171	7↑	24	19	116	243
21	147	2↑	171	7↑	24	19	243	393
20	148	2↑	172	7↑	24	19	393	540
19	149	2↑	174	8↑	25	19	540	687
18	150	2↑	175	7↑	25	20	687	833
17	151	2↑	176	8↑	25	19	833	978
16	152	1↑	178	6↑	26	21	978	1125
15	153		180	6↑	27	21	1125	1285
14	153	1↓	180	4↑	27	22	1285	1477
13	154		181	5↑	27	22	1477	1696
12	154		182	6↑	28	22	1696	1949
11	156		181	3↑	25	22	1949	2238
10	157	1↑	180	2↑	23	22	2238	2597
9	158		180		22	22	2597	3043
8	157	3↓	182		25	22	3043	3565
7	156	6↓	183	1↓	27	22	3565	4177
6	156	8↓	184	2↓	28	22	4177	4894
5	154	13↓	185	4↓	31	22	4894	5734
4	153	17↓	186	6↓	33	22	5734	6718
3	152	18↓	188	4↓	36	22	6718	7871

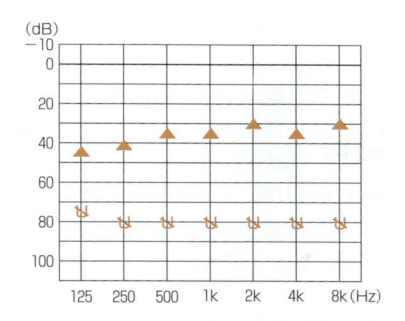

図6　T/C再測定後のマップによる装用閾値

でよく聴こえていたため，このマップに変更した。
● T/C レベル再測定より2週間後
　マイク感度目盛りを5で使用していたが，その他の点については特に問題なく順調に装用していた。
　① 装用効果測定：装用閾値は，ほぼ30〜40 dBであり，80 dBの音も全周波数においてうるさがることはなかった(図6)。
　② 異音節単語(1〜5音節の1/5選択)では，口形なしで5/5(＋)であった。さらに，2セットを合わせて1/10選択にしたところ，10/10(＋)であった。
　③ 同音節語(1/5選択)は，2音節単語50％，4音節単語60％，6音節単語80％であった。
　④ 楽器音識別(カスタネット，太鼓，動物笛，ガラガラ，マラカス，ラッパ，鈴，トライアングル，シンバル，ハーモニカの1/10選択)は，7/10(＋)で，マラカスと鈴は同じ音に聴こえるといった。

その後の経過と定期検査の成績推移

● その後の経過
　a．人工内耳装用開始2〜3か月
　① 装用の様子：装用閾値は30〜40 dBで安定しており，80〜90 dBの音に対してもうるさがることはなく，自分でマイク感度調整やP2(自動感度調整ON)に切り替えるなどして対応が可能であったため，月1回の通院となった。呼びかけへの反応は良好で，ことばの聴き取りも選択肢を示すなどのヒントがあれば聴覚のみでも可能になってきた。
　② 本人より「もっとおとをおおきくして」との要望：Cレベルのみ測定したところ，相当ばらつく電極もあったが，全体としてCレベルが上がった。Tレベル測定も行いたかったが，児が「おとをおおきくしてほしいのだから，お

おきいおとのけんさをして」と言い張り，協力が得られなかったためTレベルは測定も変更もしなかった。

b. 人工内耳装用開始4～7か月
Tレベルの低下と対応：装用開始から4～7か月の時期は，Tレベルが徐々に下がる傾向にあったため，確認をしつつマップを調整した。

c. 人工内耳装用開始8か月以降
①マップの安定：8か月以降はマップの変更はせずに安定している。マイク感度も自分で調整し，感度目盛り1にしていることもあれば，テレビなど児がよく聴きたい場合は，感度目盛り4にしていることもあった。母親によると，家族が横でおしゃべりをしていると，相変わらず「うるさい」と言うが，児と話しているときは，聴き返しがずいぶん減って，話が通じるようになってきたとのことである。

②FMシステムを希望：学校で使えるようにFMシステムの装用指導を行った。朝礼で校長先生が使ってくれ，話がわかったそうである。単音節の聴き取り検査(57S)を行ったところ，スピーチプロセッサのマイク使用で70%(75 dB)，FMシステム使用で76%(65 dB)であった。聴こえは良好であり，また児は受信機などの操作も好きなようでずいぶん気に入っている。

③その後のフォロー：FMシステム装用指導後は，基本的には定期評価によりフォローを行っている。定期評価は音入れ後1年間は3か月ごとに行い，その後は半年に1回を予定している。

●人工内耳定期検査の成績推移
術前および，音入れ後3か月ごとに定期評価を行った。聴き取りに関しては，以下の表5に検査結果を示す[注5]。

構音に関しては，[s]，[ts]が出るようになった。音の歪みはまだ少し残っ

表5 定期検査の成績推移

評価時期	装用閾値	単音節	単語A+V	単語A	2音節単語	3音節単語	日常生活文
術前(HA)	63 dB	2%	90%	10%	0%	0%	―
3か月	34 dB	18%	95%	90%	20%	42%	0%
6か月	36 dB	46%	95%	95%	72%	72%	6%
9か月	34 dB	70%	100%	100%	64%	80%	18%
1年	38 dB	82%	―	―	76%	84%	41%
2年	35 dB	84%	―	―	―	92%	65%

注5：検査種類・方法は術前評価と同じ。日常生活文はTY-89を用い完全正答のみを正答とした。

ており、濁音の清音化(特に、［g］→［k］)も時々観察される。しかし、文章朗読時に、助詞の「は」、「へ」を文字通りに発音したり、文末に早口になることも少なくなり、かなり聴きやすくなり改善された。また、はっきりしない発音を聴き返すと、以前はすぐに怒ってしまったが、素直にもう一度言い直すことが増えてきた。

本症例の検討

　音声言語獲得後の失聴で小学校高学年の小児では、成人に準じたマッピングが可能で、TレベルもCレベル測定もできた。また、人工内耳の音に慣れてくると、スイープによる大きさのバランス確認も可能であった。

　しかし、大き過ぎる音だけでなく、耳慣れない音、(歪んで)嫌な音、耳障りな音も、すべてうるさいという表現で片づけてしまう小児特有の表現力の未熟さや、何とか自分の意思を伝えようという意欲の不足が感じられた。

　また、児の境遇を思えばやむをえないことではあるが、情緒的に不安定で、繰り返し行う検査に耐える力がなく、拒否する傾向が目立った。しかし、手術後、聴覚活用が図れるようになるにつれ、児の様子が変わり、検査に協力する姿勢がみられるようになってきた。

　人工内耳の効果は歴然としており、単音節(57S)の聴き取り成績が術前の2%から術後1年で82%に向上した。

　本症例は両親が新しいシステムの人工内耳を希望し、結果として約2年半手術が延びてしまった。ここ数年の技術の進歩とともに人工内耳はさらに改良されていくものと思われる。しかし、技術の進歩を待っている間、子どもは聴こえない生活を続けなくてはならず、そのことが子どもに与える影響を十分に考慮しなくてはならない。言語獲得前、もしくは獲得中の子どもでは、失聴期間が長くなると言語発達面に大きな支障をきたす。

　親が、子どもには一番よいものをと考えるのは当然であるが、STとしては、その子にとって適切な時期に、その時点で得られる適切なものを適切な方法でということを、親に理解させるように努めることが大切である。幸い児は聴き取り成績は良好な推移をみせているが、失聴期間の長さは一般的に音入れ後の経過に大きな影響を与えるといわれている。

> **アドバイス**

　小児の初回マッピングでは，T/Cレベル測定がたとえできたとしても，成人に期待できるような閾値が求められたとは思わないほうがよい。また，測定できても本症例のようにテストマップをすると嫌がることがあるため，T/Cレベルを測定値より十分に下げた状態でテストマップを開始する。したがって，T/Cレベル測定を正確に行おうとする余りに，時間を取り過ぎて，それ以降の作業を拒否されることのないよう注意する必要がある。測定精度が不十分であっても，低めに設定したT/Cレベルを徐々に上げていき，様子をみていくことで初回のマップが作成できることが多い。

CHECK！
- [ ] 人工内耳をする前，児がどのような心理状態で失聴期間を過ごしていたか，想像してみよ。

2. 先天性重度難聴児のマッピング1
（術時年齢6歳5か月）

⇨ T測定は可能であったが，音への反応がはっきりしなかった例

プロフィール

●耳鼻咽喉科初診時6歳1か月。女児。両親，兄，姉の5人家族。
【現病歴】　兄と姉が重度難聴であったため，母親は出生時より児の聴こえを心配していた。生後4か月からAセンターの耳鼻科を受診して8か月で高度難聴と診断され，9か月時から同センター難聴幼児通園施設の外来で補聴器装用指導が開始された。1歳7か月時より同施設へ通園を開始し，週3回のグループ指導および個別指導を受けている。6歳1か月時に聴力が悪化して当センター耳鼻科を受診した。ステロイドによる治療を行ったが聴力は改善せず，人工内耳について検討することになった。
【既往歴】　特になし。
【医学的所見】　妊娠中，出産時の特記事項なし。

CHECK！
☐ 成人に準じたCレベル測定が難しそうな場合の対応。
☐ counting方式とは。
☐ 子どもの「聴こえない」という表現は，本当に何も聴こえていないのか。

【解説】
　兄と姉が難聴であるため比較的早期に難聴が発見され，難聴幼児通園施設で9か月から補聴器を装用し，訓練を受けていた症例である。当センターは人工内耳の手術およびマッピングを担当し，訓練は通園施設で引き続き実施された。

人工内耳適応の評価および手術

●人工内耳術前評価

① CT，MRI：内耳奇形を認めず。
② 失聴時期：先天性。
③ 平均聴力レベル：右耳 109 dB，左耳 113 dB（図1）。

2歳9か月時の平均聴力は，右耳 106 dB，左耳 105 dB（図2）であったが，その後特に高音部の聴力が低下。

④ 補聴器装用下での評価
- 装用閾値：59 dB（図3）
- 単語了解度（67 S）：A＋V　100％，Aのみ　75％
- 単音節（57 S）：対面口頭 A のみにて　0％（検査拒否のため途中で中止）

⑤ 構音検査
- 50単語：摩擦音，破擦音は生産されない。［r］は省略されたり，弱かったりする。破裂音は吸破音になることもある。［g］→［k］への置換。
- 文章朗読：「ちいさなさかな」

のどをつめたような苦しそうな声。特に，文節末に力が入りやすい。例えば，「さがし<u>て</u>，およい<u>で</u>，おりまし<u>た</u>」と文節ごとに区切って読み，文節末の［t］，［d］は吸破音になる。全体としてゆっくり朗読する。

⑥ 言語性検査
- ITPA 言語学習能力検査（CA 6歳2か月時）
  全検査 PLA　6-0
  〈下位検査 PLA〉
  　ことばの理解 5-3　絵の理解 9-7　数の記憶 5-4　形の記憶 8-9
  　ことばの類推 5-3　絵の類推 8-1　文の構成 3-11　絵さがし 9-9
  　ことばの表現 8-2　動作の表現 4-7

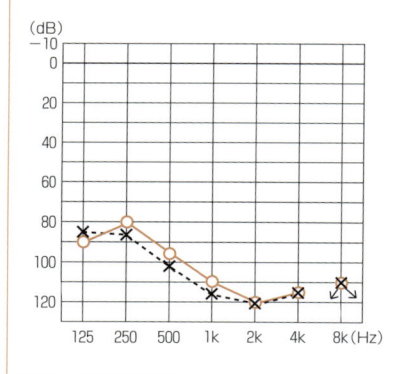

図1　術前の聴力

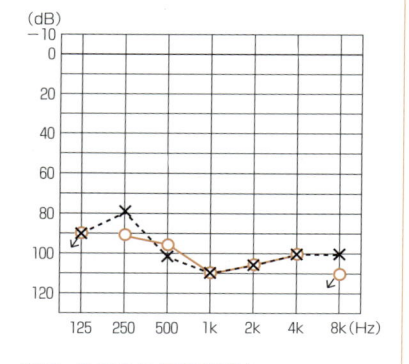

図2　2歳9か月時の聴力

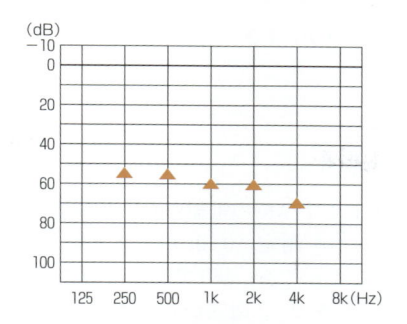

図3　術前の補聴器装用閾値

- PVT（CA 6歳2か月時）：語彙年齢　5-3

⑦自由会話の印象：よく知らない相手とはなかなか話したがらない。知っている話題を持ち出すと年齢並みの受け答えができるが，本人の発話が聴き取りにくいために聞き直すと，もう話すのを止めてしまう傾向がある。

⑧療育機関：1歳7か月より難聴幼児通園施設へ通園，4歳7か月より幼稚園への通園も併行して開始。次年度（半年後），普通小学校へ就学予定であるが，難聴幼児通園施設でも当面は定期的にフォローする。

●人工内耳の検討

先天性重度難聴児で半年後に就学を控えており，手術年齢としては，やや遅めである。しかし，難聴が重いわりには聴覚活用がなされており，かつ普通小学校への就学を目標に難聴幼児通園施設で訓練を受けていて，相応の言語力が身についていた。人工内耳を十分に活用することが期待される。普通小学校へのインテグレートは，言語能力上は無理ではないが，補聴器のままではコミュニケーション上相当厳しいことが予想される。兄と姉が重度難聴であることから，母親は難聴に対する理解が深く，人工内耳に過度の期待を持ってはいなかった。就学前の早い時期に手術を行うことが望ましいと判断された。

●手術

6歳5か月時に右耳に手術を行い，電極22本すべて挿入できた。術後8日目に退院し，26日目に音入れを行った。

【解説】

音入れ時は6歳6か月で，2か月後には普通小学校への入学を控えていた幼児のマッピングを紹介する。児は，遊戯聴力検査はとても上手であり，初めて体験する人工内耳の電極ごとの刺激に対し，やや不確実ではあるが応答することができた。しかし，楽器音をテストマップで聴かせても，STが予想していたような反応は少なく，音が聴こえても自分が記憶

している音とは違うためか，「きこえない」と発言することが多かった。

初期のマッピング(1)

●音入れ1回目

① インプラントテスト：すべての電極が OK で問題はなかった。

② 最初の電極の T レベル測定：0 CL から 2 ステップで上昇させ，100 CL から刺激への集中を促したところ，180 で初めて聴こえるという反応が得られた。180 での反応の再現性を 2〜3 回確かめると，はっきりと反応し，刺激の音が大きいかと尋ねると「おおきい，うるさい」という返事であった。T レベルはもう少し低いと考え，170 にすると「きこえる，ちいさい」と答え，160 にすると「きこえない」という返事があった。そこで 164 から 2 ステップで上昇したところ，以下の反応が得られた。

164(−)，166(−)，168(−)，170(+)，172(−)，174(+)，174(+)

170〜174 の反応がやや曖昧であったため，さらに 2 ステップで上昇させていったところ，反応がだんだんはっきりしてきて，182 で「うるさい」と言った。再度，閾値測定を試みたところ，1 回目は 172，2 回目は 170 で反応が得られた。閾値付近では自信のなさそうな反応であったが，この電極の T レベルは 170 とした。

③ T/C レベル測定の方針：T レベル測定はなんとか施行できそうに思えた。また，うるさいレベルの確認は可能だが，C レベルを何度も確認する作業は，困難と感じた。

そこで，以下の方針で測定することにした。

a) 刺激を 2 ステップで上昇させ，T レベルの反応(「聴こえる」)を得る。

b) そのまま「うるさい」と言うレベルまで 2 ステップで上昇させる。

c) もう一度低いレベルに戻り，上昇法で T レベルのみを 2〜3 回確認する。

このようにして T レベルおよびうるさいレベルを求め，後者は C レベルを決めるときの参考とする。

d) 自信のない状況を避けたがる児の性格を考慮し，電極は 3 本おきに測定する。

④ Ch 18, 14, 10, 6, 3 の測定：直前に測定した電極の T レベルよりやや低いレベルから刺激提示を開始することとし，これらの電極の T レベルとうるさいレベルの値を得ることができた。

⑤ テストマップ準備：測定していない電極の T レベルは，近接する電極の測定値より補間した。C レベルについては，各測定電極のうるさいレベルと T レベルの差が 10 程度であったため，一律に 10 となるように C レベルを修正して仮マップを作成した(表 1)。

仮マップをそのままテストマップするとうるさがる可能性があるため，すべ

B．症例（2．先天性重度難聴児のマッピング 1） 213

ての電極の T/C レベルをともに 20 下げたマップ（以下，T/C－20 のマップと表記）を準備した．

⑥ テストマップ：マイクの感度目盛りを 0 にして，T/C－20 のマップで開始した．特にうるさがる様子はなかったので，マイク感度を標準（最適感度）まで上げ，児に聴こえるか尋ねたところ「ききこえない」と答えた．

⑦ T/C レベルを徐々に上げる：テストマップの状態でラッパの音を聴かせたが，「きこえない」と言うので T/C レベルを 2 ステップで上昇させては，ラッパが聴こえるかを確認していった．T/C－14 でラッパの音に振り返り「きこえる」と言ったので，他の楽器も試そうとしたが，「もうやりたくない」と言い出した．うるさいことが理由で嫌になったのかを母親に確認してもらったところ，「うるさくない」，「おおきいこえも，ちいさいこえもいやなの」との発言があった．この日はそれ以上検査に協力せず何もしなくなったため，スピーチプロセッサを渡すことはできなかった．

● **音入れ 2 回目**（音入れ初回から 1 週間後）

① 方針：今回は，ラッパおよび太鼓の音を合図にはめ板をはめるよう指示

表 1　T/C 測定値より作成した仮マップ
　　　（赤字が測定値．C は測定値を一部修正）

Ch#	T Level	C Level	Range	L Freq	U Freq
22	170	180	10	116	243
21	171	181	10	243	393
20	171	181	10	393	540
19	172	182	10	540	687
18	172	182	10	687	833
17	173	183	10	833	978
16	174	184	10	978	1125
15	175	185	10	1125	1285
14	176	186 (188)	10	1285	1477
13	178	188	10	1477	1696
12	181	191	10	1696	1949
11	184	194	10	1949	2238
10	186	196 (194)	10	2238	2597
9	188	198	10	2597	3043
8	190	200	10	3043	3565
7	192	202	10	3565	4177
6	194	204 (202)	10	4177	4894
5	193	203	10	4894	5734
4	191	201	10	5734	6718
3	190	200 (206)	10	6718	7871

した．ラッパのみで検査をすると無反応が続いて嫌になってしまう危険があるため，裸耳でも聴こえる太鼓で正反応を生起させることにした．前回 T/C-14 のマップでラッパに反応したので，今回は T/C-15 のマップからテストマップをすることにし，T/C レベルを 2 ステップで上昇させては，ラッパと太鼓の音を交互に提示した．

② T/C レベルを徐々に上げ，楽器音への反応を確認
　　T/C-15　　ラッパ(−)(−)，太鼓(−)(+)
　　T/C-13　　ラッパ(−)(−)，太鼓(−)(+)
　　　　：
　　T/C-3　　 ラッパ(−)(−)，太鼓(−)(+)
　　T/C-1　　 ラッパ(−)(−)，太鼓(+)
　　T/C+1　　ラッパ(−)(−)，太鼓(+)

はじめは太鼓の音にも 1 回目では反応できなかったが，T/C-1 から 1 回目で反応できるようになった．しかし，ラッパへの反応がない状態が続き，T/C+1 となった．そこでこれ以上 T/C レベルを上げることをいったん中止した．

③ 音の数を数えさせる：T/C+1 のマップで，太鼓の音を数える課題をさせたところ，後ろから叩いても数えることができた．そこでラッパを用いて児に吹くところを見せながら吹いた音の数を数えさせた．次に，後ろから音を提示したところ，ラッパの音の数を正確に数えられることがわかり，ラッパの音が聴こえていることが確認できた．

④ うるさくないか確認：T/C+1 のマップでは，ラッパの音に対して，聴こえたらはめ板をはめる，という反応はできなかったが，実は聴こえていたことがわかった．T/C レベルを上げすぎている可能性があったため，うるさいかどうか児に尋ねると，「うるさい」と答えたので，テストマップをいったんOFF にした．そして，少し間をおいてもう一度テストマップしたがやはりうるさがった．そこで，マップを T/C±0(仮マップのもとの値)にして再度テストマップしたところ，うるさいという訴えはなくなった．

⑤ 聴こえる音の確認：T/C±0 のマップで，音の数を数える counting 方式を用い，ラッパ以外の音の聴こえを確認した．縦笛とカスタネットのcounting は確実で，聴こえている確認ができたが，これらの楽器を操作しているところを児に見せて聴こえるかと尋ねると「きこえない」と答えた．トライアングルと動物笛は音に合わせて指を折ることができた．このとき，聴きそこなって数を誤ることもあったが，聴こえていることは確認できた．他の楽器および音声の確認も行おうとしたが，児が疲れた様子だったため終了した．

⑥ マップの決定：T/C±0 のマップを ESPrit 用に変換し，P1 にこのマップを入れ，P2 には自動感度調整を ON にしたマップを入れた．

⑦ 装用指導：検査は十分に行えなかったが，うるさがる様子はなくいろいろな音が聴こえている確認が取れたので，母親に取り扱い方を説明し装用を開

始することにした．人工内耳の音に慣れるため，反対側の補聴器はしばらく装用しないほうがよいと伝えた．

音入れ時マッピングの検討

　初回音入れ時には，ラッパのみを用いて聴こえることの確認を試みたが，検査拒否という結果になった．音が聴こえても自分が記憶している「音」とは違うため，どうしてよいかわからず，そのうち嫌になってしまったと思われた．また，本症例が検査を拒否してしまった理由は，人工内耳の新奇な音自体が嫌だったからというより，それまで体験したことのない音で検査をされたことが嫌だったからという印象であった．

　音入れ2回目は，ラッパに反応がなかったらすぐに太鼓を聴かせて反応を生起させ，無反応の状況が続くことのないようにした．検査に不安を持たずに応じることはできたが，それでもラッパの音を合図にはめ板をはめることはできなかった．しかし，ラッパの音の数を counting することは可能であることがわかり，この手法で，縦笛，カスタネット，トライアングル，動物笛が聴こえていることを確認できた．

　本症例以降の臨床では，人工内耳で楽器等が聴こえるかを確認できない場合でも，種々の音を聴かせて嫌がることがなければ，装用を開始することにした．聴こえていることの確認ができなくても，聴こえている可能性は否定できないこと，および，嫌がらない確認ができていれば，装用させてはいけない条件は否定されると考えるからである（反応が得られないまま装用を開始することについては症例3参照）．

初期のマッピング(2)

●人工内耳装用開始1週間後

　① 家庭での様子：1週間はほとんど反応がなく，母親は不安になったものの，児はまったく嫌がることなく人工内耳を装用することができた．自分の声は聴こえるが，お母さんの声は聴こえないと母親に告げたそうである．6日目に母親の声が「キーキーきこえる」と一度言ったが，後で「お母さんの声聴こえる？」と尋ねると「きこえない」との返事があった．呼びかけへの反応はまったくないが，「電池は？」と母親が確認すると，「だいじょうぶ」と答えたことがあった．

　② 装用閾値測定：人工内耳を装用してピープショウテストを行ったが，100 dBでも反応が得られなかった．そこで震音を手動で断続提示し，聴こえた数を答えさせる方法で閾値を測定した．その結果，125 Hz〜2 kHzで55〜60 dB，4 kHzで50 dB，8 kHzで30 dBの閾値が得られた（図4）．

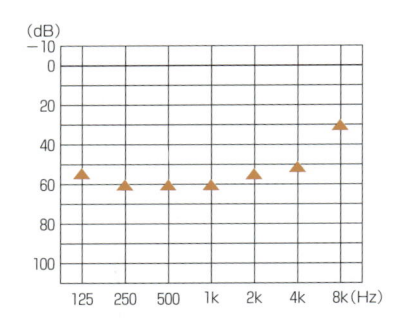

図4　CI装用1週間後の装用閾値
(counting threshold)

　③装用閾値を参考にしたTレベルの調整：ピープショウテストの結果をみると，125 Hz～2 kHzの装用閾値がやや悪く，8 kHzはよすぎていた。そこで，125 Hz～2 kHzの受け持ち電極(Ch22～12)のTレベルを5上げ，高音部受け持ち電極(Ch5～3)のTレベルを下げた。また，Ch11とCh10は，バランスを取るため微調整した。なお，Cレベルは，すべての電極でダイナミックレンジが10になるように再設定した(表2)。

　④Cレベルの調整：テストマップをしながら，種々の楽器音を聴かせ，Cレベルのみを徐々に上げた。Cレベルを5上げたところ(ダイナミックレンジが15)で「うるさい」と言ったが，検査そのものが嫌になったような印象であった。一度テストマップをOFFにしてしばらく待ち，再度テストマップをしたところ，うるさがらなかった。そこで，このマップをP1に入れ，P2は自動感度調整をONにしたマップを入れて渡した。

●人工内耳装用開始2週間後
　①家庭での様子：反応がずいぶん出てきて，呼びかけにも応えるようになり，電池切れを母親に告げたこともあった。肉を焼く音やテレビの音を「うるさい」と言ったが，大き過ぎてうるさいという感じではないとの印象を母親は持っていた。口元を見ての会話は可能であったが(裸耳でも可能)，口元を隠して友達の名前，果物の名前，野菜の名前などの聴き取りは，わからないことのほうが多かった。
　②装用閾値測定：音が聴こえたらボタンを押す通常のピープショウテストのやり方で反応できるようになった。装用閾値は50～55 dB程度のほぼ水平型であった(図5)。
　③方針：装用閾値は，40 dBよりは少し悪いものの，バランスはよかった。まだ人工内耳の音に慣れていないため，ピープショウテスト結果の信頼性はやや低く，また，内耳の状態も安定していないことが考えられ，もう少し人工内

B. 症例（2. 先天性重度難聴児のマッピング1）　217

表2　装用閾値を参考に変更したマップ
　　　（この後，さらにCを5上げ，ダイナミックレンジを15にした）

Ch#	T Level	C Level	Range	L Freq	U Freq
22	175　5↑	185　5↑	10	116	243
21	176　5↑	186　5↑	10	243	393
20	176　5↑	186　5↑	10	393	540
19	177　5↑	187　5↑	10	540	687
18	177　5↑	187　5↑	10	687	833
17	178　5↑	188　5↑	10	833	978
16	179　5↑	189　5↑	10	978	1125
15	180　5↑	190　5↑	10	1125	1285
14	181　5↑	191　5↑	10	1285	1477
13	183　5↑	193　5↑	10	1477	1696
12	186　5↑	196　5↑	10	1696	1949
11	186　2↑	196　2↑	10	1949	2238
10	187　1↑	197　1↑	10	2238	2597
9	188	198	10	2597	3043
8	190	200	10	3043	3565
7	192	202	10	3565	4177
6	194	204	10	4177	4894
5	192　1↓	202　1↓	10	4894	5734
4	189　2↓	199　2↓	10	5734	6718
3	186　4↓	196　4↓	10	6718	7871

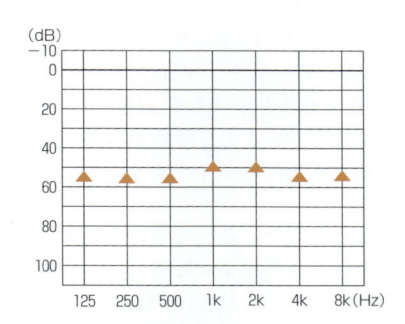

図5　CI装用2週間後の装用閾値

●人工内耳装用開始4週間後

① 家庭での様子：会話ではまだ口元に頼っているが，口元を隠して友だちの名前，動物の名前，アニメキャラクターの名前の聴き取りは，ほとんどできるようになった．知らない音が聴こえると，母親に「なんのおと？」と尋ねることがあったが，遊んでいるときに呼びかけても気づかないことが多かった．

② 装用閾値測定：前回，マップを変更しなかったが，装用閾値は5dBよくなっているところが何点かあり，45～50dB程度のほぼ水平型であった．

③ マップ変更：まだ，装用閾値は低かったのでTレベルを上げることにした．ただし，Tレベルだけ上げるとダイナミックレンジが狭くなってしまうのでCレベルも上げることにした．P1にCレベルを5上げたマップ，P2にさらにTレベルを5上げたマップを保存した．P1で2～3日使用し，うるさがらなければP2へ変更するように伝えた．

その後の経過と定期検査の成績

a. その後の経過

3か月時までは月に約2回，その後は月に1回のペースで来院した．装用閾値は40～50dBの水平型で安定しているが，はじめの頃は60～70dB程度の音をうるさがった．特に高い周波数ほど嫌がる傾向が強く，楽器ではトライアングルとシンバルの音をうるさがった．日常生活では，レジ袋の音，水道の音，教室で全員が揃って歌う声などをうるさがることがあったが，母親は特別気になる程ではないという意見であった．

装用閾値や家庭での様子を参考にマップを調整した．基本的にはうるさがらない程度にCレベルを少しずつ上げ，ダイナミックレンジを広くする方針を取った．ただし，高い音をうるさがる傾向があったため，高音域のCレベルは低音域ほどには上げなかった．4か月時頃から80dB程度の音にもうるさがることが少なくなり，約1年後にはダイナミックレンジは30（高音域は28）となった（表3）．

学校生活はとても楽しいらしく，教えてもいない悪いことばを覚えてくると母親からの報告があった．音楽の授業が好きで，音程は取れないもののリズムに合わせて大きい声で歌っている．幼稚園のときは，隣の友だちの口元を見ながら歌っていたが，今年は歌詞も覚えてきちんと歌えたとのことである．またFMシステムを試したところ，運動会の練習のため着替えることが多い時期で，「めんどくさい．なくてもきこえる」と児が装用するのを拒否したため一時中止した．しかし，しばらくしてから授業中に再度試したところ，よく聴こえたのがうれしかったらしく，その後は使用している．

表3 1年後のマップ

Ch#	T Level	C Level	Range	L Freq	U Freq
22	185	215	30	116	243
21	185	215	30	243	393
20	185	215	30	393	540
19	185	215	30	540	687
18	185	215	30	687	833
17	185	215	30	833	978
16	185	215	30	978	1125
15	185	215	30	1125	1285
14	186	216	30	1285	1477
13	188	218	30	1477	1696
12	188	218	30	1696	1949
11	188	218	30	1949	2238
10	188	218	30	2238	2597
9	188	218	30	2597	3043
8	188	218	30	3043	3565
7	188	218	30	3565	4177
6	188	218	30	4177	4894
5	188	216	28	4894	5734
4	188	216	28	5734	6718
3	188	216	28	6718	7871

b. 定期検査の成績

　術前および，音入れ後3か月，6か月後，1年後，1年半後に定期評価を行った(表4)。聴き取りに関しては以下に検査結果を示す。検査の種類・方法は症例1に準ずるが，単音節，2音節単語，3音節単語に関しては，術前から6か月後まではスピーカ法の検査は嫌がったため口元を隠して対面口頭にて行い，1年後からCD音源によるスピーカ法で行った[注1]。

　比較のためには1年後には対面口頭の検査も同時に行いたかったが，長い時間検査に応じさせることは困難であった。しかし，口頭からCD音源に変えたにもかかわらず，成績は概ね上がり，聴取能力は改善されたと解釈できる。

　構音に関しては，[tʃ]，[dʒ]が生産されるようになった。また，[r]も術前よりはっきりしてきており，[ç]，[Φ]などの摩擦音も時々観察されるようになった。破裂音が吸破になる傾向も改善された。術前，[s]，[ʃ]は省略さ

注1：これらの聴き取り検査は，通常CD音源を用いて行うが，肉声と比べると難しい。そのため，子どもが嫌がって協力が得られない場合は対面口頭で行うこともある。しかし，検査の正確を目指すには早期にCD音源での検査に移行する必要がある。

れるか［t］に置換されたが，［tʃ］に置換されるようになった。また，学校では国語の教科書を朗読する宿題がかなり頻繁にあるらしく，文章を読むのが流暢になり，ずいぶん聴きやすくなってきている。

表4 定期検査の成績推移

評価時期	装用閾値	単音節	単語A+V	単語A	2音節単語	3音節単語
術前(HA)	59 dB	0%*	100%	75%	—	—
3か月	44 dB	18%*	100%	85%	36%*	60%*
6か月	41 dB	42%*	100%	95%	44%*	68%*
1年	44 dB	46%	—	100%	52%	64%
1年半	43 dB	50%	—	—	64%	88%

＊対面口頭(Aのみ)による

本症例の検討

本症例では，音入れ時の条件付け反応によるTレベル測定は，不確実ながらも電極5本について行うことができた。Cレベルは，うるさいレベルだけをざっと確認したうえで，おおよそのレベルを設定した。しかし，テストマップの段階におけるラッパ音への反応は，音入れ1回目には確認できず，counting方式によって2回目にはっきり確認できた。

本症例は，「いつものように聴こえない，ちゃんと聴こえない」ということを「きこえない」と表現したと思われた。小学2年生になったときに児は，コード化法をSPEAKからACEに換えたが，そのときは「これじゃ，きこえないよ」と表現していた。つまり，何も聴こえていないのではなく，体験している音(「これ」)では，よく聴き取れない，ということである。

アドバイス

人工内耳の新奇な音刺激には，条件付け反応ができない場合でも，counting方式により聴こえている確認ができた症例が，本症例の他にも数例あった。このように術前に太鼓やラッパなど，補聴器で聴こえる音源を使ってcountingの練習しておくと，マッピングに役立つこともある(4～5歳

以上)。また，音がないときは何も反応しないのに，音を出すと「きこえない」と返事をすることにより，聴こえていることが確認できた症例があったことを付記する。

CHECK！
☐ 就学を控えた子どもが人工内耳の手術を希望した際，考慮すべき点を考えよ。

3. 先天性重度難聴児のマッピング 2
（術時年齢 4 歳 9 か月）

⇒ T 測定ができず音への反応もはっきりしなかった例

プロフィール

●耳鼻咽喉科初診時 4 歳 7 か月。男児。両親，姉，弟の 5 人家族。
【現病歴】 1 歳 2 か月頃，呼んでも反応しないことが気になり，1 歳 7 か月で A 病院を受診し，重度難聴の診断を受けた。1 歳 8 か月時，B センターの耳鼻咽喉科を受診し，外来にて補聴器の装用を開始して週 1 回の訓練を受けた。また，2 歳 0 か月時から同センターの難聴幼児通園施設への通園を開始した。4 歳 7 か月時，両親が人工内耳を希望したため，当院を紹介された。
【既往歴】 特になし。
【医学的所見】 妊娠中，出産時の特記事項なし。

CHECK！
☐ T レベル測定が可能かどうかの予測はつくのか。
☐ T レベル測定ができないときのマッピング法。
☐ 音入れ時に音への反応が確認できない場合の対応。

【解説】
　1 歳 7 か月時に重度難聴の診断を受け，すぐに補聴器装用を開始して訓練を受けていた幼児である。児の通う施設で人工内耳についての勉強会があり，またすでに人工内耳を装用している通園児の様子をみて，両親は手術を受けさせたいと思うようになった。なお，症例 2 と同様に，当センターでは人工内耳の手術およびマッピングを担当し，訓練は通園施設で引き続き実施された。

人工内耳適応の評価および手術

●人工内耳術前評価
　① CT, MRI：内耳奇形を認めず。
　② 失聴時期：先天性。
　③ 平均聴力レベル：右耳 101 dB，左耳 106 dB（図 1）。

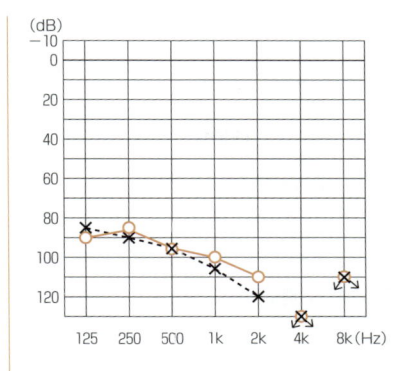

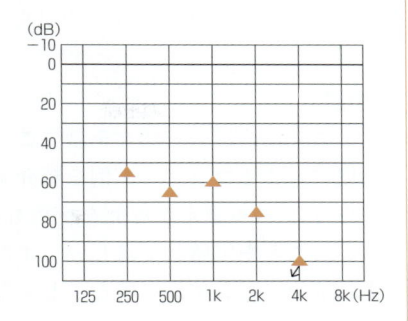

図1　術前の聴力

図2　術前の補聴器装用閾値（両耳装用）

④ 補聴器装用下での評価
- 装用閾値：65 dB（図2）。
- 単語了解度（67 S）：A＋V　65％，A のみ　20％
- 楽器音識別：1/6（＋）（太鼓，ラッパ，シンバル，トライアングル，カスタネット，鈴の6種類のうち太鼓のみ識別可能）

⑤ 構音検査：[p]，[b] 以外の子音はほとんど産出されない。母音の歪みは少ない。

⑥ 言語性検査：国リハ式 S-S 法（CA 4歳8か月時）では段階4-2（三語連鎖）。語彙数は320語程度。

⑦ 自由会話の印象：照れて話さないことが多いが，自分の知っている話題になると二～三語文で，一方的に話し出したりもし，そういうときには，かなりおしゃべりな子どもという感じがする。

⑧ 療育機関：2歳0か月時より難聴幼児通園施設へ通園。普通小学校就学が目標。

●人工内耳の検討

4歳8か月の先天性重度難聴児で，1歳8か月時から3年間補聴器を両耳に装用していた。難聴の程度が重く，聴覚活用は十分ではない状態であったが，通園施設での訓練により，二～三語文を不完全ではあるが助詞を入れて話すことはできた。ただし，発音はほとんどが母音の羅列であった。遊戯聴力検査は上手で，確実に反応できるようになっていた。児は，普通小学校に就学することを目標として，難聴幼児通園施設で聴覚口話法による訓練を続けており，人工内耳を十分に活用する可能性は高いと考えられた。すでに4歳後半であり早期に手術を行うことが望ましいと判断された。

●手術結果

4歳9か月時に左耳に手術を行い，電極22本すべてが挿入できた。術後8

日目に退院したが，傷口からの出血があった。傷の状態がよくなるのを待ったため，音入れは術後34日目に行った。

【解説】
　ここでは，二～三語文を話すことができ，遊戯聴力検査が上手にできる幼児に対するマッピング例を紹介する。このような幼児の中には，はじめからTレベル測定が可能な症例もいるが，まったく測定ができない症例もいることを実感してほしい。また，Tレベル測定ができなくても工夫をすればマッピングが可能なことを学んでほしい。

初期のマッピング(1)

●音入れ1回目のマッピング
　① インプラントテスト：すべての電極がOKで問題はなかった。
　② Tレベル測定：0 CLから2ステップで，100 CLまで上昇したが，様子に変化はみられなかった。そこで刺激への集中を促し，聴こえたらペグをはめるように伝え，再び2ステップで刺激提示を行った。170で首を振ったようであったが，その後は，180でもはっきりした反応は得られなかった。他の電極での測定も試みたが，やはり反応はなかった。
　③ 方針変更：Tレベル測定は困難であると考え中止した。一度反応らしいものがあった170を参考にマップを作成し，楽器音への反応をみることにした。
　④ マップを作成：Tレベルは，Ch 22からCh 3に向かって150～155の右上がり[注1]になるように，Cレベルはダイナミックレンジが10となるように設定した(以下，T/C = 150/160～155/165と表記。表1)。
　⑤ テストマップでの反応確認：マイク感度を0にしてテストマップを開始した。マイク感度を標準(最適感度)まで徐々に上げたが，聴こえた様子はみられなかった。次に，ラッパが聴こえたらペグをはめるように指示した。聴こえない状態が続くと課題に集中しなくなるため，反対側に補聴器を装用させ，スイッチのON/OFFを切り替えて対処した。T/C = 150/160～155/165のマップでは，補聴器がONのときはラッパに反応するものの，補聴器がOFF(人工内耳のみ)のときは反応がなかった。

注1：マッピングの画面上，T/Cレベルは右上がり，つまり高音を受け持つ電極のほうがT/Cレベルが高くなる一般的傾向がある。電極の挿入状態などにより，必ずしもそのようにはならないが，取りあえず一般的傾向を参考に仮のマップを作成した。

B. 症例（3.先天性重度難聴児のマッピング2） 225

表1 任意にT/Cレベルを設定したマップ

Ch#	T Level	C Level	Range	L Freq	U Freq
22	150	160	10	116	243
21	150	160	10	243	393
20	150	160	10	393	540
19	151	161	10	540	687
18	151	161	10	687	833
17	151	161	10	833	978
16	152	162	10	978	1125
15	152	162	10	1125	1285
14	152	162	10	1285	1477
13	153	163	10	1477	1696
12	153	163	10	1696	1949
11	153	163	10	1949	2238
10	153	163	10	2238	2597
9	154	164	10	2597	3043
8	154	164	10	3043	3565
7	154	164	10	3565	4177
6	154	164	10	4177	4894
5	155	165	10	4894	5734
4	155	165	10	5734	6718
3	155	165	10	6718	7871

⑥ T/Cレベルを徐々に上げる：人工内耳のみではラッパには反応しなかったので，反応が得られるまでT/Cレベルを徐々に上げていった。まずはCレベルのみを5上げ，T/C=150/165～155/170とした。補聴器がONのときにラッパに反応することを確認した後，補聴器をOFF（人工内耳のみ）にしてラッパを吹いたところ，1回目は反応しなかったが2回目で反応した。シンバル，縦笛，鈴を試したところ，これらの音でもペグをはめることができた。このとき，うるさそうな様子はみられなかった。ところが補聴器を確認すると，スイッチがいつのまにかONになっており，どの時点でONになってしまったのかわからなかった。

改めて補聴器のスイッチをOFFにして検査を再開しようとしたが，集中力がなくなりこれ以上の検査はできなかった。母親の観察では，いつもと少しだけ様子が違うようではあるが嫌がっている感じはしない，とのことであった。

⑦ 方針検討：確実な結果は得られなかったが，人工内耳のみでも何か聴こえている様子があったので，再度うるさがらないことを確認のうえ，人工内耳の装用を開始することにした。

⑧ マップ作成：最初に作成したT/C=150/160～155/165（ダイナミックレン

ジは10。以下，DR＝10と表記）のマップをP1に入れ，⑥よりさらにCレベルを5上げたT/C＝150/170〜155/175（DR＝20）のマップをP2に入れた。

　⑨うるさくない確認：P2をテストマップし，太鼓，シンバルなどの楽器音を聴かせ，嫌がる様子がないことを確認した。

　⑩母親指導：現時点のマップは電流量が十分でない可能性はあるが，取りあえず人工内耳の音（刺激）に慣れさせることが大事であることを説明し，人工内耳の装用を開始する方針を伝えた。また，反対側に補聴器を装用させ，時々補聴器のスイッチを切って人工内耳のみにして様子をみるようにした。P1のマップで2〜3日試し，嫌がらずに装用できたらP2のマップを試すように指導した。

●**音入れ1週間後（2回目）〜3週間後（4回目）のマッピング**

　①当面の方針：音入れ時と同様に，人工内耳のみで楽器音に条件付け反応するまでT/Cレベルを少しずつ上げることにした。同時に，嫌がる様子がないかしっかり観察することにした。ただし，T/Cレベルを上げ過ぎないように，一度の上げ幅は10以内に留める方針とした。

　マップは2種類作成し，スピーチプロセッサのP1にはT/Cレベルの低いほうを，P2にはT/Cレベルの高いほうを入れ，P1を2〜3日嫌がらずに装用できたらP2に切り替えることにした。

　はっきりした反応が出るまでは反対側に補聴器を装用し，時々補聴器のスイッチを切っては様子をみることにした。

　②マップの段階的変更（2回目，3回目）：上記の方針に従って，T/Cレベルを段階的に上げながらマップの変更を繰り返した（表2）。

　音入れ1週間後（マッピング2回目）のとき，P2で使用しても人工内耳のみでは音への反応はみられなかったとの報告が母親からあった。そこで，T/Cレベルを上げつつ検査を行ったが，人工内耳のみでは太鼓にしか反応がなかった。その日は，うるさくないことの確認をしたうえ，T/Cを共に10上げたマップをP1に，さらにTを5，Cを10上げたマップをP2に入れた。

　音入れ2週間後（マッピング3回目）では，補聴器だけのときより補聴器と人工内耳の両方を着けているときのほうが反応がよい感じがするが，補聴器のスイッチを切ると怒り出す，という報告が母親からあった。T/Cレベルを上げつつ検査を行ったところ，太鼓だけでなくシンバルにも反応することがあったが，その他の楽器への反応はなかった。また，うるさがることもなかった。今回は太鼓だけではなくシンバルにも反応があったため，前回よりは上げ幅を控えめにすることにし，T/Cレベルを共に5上げたマップをP1に，さらにT/Cレベルを5上げたマップをP2に入れた。

　③音入れ3週間後：マッピング4回目の予約日（音入れ3週間後）の前日（P2のマップを使用中），はじめて呼びかけへの反応があり，その後，母親が後ろから名前を呼ぶと「きこえるー」と言ったという報告があった。そこで，受診

当日にはP2のマップで聴こえる音の確認を行った。
- 楽器音：太鼓，ラッパ，トライアングル，縦笛，シンバル(小)，ガラガラ，動物笛はすべて(＋)。カスタネット，鈴は(±)。
- 音声：「おーい」，「○○ちゃーん」，［ʃ］は(＋)。[i]，[m]は(±)。一方，［ɯ］，［s］，舌打ちは(－)であったが，集中力もなくなっていた。

P2でいくつかの音への反応が確認されたが，まだ反応(－)の音もあるのでTレベルを2だけ上げたマップをP1に入れ，P2はそのままにした。母親には，今回はP1で使用するが，もしうるさがることがあったらP2に戻すよう伝えた。また，補聴器は，反応がはっきりしていると確信できたら人工内耳の音に慣れさせるため外すよう指導した。

表2 マップの段階的変更

	Prgm	前マップとの比較	Ch22のT/C～Ch3のT/CとDR
音入れ日	P1	初回マップ	T/C=150/160～155/165　DR=10
	P2	Cのみ10↑	T/C=150/170～155/175　DR=20
1週間後	P1	T/C10↑	T/C=160/180～165/185　DR=20
	P2	T5↑　C10↑	T/C=165/190～170/195　DR=25
2週間後	P1	T/C5↑	T/C=170/195～175/200　DR=25
	P2	T/C5↑	T/C=175/200～180/205　DR=25

音入れ時マッピングの検討

本症例は，Tレベル測定の際，条件付け反応が得られず，また行動観察でも首を振ったような様子が一度みられただけであったため，Tレベル測定は中止して，任意にマップを作成し，楽器音への反応を確認する作業へと進んだ。その際，本症例では反対側に補聴器を装用させ，補聴器のスイッチをON/OFFに切り替える手法を取った。はじめに補聴器のスイッチを入れた状態で楽器音への反応を確認し，次に補聴器のスイッチを切って人工内耳のみにしたときの反応を確認する方針であったが，補聴器のスイッチが切れているはずのときにスイッチが入っていたことに途中で気づいた(人工内耳のみでは聴こえないので，子どもが補聴器のスイッチを入れてしまったものと思われる)。このように補聴器のスイッチをON/OFFにするやり方は，混乱をまねく可能性があるため，最近は，人工内耳のみにして，裸耳では聴こえない音源(ラッパなど)と裸耳でも聴こえる音源(太鼓の場合が多い)を交互に聴かせるようにしている。子どもの場合，マッピングにはあまり長い時間はかけられないため，スムーズ

に検査を行う工夫が必要である。

初期のマッピング(2)

● **音入れ1か月後**(5回目)

① 家庭での様子：「聴こえるかな？」と母親が注意を促すと，玄関のチャイムやトイレの水が流れる音などが聴こえた。また，名前を呼べば確実に振り向くようになり，焼き肉の鉄板に水をかけたときのジューという音に自分から気がついた。母親がそっとテレビのボリュームを大きくすると，それに気づいて「きこえる」と言ったり，耳を押さえて「うるさい」と言うこともあった。また，以前のように母親が補聴器のスイッチを切っても怒ることがなくなり，自分から「ほちょうきつけて」と要求したりすることもなくなった。

② 装用閾値測定(ピープショウテスト)：傾聴態度が崩れると反応値が15 dB以上変わってしまうこともあるが，音入れ1か月後に何んとか装用閾値が測定できた(図3)。80 dBの音を各々の周波数で聴かせたところ，「うるさい？」との質問に「うるさくなーい」と何回か答えることができた。何度もうるさいかどうか尋ねていると，そのうち返事をしなくなったが，うるさがる様子はなかった。

③ 検討：ピープショウテストの結果をみると，周波数によって装用閾値が異なっており，ややバランスが悪い印象はあったが，うるさがることがなく，かつかなりよく聴こえていることも確認できた。このため人工内耳の音に慣れさせることを優先する目的で，この日はマップを変更しないことにした。また，前述の目的のため，補聴器は当面装用しない方針とした。

● **音入れ1か月と1週間後**(6回目)

① 家庭での様子：掃除機の音に母親が促すと気がついた。その後，母親が掃除機のスイッチをこっそり切ると「きこえなーい」と言い，またスイッチを

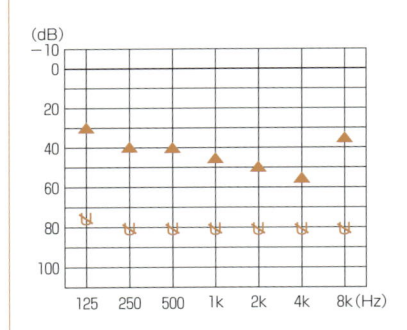

図3 音入れ1か月後の装用閾値

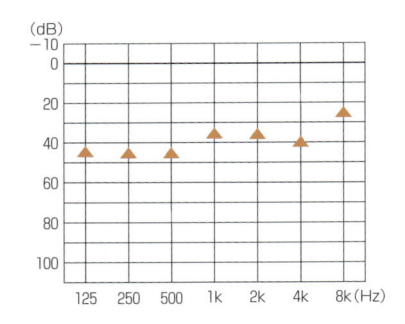

図4 図3と同じマップの1週間後の装用閾値

表3 装用の様子，装用閾値を参考に変更したマップ

Ch#	T Level	C Level	Range	L Freq	U Freq
22	175	200	25	116	243
21	175	200	25	243	393
20	175	200	25	393	540
19	176	201	25	540	687
18	176	201	25	687	833
17	176	201	25	833	978
16	177	202	25	978	1125
15	177	202	25	1125	1285
14	177	202	25	1285	1477
13	178	203	25	1477	1696
12	178	203	25	1696	1949
11	178	203	25	1949	2238
10	178	203	25	2238	2597
9	179	204	25	2597	3043
8	179	204	25	3043	3565
7	179	204	25	3565	4177
6	179	204	25	4177	4894
5	178	203	25	4894	5734
4	178	203	25	5734	6718
3	178	203	25	6718	7871

入れると「きこえるー」と言うのでゲームにして遊んだ。また，別の部屋で弟が大きい声を出しているのが聴こえたり，お風呂場から父親が「○○ちゃん（弟の名），入っていいよ」と呼ぶと，母親に「おとうさんが○○ちゃん，いいよーって」と，報告したとのことであった。一方，外にいるときに「くるま，うるさーい」と耳をふさぐことがあったり，通園施設で先生がマイクで話しているときに，笑いながらではあるが「うるさいよー」と言って送信コイルをいじることがあった。

　②装用閾値測定：前回，マップは変更しなかったが，装用閾値が変動した[注2]（図4）。

　③マップ変更：まだマップが安定していないと考えられたこと，装用閾値は，前回よりもバランスの取れた水平型に近かったことにより，マップ変更は必要ないと思われた。しかし，母親がやや聴こえ過ぎている印象やたまにうるさがる様子があったと報告したため，Tレベルを2下げた。また，装用閾値が

注2：人工内耳の刺激に慣れていないとピープショウの震音には，きちんと反応できず，閾値が正確に測定できないことがある。また，音入れ後1か月後であり，まだ内耳の状態が安定していないことも考えられる。

8 kHz だけかなりよく出ていたので，高音の受け持ち電極(Ch 5～3)の T/C レベルをさらに各々2下げることにした(表3)。

その後の経過と定期検査の成績推移

●その後の経過
　反応が出てきてから3か月の間は月に2回，その後は月に1回の頻度で来院した。装用閾値はおよそ35～45 dBの水平型で，各周波数における80～90 dBの音にうるさがることはなかった。また，日常生活でうるさがることもほとんどなかった。この間，装用閾値や家庭での様子を参考にTレベルを微調整し，かつ，うるさがらないことを確認しつつCレベルを少しずつ上げ，ダイナミックレンジを広くする方針をとった。ダイナミックレンジは音入れから約4か月後には30になった。また，音入れ5か月後にTレベル測定を行ってみたところ，測定が可能になっていた。

　児は，種々の社会音に自分で気づき，母親に報告することが多かった。母親が「何て聴こえる?」と尋ねると，「ブーって聴こえる(バイクの音)」とオノマトペで表現したり，肉を焼く音が聴こえると言うので母親が「ジューって音がしたね」と答えると，「違うよ。ジーって聴こえるよ」などと，自分流に聴こえた音を表現することが度々報告された。

●人工内耳定期検査の成績推移
　術前および，音入れ後3か月ごとに定期評価を行った。聴き取りに関しては，以下に検査結果を示す。「単語A＋V」，「単語A」については，症例1,2と同じ検査法であり，楽器音識別は術前評価と同じ検査である。

　また，音入れ2か月後に，手，傘，はさみ，おにぎり，カタツムリ，など，児のよく知っている1音節から5音節までの異音節単語の絵カードのポインティング課題を行った。口元を見せると5/5，口元を隠すと3/5の正答であった。同じ課題を音入れ3か月後に行ったところ，口元を隠しても5/5の正答となった。

　構音に関しては，音入れ半年後に，[k]が時々観察され，[s]は何か子音らしい音が出てきた。1年後には，[k]，[t]，[g]，[d]，[r]が，混同しながらも，ある程度観察されるようになった。[s]は省略されることも多いが，[k]，[t]に置換されるようになってきた。まだ，子音の誤りは多いものの，術前の母音の羅列的な発話と比べると，発話の中に子音やそれらしい音が増えた。また，個々の音ではなく，「だって，むずかしーよー」，「そっかー(そうか)」など，自然な口調の発話が自由会話の中で観察されるようになった。

表4 定期検査の成績推移

評価時期	装用閾値	単語 A+V	単語 A	楽器音識別
術前(HA)	65 dB	65%	20%	1/6
3か月	38 dB	100%	60%	5/6
6か月	36 dB	—	90%	5/6
9か月	38 dB	—	90%	6/6
1年	35 dB	—	100%	—

本症例の検討

イヤホンを装着しての遊戯聴力検査が容易にできる小児でも，T レベル測定やテストマップ時にはっきりした反応が得られないことがある。これは，① T/C レベルが低すぎで聴こえていない場合と，② 本当は聴こえているのに，人工内耳の新奇な刺激に対して反応できない場合(症例2参照)が考えられる。② の場合，反応がないからといって T/C レベルをさらに上げてしまうと，不快レベルに達してしまい，突然拒否反応を示すことがある。一度不快な刺激を体験してしまうと，その後しばらくは人工内耳装用や検査を拒否することがあるため，注意が必要である。本症例は，結果的にみると ① の場合であったと推測されるが，音入れ時に判断を下すのは困難である。

以前は，反応が確認できるまで検査を繰り返し，反応が確認できた時点で人工内耳装用を開始していた。しかし，本症例では，音入れ時に反応は確認されなかったが人工内耳装用を開始し，反応が得られるまで T/C レベルを徐々に上げることを繰り返す方針を取った。

同様の症例で，嫌がる様子もなく何の反応も得られなかったため，一度に T/C レベルを大幅に上げて家に帰したことがあった。何の反応もなく装用していたが，昼寝の後に人工内耳を再度装着すると急に嫌がり，再び来院して T/C レベルを下げるまで装用を拒否してしまった。そのような経験から T/C レベルを一度に上げるのは最大 10 程度としている。

本症例のように，反応がないまま人工内耳の装用を開始する場合，親に家での反応を確認するときには，何かの音に聴こえたと反応することだけではなく，嫌がることなく装用できたかどうかを確認し，T/C レベルを上げることを繰り返す。本症例は嫌がることもなかったため，毎回 T/C レベルを

上げていくことができ，音入れ後3週間目に反応が得られた。その後，ピープショウテストでの装用閾値検査も可能となり，その結果を参考にマップの微調整を行うことができた。

アドバイス

　音入れ時に反応がはっきりしない場合でも，幼児聴力検査および幼児への補聴器装用の知識と技術を応用することにより，時間をかければ適切なマップを作成することは可能である。ただし両親へは，音入れからしばらくの間は反応がはっきりしないことがある旨をあらかじめよく説明しておく必要がある。また，子ども自身にも音入れの日に過度な期待を持たせないよう母親に伝える。
　CHECK！
　　□ 音への反応は確認できないが，人工内耳の装用を嫌がったり，うるさがる場合は，どのように対応したらよいか？

4. 補足：術前に聴覚がほとんど活用されていない例の経過

術時年齢 4 歳 6 か月の男児

　　在胎24週目に826gで出生。遊戯聴力検査は可能で，平均聴力は両耳共129 dB以上，補聴器装用閾値は平均66 dB。4歳1か月時の心理検査では，発達は全体的に3歳前後で，境界級のレベルという結果でろう学校の幼稚部に在籍していた。

　　術前は，時々「アー，アー」と言う程度の発声しかなく，コミュニケーションは身振りとキューが主体で，キューで100語程度の語彙があった。また，1/3選択での簡単な名詞の絵カード取りは口形を見せれば可能であった。

　　音入れ1か月後には，人工内耳で50〜60 dBの装用閾値が認められるようになったが，検査を受ける姿勢にむらがあり，結果がばらついたため，楽器や音声への反応も確認しながら，慎重にマップを修正していった。

・音入れ〜3か月

　① 家での様子：「聴いてね」と促すと，種々の楽器音や音声に反応するが，傾聴を促さないと，シンバルなど大きな音にもまったく気づかない。日常生活場面での音への反応はまったくないが，人工内耳は嫌がることなく終日装用していた。

　② 訓練：楽器音のcounting課題であるのに，最初の音が聴こえた時点で，「ハーイ」と返事をする，また，楽器音の弁別課題でも音が聴こえた瞬間に，「ハーイ」と返事をする，ということが度々あった。この時期，児にとっての音とは，聴こえたら，「ハーイ」と返事をする条件付け遊びの意味しかないようであった。そこで，音の種類や意味の理解を目標に上記の課題を続けるとともに，種々の楽器を操作させたり，太鼓はトントン，ラッパはプップーというようなオノマトペでの表現を教えた。また，キューで覚えている語を音声で繰り返し聴かせることを目標として，口元を見せながら絵カード取りの課題を行った。すると，口形の手がかりがあれば徐々に単語の理解が可能になった（口元を隠すと不可能）。このとき，本人が先生役をやりたがったので，声を出してスピーチさせることを目標として，子どもが先生役を行う課題を行ったところ，大変よく声が出るようになった。

　③ 母親指導：自分から音に気づくようになるには時間がかかること，聴こえるかなと促して，身の回りのさまざまな音を1つずつ経験させるように伝えた。家で課題を行っていくうちに，児は楽器でよく遊ぶようになってきたとの

- 4〜6か月

　① 家での様子：何度か呼ぶと振り返ることもあるが，偶然かもしれない。聴こえるかな遊びをすると，玄関チャイム，トイレの水を流す音，電話，電子レンジなどが聴こえ，特に玄関チャイムは自分で気づくことが出てきた。音への反応が出始めたようだがわずかでしかなく，母親は反応が出てきているという実感はないと言っていた。

　② 訓練：楽器音の弁別は，太鼓と他の楽器の組み合わせでは可能となった。counting は，太鼓で 1〜3 を数えるのは確実になってきた。そこで ST が「パ，パ，パ」と言うのを数えさせたり，数を合わせて復唱する課題を取り入れた。音の長短弁別では，長い音が鳴り終わるまで待てずに，「ナガーイ」と答えてしまうが，長短に注目することができるようになった。

　異音節単語の絵カード取りを 1/3〜1/4 選択で行った。音節数がわかるようにゆっくり発音すると，口元を隠していても，きちんと聴いているときには取ることができた。しかし，最後まで聴いていられず，アイスの「ア，イ・・・」と言いかけたところで 2 音節語の「傘」を取ってしまうことがあり，最後まできちんと聴く，ということが指導のポイントとなった。

　訓練では集中力の持続が短いものの，きちんと聴いているときは，わかってきたかなという手応えを感じ始めた。

- 7〜12か月

　① 家での様子：呼びかけ，チャイム，電話，犬の鳴き声になどに，時々自分から気づくようになった。日常会話はキューを使わなくても口元を見せればかなりできるようになった。母親の記録には，何かの音に気づいた，何かの音がわかったという記述が多く，反応が出てきたことを実感し始めたようであった。

　② 訓練：音の数も 1〜5 まで counting が可能となり，訓練は絵カードを中心に行った。異音節単語は 1/5 選択で，口元を隠しても集中していればほぼ確実になった。以前は音節数を数えている様子がうかがえたが，次第に音節数ではなく，ことばそのものを聴き取るようになった。すなわち，1 音 1 音ゆっくり言わなくともわかるようになったり，「かぶと」と言いかけたところで「かぶと虫」が取れるようになった。二語連鎖（大小＋名詞など）や同音節単語の理解は，口元を見せればほぼ確実であった。この頃から絵カードのポインティング課題がスムーズにできるようになった。楽器音は 1/6 選択ですべて識別できた。絵カード取りはずいぶん上手になったが，日常生活での表出は少なかったので，動作絵なども取り入れながら，覚えたことばを母親が率先して日常で使うよう指導した。

- 1〜1 年半

　① 家での様子：自分からよく音に気づくようになった。母親の記録には，

赤信号を見て「とまれ」とか，「あぶない」とか自分から言うようになったとか，トイレの半分開いているドア越しに「終わり？」と聴くと，「おわり！」と答えたなど，会話のやり取りが綴られるようになった。

② 音入れ1年半評価：音の数は太鼓で1〜5までcounting（＋），異音節単語は1/5選択で5施行すべて（＋），大小＋名詞は1/8選択で8施行すべて（＋），色＋名詞は1/16選択で16施行すべて（＋），単語了解度（67 S）は1/20選択で100％であった。すべて聴覚刺激のみの提示である。

・**アドバイス**

　聴覚活用が図られ音声言語を獲得している小児では，人工内耳の効果が現れるのは一般的に早い。そのような症例では，音入れ直後は人工内耳での反応は補聴器よりも鈍いが，1〜3か月のうちに補聴器と同等のレベルになり，半年から1年ぐらいで，補聴器では想像もつかなかった効果を親が実感するようである。

　一方，本症例のように，術前の聴覚活用が乏しく，音声言語が未獲得の場合は，効果が現れるのに長い時間を要する。傾聴を促すことにより，種々の音が聴こえている確認は早い段階でできたが，生活場面での反応にはすぐには結びつかず，さまざまな音を経験させ理解を促すための時間が必要であった。

　本症例は，術前にキューで100語程度を獲得していた。キュードスピーチは，視覚的手段ではあるが，音声言語の入り口となる役割を果たしている。キューを用いて音声言語を教えることには確かに不自然さが伴う。しかし，キューは音声言語の導入として有効な場合があることを本症例は示している。キューで視覚的に覚えたことばは，耳が使えるようになってくると音声言語へ置き換わっていったからである。キューの使用は聴覚活用を阻害するという意見もあるが，本症例では人工内耳の効果が現れてくると母子間では，自然にキューを使わなくなった（ろう学校の級友とはキューを使ってコミュニケーションを取っている）。

術時年齢3歳0か月の女児

　平均聴力は，右耳118 dB，左耳124 dB以上，補聴器装用閾値は71 dB。術前にジェスチャーでなんとかやり取りが始まった段階で，口元への注目はほとんどない状態であった。術後この症例への当面の指導は，音の存在や意味の学習を中心に行ったが，それと併行してキューを積極的に導入した。

　音入れから1年過ぎた頃より，ようやく日常での音への反応が現れ始め，キューを付けずに単語の絵カード取りが行えるようになってきた。また，ワンワン，ブッブーなどの簡単な絵カードであれば，口元を手でおおっても少しずつ取れるようになってきた。

　音入れ1年10か月後に単語了解度検査（67 S）を1/20選択で行ったところ，

口元を見せると 95%，聴覚のみでは 55% であった。前述の男児症例よりもキューに頼っている傾向はみられるものの，キューで1つずつことばを覚え，その後キューを外していくという作業の繰り返しにより，徐々に音声言語へ移行が可能となっている。

- **アドバイス**

　聴覚のみでの言語学習が困難な段階においては，キューを上手く利用することも，音声言語獲得への有効な1つの手段と思われる。もちろん，術前に聴覚活用が進んでいる場合にはわざわざキューを導入する必要はない。聴覚活用の状況に合致した指導法を適応することが，ST に期待されている。

キーワード索引

い
1か月健診での難聴疑い ――――――――― 第1章 C-1
1歳半健診時発見の指導例 ―――――――― 第2章 B-1
1歳半指導開始例 ――――――――――――― 第2章 B-2
インプラントテスト ―――――――――――― 第3章 A-4

う
運動障害合併児の指導 ――――――――――― 第2章 B-10

え
ABR ―――――――――――――――――――― 第1章 A-1

お
音への条件付け訓練 ―――――――――――― 第1章 C-3
親が補聴器装用を拒否 ――――――――――― 第1章 C-8

か
counting 方式 ――――――――――――――― 第3章 B-2
外耳共鳴効果 ――――――――――――――― 第1章 B-7
外耳道閉鎖症児の補聴器装用 ――――――― 第1章 C-2
仮マップの作成 ――――――――――――――― 第3章 A-4

き
キュードスピーチ ―――――――――――――― 第2章 B-9

け
軽度難聴児の補聴器装用 ―――――――――― 第1章 C-8
軽度精神遅滞合併児の指導 ――――――――― 第2章 B-8

言語発達に深刻な遅れをきたした例 ―――― 第 2 章 B-7

こ

高音急墜型難聴児の指導 ―――――――― 第 2 章 B-6　第 2 章 B-7
高音急墜型難聴児の補聴器指導 ―――― 第 1 章 C-9
高度難聴児の補聴器装用 ――――――― 第 1 章 C-6
高度難聴児の指導 ――――――――――― 第 2 章 B-2
構文獲得期 ―――――――――――――― 第 2 章 A-5
骨導補聴器 ―――――――――――――― 第 1 章 C-2　第 1 章 C-5
混合性難聴児の指導 ―――――――――― 第 2 章 B-8

さ

左右別の補聴器効果測定 ――――――― 第 1 章 B-6
最重度難聴児の指導 ―――――――――― 第 2 章 B-4　第 2 章 B-5

し

COR ――――――――――――――――― 第 1 章 A-6
C レベル測定 ――――――――――――― 第 3 章 A-4
試聴（音入れ時）――――――――――― 第 3 章 A-4
指導段階 ――――――――――――――― 第 2 章 A
就学直前失聴児の人工内耳 ―――――― 第 3 章 B-1
重度難聴児の指導 ――――――――――― 第 2 章 B-3
重度難聴児の補聴器装用 ―――――――― 第 1 章 C-3
重複障害児の長期指導 ―――――――― 第 2 章 B-10
初期のマッピング ―――――――――― 第 3 章 A
初期のマッピングの全体像 ―――――― 第 3 章 A-3
小耳症の補聴器装用 ―――――――――― 第 1 章 C-5
条件詮索反応検査 ――――――――――― 第 1 章 A-6
条件付け訓練 ――――――――――――― 第 1 章 A-7
心因性難聴 ―――――――――――――― 第 1 章 C-9
新生児聴覚スクリーニング検査 ―――― 第 1 章 A-1　第 1 章 A-3
　　　　　　　　　　　　　　　　　　第 2 章 A-1
人工内耳 ――――――――――――――― 第 3 章
人工内耳反対側への補聴器装用 ―――― 第 3 章 A-4

キーワード索引

す
- スイープ ── 第3章 A-4
- スピーカーの音圧較正 ── 第1章 A-1

せ
- 精神遅滞児の指導 ── 第2章 B-9　第2章 B-10
- 先天性重度難聴児の補聴器装用 ── 第1章 C-3
- 先天性重度難聴児のマッピング ── 第3章 B-2　第3章 B-3
- 前言語期 ── 第2章 A-2

そ
- 総合骨導聴力 ── 第1章 A-9
- 装着バンドの作り方 ── 第1章 C-2
- 装用閾値 ── 第1章 B-7
- 装用の評価 ── 第1章 B-6
- 装用の評価法の例 ── 第1章 B-6
- 装用利得 ── 第1章 B-7

た
- ダウン症児の補聴器検討 ── 第1章 C-4
- 対人関係の問題 ── 第2章 B-9
- 単語獲得期 ── 第2章 A-3

ち
- チューブ留置術児の聴力 ── 第1章 C-7
- 中等度難聴児の指導 ── 第2章 B-1
- 聴覚活用が困難であった指導例 ── 第2章 B-4
- 聴覚活用がほとんどなかった児の人工内耳 ── 第3章 B-4
- 聴覚障害児(者)としてのアイデンティティ ── 第2章 B-5
- 聴覚発達のチェックリスト ── 第1章 A-12
- 聴性行動反応検査 ── 第1章 A-5
- 聴性脳幹反応検査 ── 第1章 A-4
- 聴能言語指導 ── 第2章
- 聴力型が左右で異なる児の補聴器装用 ── 第1章 C-9
- 聴力正常児の聴力検査例 ── 第1章 C-1
- 聴力の確定または推定 ── 第1章 B-1

乳児の聴力検査例 ——————————— 第1章 C-1

て
T/C レベル ——————————— 第3章 A-4
T 測定可能で音への反応が
　はっきりしなかった例 ——————— 第3章 B-2
T 測定ができなかった例 ——————— 第3章 B-3
T レベル測定 ——————————— 第3章 A-4
T レベル値を補間した例 —————— 第3章 A-4
テストマップ ——————————— 第3章 A-4
伝音難聴児の補聴器装用 —————— 第1章 C-2　第1章 C-5

な
難聴の程度 ————————————— 第1章 A-2
難聴幼児通園施設 ————————— 第2章 B

に
二～三語文期 ——————————— 第2章 A-4
乳幼児の聴力検査 ————————— 第1章 A

の
脳性麻痺児の補聴器検討 —————— 第1章 C-4

は
発見が遅れた高音急墜型難聴児の指導 ——— 第2章 B-7
母親が退職した指導例 ——————— 第2章 B-3

ひ
BOA ——————————————— 第1章 A-5
ピープショウテスト ———————— 第1章 A-8

へ
ベント ——————————————— 第1章 C-8

ほ
保護者の受容 ——————————— 第1章 B-2

補聴器	第1章
補聴器装用	第1章 B
補聴器装用効果	第1章 B-6
補聴器装用耳	第1章 B-3
補聴器による聴力変動	第1章 C-6
補聴器の選択	第1章 B-4
補聴器の調整	第1章 B-5
補聴器の利得	第1章 B-7

ま

マッピングではっきり反応が得られた例	第3章 B-1
マッピングの流れ	第3章 A-4
マップ修正	第3章 B-1
マップの段階的変更	第3章 B-3
マップ保存	第3章 A-3

み

| 身振り期 | 第2章 A-2 |
| 密閉型疑似耳と2ccカプラの測定音圧差 | 第1章 B-7 |

ゆ

| 遊戯聴力検査 | 第1章 A-9 |

ら

| 裸耳閾値 | 第1章 B-7 |

ろ

| 67式20単語の検査用絵シート | 第1章 B-6 |